迷走神经和自主神经系统新治疗手法

主编 〔法〕埃里奇·马利安（Éric Marlien）
主审 高 强 王于领 祁 奇
主译 马赛超 李长江

河南科学技术出版社
·郑州·

图书在版编目（CIP）数据

迷走神经和自主神经系统新治疗手法 / (法) 埃里奇·马利安主编 ; 马赛超 , 李长江主译 . -- 郑州 : 河南科学技术出版社 , 2024. 9. -- ISBN 978-7-5725-1616-0

Ⅰ. R747

中国国家版本馆 CIP 数据核字第 2024FP0045 号

出版发行：河南科学技术出版社
　　　　　地址：郑州市郑东新区祥盛街27号　　邮编：450016
　　　　　电话：（0371）65788613　　65788629
　　　　　网址：www. hnstp. cn
策划编辑：李　林
责任编辑：李　林
责任校对：董静云
封面设计：李小健
责任印制：徐海东
印　　刷：河南瑞之光印刷股份有限公司
经　　销：全国新华书店
开　　本：787 mm × 1092 mm　1/16　印张：12.75　字数：259千字
版　　次：2024年9月第1版　　2024年9月第1次印刷
定　　价：98. 00元

如发现印、装质量问题，影响阅读，请与出版社联系并调换。

主　审

高　强　四川大学华西医院

王于领　中山大学附属第六医院

祁　奇　同济大学附属养志康复医院

主　译

马赛超　黄河水利委员会黄河中心医院

李长江　新疆医科大学第五附属医院

副主译

〔加〕顾珊珊　加拿大多伦多大学

刘亭仪　黄河勘测规划设计研究院有限公司

译　者（按姓氏笔画排序）

马赛超　黄河水利委员会黄河中心医院

甘佳宁　郑州大学

朱　毅　郑州大学第五附属医院

刘亭仪　黄河勘测规划设计研究院有限公司

刘鹏飞　黄河水利委员会黄河中心医院

李长江　新疆医科大学第五附属医院

何　琳　四川大学华西医院

宋慧妍　四川大学华西医院

张　淼　河南省人民医院

陈　娟　韩国建阳大学

陈　意　四川大学华西医院

陈文利　黄河水利委员会黄河中心医院

赵小贝　健衡学园

南志雷　黄河水利委员会黄河中心医院

姜广亚　黄河水利委员会黄河中心医院

夏奇彩　阜外华中心血管病医院

顾沛雨　黄河水利委员会黄河中心医院

〔加〕顾珊珊　加拿大多伦多大学

黄琳杰　黄河水利委员会黄河中心医院

赖西癸　南方医科大学珠江医院

谭惠心　四川大学华西医院

序

这一切都始于餐桌角落的一次讨论，Éric Marlien 向我讲述了他的写作计划。那天我想知道的很多，但是我们的休息时间太短了。当我收到他的手稿时，我的愿望实现了，他让我给这本书写序。这是一份极大的荣誉，亦是真诚尊重的友情下的巨大责任。

我们的日常专业工作以倾听、观察、评估和治疗为基础。我们试图了解患者的病史，并帮助和引导患者实现身心平衡。无论是何种整骨治疗的方向，我们的干预都是基于解剖学、生理学、生物力学、神经生理学、胚胎学和生物学的。

倘若我们不加以留意，多年后我们可能最终会发现自己不知不觉地陷入了舒适、确定、例行公事的模式中，甚至还可能陷入另一种不太舒适的境地——习惯的泥沼。我们的自我取向渐趋固化；我们坚信自己掌握着真理且毫无疑问。即使有时我们所教导的和所实践的并不完全一致，我们也不再质疑自己所取得的成就。我们摒弃了应该实践的内容，转而机械化地教授“活动与运动”。

曾经我们是年轻的专业人士，怀着“鲜活生命、鲜活教学”的信念投身于这个行业，现在，曾经的我们在哪里？

读了这篇手稿，我有一种感觉，它像一股清新的风，也许是从罗纳山谷吹来的那股风，把我吹醒了。这是对我所拥有的确信、所谓的“限制”和“失去的真正的活动”的巨大冲击。

Éric Marlien 巧妙的写作，提示了我智力上的“功能障碍”。不，这不可能吧；这些论述引起太多的质疑。我不能放弃原本所信。不知不觉中，尽管我有些勉强，但他的所述的确仍引导着我思索，开启了通往其他未解之谜、固有观念、限制与质疑的大门。作者的诚实有目共睹，没有欺骗，没有伪装，而且谦虚。他把 Stephen Porges 的理论应用到骨科治疗中，阐述了他的推理。他一步一步地回顾了自主神经系统（autonomic nervous system，ANS）的生理学，以及它是如何建立的，并指出我们或许可以质疑交感神经系统的主导地位；他描述了原始迷走神经的作用，并向我们介绍了较新的迷走神经。这是在胎儿和新生儿中实际观察到的，因为在大约 6 个月之前，它们一直处于副交感神经的依赖下，此后交感神经系统才逐渐成熟。

心理与生理之间的联系在一定程度上划分了我们的职业范畴，它在我们的职业中连接了那份不可分割的“心智”：即问自己一个真正的问题，如何将心中所感与手中所触联系起来。

自主神经系统技术（neurovegetative techniques）的追随者将看到他们的原则受到冲击。但是，它确实是有效的；我们也体验过，对吗？也许我们可以用不同的方式问这个问题：它是有效的，但我们的推理是否正确呢？

作者以幽默和友好的方式，通过公正、生动和简洁的观察使我们的职业重新鲜活了起来。有一点是肯定的，Éric Marlien 的意图并非强加于人；他相信我们每个人的能力，继续在我们选择的道路上前行吧。

书中为我们提供了精确而清晰的整骨治疗技术。剩下的就是我们卷起袖子，带着好奇心开始实践吧。

当我翻到手稿的最后一页，我心中的问题比开始时更多了。我渴望深入本书，以加深我的认知。这本书唤醒了我对生活的向往，尽管我仍然有一些抵抗和疑虑，但这正是推动我继续前进的动力！

Claudine Ageron Marque
整骨治疗师

前言

这本书中的文字和所表达的思想，代表了我对治疗方法及整体存在的方式的思考。任何事物都可能让我着迷，从精确的科学到最先进的哲学和形而上学的概念。

读者不必对书中的实验和科学数据，以及乍看之下似乎抽象的概念穿插呈现式的内容感到惊讶，我已经努力确定这些抽象概念的实际含义。

对我而言，仅局限于人类知识和理解的某一领域是不可能的。

正如 Rabelais 所说，“没有良知的科学是灵魂的毁灭”，正是出于这种不毁灭人类灵魂的迫切需要，这本书诞生了。

第一部分介绍了主题的主要数据和概念，这可能会引起所有身心治疗师的兴趣。第二部分的大部分也是如此，涉及诊断和评估。第三部分涉及治疗，是针对整骨治疗师编写的。但是，最后两章是写给所有人的——临床从业者、患者和寻求放大我们内在活力的每个人。

中文版前言

回首十七年的康复从业生涯,沉醉于学习实践康复诊疗技术已成为我的生活乐趣所在。在临床实践与疾病的博弈之中，那些康复前辈所著瑰宝，帮助我在临床中披荆斩棘，意气风发。然临床工作中终有难题令我踌躇。自主神经障碍所引发的系列症候群，是物理治疗师在精神、神经系统疾病康复，心血管疾病康复，消化系统疾病康复、泌尿系统疾病康复过程中最为常见却又最为无力处置的问题。每每见此类问题困扰患者身心，而我又无能为力，那种骨鲠在喉之痛令我寝食难安。

寻解突破的方法以成为我心中结。衣带渐宽终不悔，为伊消得人憔悴。2017 年，我幸得了颅骶治疗、自主神经调节技术之能，曾经的“疑难杂症”现觅得了针对性的诊疗方案。宝剑锋从磨砺出，梅花香自苦寒来，不断的体会磨练，让我逐步掌握此项技术的奥妙。为解更多患者之痛，我将自己一得之遇在省内、国内与大家分享。

本书详细阐述了自主神经系统（ANS）对人体功能学的影响，从生理学、神经科学机制角度层层拨开评估与诊断的科学基础，揭开了 ANS 的神秘面纱。让我认识到：完美的健康，是以平衡的、适应性强和富有活力 ANS 为前提的。在功能障碍、疾病之前，必然已先发生 ANS 的功能失调和弱化。翻开原著，不禁惊叹，Éric Marlien 向我们展示了一个全新的临床视角。我相信本书会填补物理治疗的留白之处！绠短汲深，斗胆主持此书翻译工作。在翻译和审校过程中，有幸得到了王于领、祁奇、高强、朱毅、李长江、顾珊珊等多名康复专家的帮助与指导，同时也得到了河南科学技术出版社的大力支持，在此表示由衷的感谢!

书中文字翻译如若有误，敬请读者斧正，我相信推开《迷走神经和自主神经系统新治疗手法》这扇窗，眺望远方，外面的风景将色彩斑斓。

马赛超

2024 年 7 月

致谢

感谢 Valérie，她的爱和关注默默存在于字里行间。

衷心感谢 Claudine Ageron Marque 的关注和理解。在我们的生活中，有和谐的相遇，这是光明和快乐的源泉。

非常感谢 Alain Croibier 和 Jean-Pierre Barral，他们睿智的言论推动我进行深入挖掘。

致 Isabelle，她知道如何完善所表达思想的形式。

最后，带着无限的敬意，向 JDR 致敬。

英文缩写词汇表

A

ACh（acetylcholine） 乙酰胆碱
ACTH（adrenocorticotropic hormone） 促肾上腺皮质激素
ANP（atrial natriuretic peptide） 心房钠尿肽
ANS（autonomic nervous system） 自主神经系统

B

BDNF 脑源性神经营养因子
BPM 每分钟搏动次数

C

CAN 中枢自主神经网络
CSF 脑脊液
CRH 促肾上腺皮质激素释放激素
CRI 颅骶节律性脉冲
CSR 颅骶节律
CV4 第四脑室

D

DVC 背侧迷走神经丛

E

ECG 心电图
ELF EM 极低频电磁
EMDR 眼动脱敏和再加工
ENS 肠神经系统

F

FFT 快速傅里叶转换

G

GAS 一般适应综合征

H

HF 高频
HRV 心率变异性

I

IOC 头下斜肌

L

LF 低频

M

MTF 髓质牵张力

N

NN50 相差50毫秒以上的连续NN（R-R）间隔的对数

O

OCR 眼心反射

P

pNN50 NN50除以NN（R-R）间隔总数的比例，心动周期总数的百分比
PRM 原始呼吸机制

PSD　功率谱密度

R

RCPMajor　头后大直肌
RCPMinor　头后小直肌
RMSSD　R-R 间期连续差值的均方根
RRT　肋骨提高技术
RSA　呼吸性窦性心律失常

S

SDNN　窦性心搏 R-R 间期的标准差
SOC　头上斜肌

T

THM waves　Traube-Hering-Mayer 波
TMJ　颞下颌关节
TNF　肿瘤坏死因子

U

ULF　超低频
ULNT　上肢神经测试

V

VLF　极低频
VNS　迷走神经刺激
VVC　腹侧迷走神经丛

目录

引言

> “两个极端，排除掉理性，或只承认理性。”
>
> ——布莱斯·帕斯卡

乍一看，将自主神经系统（ANS）与人类进化联系起来可能会让读者感到奇怪。这本书的主题是探讨人类进化的哪一个方面？

首先，我们可以回忆生命的发展，然后回忆物种的发展。有些人认为人类是其中最成功的结果，这是大约37亿年前可能就开始的长期进化的成果。它是根据精确而独特的价值，随机组合了大量条件集结而成的吗？这些条件如果稍有不同，就可能会影响到一切。

这会不会是一种看似不太可能的组合？其违背了概率法则，组装分子并产生了微生物。然后通过由盲目突变和自然选择组成的卡夫丁峡谷（Caudine Forks），组装和变形以创造所有物种，直到它产生一个有思维和自我意识的存在——智人。

或者，我们所说的偶然性可能是一种智能的表现，是在宇宙中经过每一道工程学和引力加工的伟大产物，遍及所有生命，包括我们自己？

无论起源是什么，观察和事实确凿地表明，地球上生命的基本要素之一是适应。没有什么是固定不变的，因为宇宙中的一切和行星提供的生活条件都在变化。对于一种生命形式来说，要保持最低限度的稳定性和连续性，并适应变化，适应是不容商量的条件。因此，ANS的主要作用是通过允许在有机体的所有部分中不断进行多种模块化的功能调节，来调节适应。通过在这本书中更详细地观察它，我们将看到在整个生命的进化过程中，ANS是如何成为物种发展的主要支持者之一，也是在每个个体人类的特定存在中的主要支持者。

谈论ANS也涉及压力。大量的研究和论文强调了ANS在应对压力环境中的主要作用。这里我们感兴趣的不是压力源，也就是所有已知为压力源的事件、情况或冲突，而是另外两组因素：

1. 应激反应后的一系列神经生理反应。

2. 在人类身上，使他们容易感觉到某些情况是有压力的因素。换句话说，对压力的脆弱性是一个比压力本身更让我们感兴趣的话题。这些因素既有集体的，也有个人的，取决于每个人的特点和过去经历。

这就引出了下一个重点，人类个体的发展，以及个体发展的认识和内在成长。这种发展确保了一个能够进入世界并培养充实的人际关系的人格的构建。它包括心理学中所谓的自我的发展（由肉体、情绪和思想组成，一个具有缺陷、弱点、品质和资源的性格，以及一个独特的组合），以及整合或提升到一个更高的统一中心，称为自我[1]或超个人自我[2]。我们将看到 ANS 如何参与到这种发展中，以及它的功能障碍如何反映出成长的变幻莫测和困难。换句话说，健康和疾病如何与 ANS 的功能相关，以及这个系统如何不可避免地影响人类人格发展和融合的不同阶段、障碍和危机。

这些考虑让我们对这一身心现象有了新的了解。我们试图表明，它不仅是改变我们健康的一种可能的方式，也是我们思考与情感的核心。

在从纯功能的角度描述 ANS 的组织之后，我们将提出一种理论，揭示其在物种进化过程中的复杂性。我们将看到在人类中，这种进化的阶段如何仍然以几个按层级组织的有序步骤的形式存在，以及它们所对应的生理功能。我们将了解到，这些生理功能与特定的情感、心理和行为相关的不同适应能力。然后，我们将能够描绘出人类的心理发展。最后，我们将试图理解 ANS 如何表达每个困难，以及如何在身体功能中留下不断演变的障碍印记。

我们会介绍心率变异性（heart rate variability，HRV）的概念，它对了解和诊断 ANS 功能的主要贡献，分析 HRV 的方法，以及它为治疗师提供了哪些重要的临床信息。对于希望改善生理、情绪和心理平衡的人来说，这是一个很好的生物反馈工具。

然后，我们将综合所有提出的理论数据，以解释人类发展中的身心功能。这一部分将以心理学和人类生存的基本哲学为鲜明的色彩。

书的其余部分将集中在运用 ANS 的临床治疗方法上。整骨治疗师从经验上很早就知道 ANS 的重要性。这与健康和疾病理解的核心——整体性与稳态的概念完美契合。无论是抑制还是刺激 ANS 的每一个分支，都存在一些技术，被认为可在一定方向上起作用。然而，它们的基础基本上仍然是经验性的。

我们的临床方法将基于多层迷走神经理论提出一种新的 ANS 症状学。这将实现更精细的功能诊断。它通过侧重于个人行为和心理的部分来丰富其内容，以便完整了解患者的身心概况。

治疗部分可分为两个主要部分：

第一部分专门针对整骨治疗师。我们将根据每个患者的情况，寻找可以平衡 ANS 的技术，并帮助它发挥最大的功能。我们将综合现有技术，提出更有针对性的适应证和新技术。

第二部分建议患者和治疗师遵从特定的生活作息，这是基于将所提供的一些练习作为例子。对于患者来说，这是为了启动或伴随内在的变化和进化，如果没有这些变化和进化，真正的治疗将仅仅是一种美好的愿望。对于治疗师来说，这是为了他的内心平衡和他自己的 ANS 的平衡，以便在最佳状态下实践他作为治疗师的职业，并增强他自己的能量场的影响。

这本书意在为人类的双重本质，即身体和精神的理解做出贡献，这一直是思想家们挑战和引发激烈争论的问题。

虽然这本书是由一位整骨治疗师撰写的，且有一部分是关于骨科护理的，但它的目标是面向更广泛的受众：所有在日常实践中与患者打交道的人，这些患者正在遭受痛苦且疲惫不堪，或因某种原因而几乎不再运动。

现代科学从伊万·巴甫洛夫（Ivan

Pavlov）、沃尔特·布拉德福德·坎农（Walter Bradford Cannon）、汉斯·谢耶（Hans Selye）和亨利·拉博里（Henri Laborit）等人开始研究“心灵身体”的相互关系，一直到弗朗茨·亚历山大（Franz Alexander）。心理生理学催生了更多的专业学科，如神经心理学、心理神经免疫学和心理内分泌学。这些学科描述了心理反应、微妙的生理变化和生物体内发生的生理病理变化之间相互作用的机制。这些反应得以被精彩地描述，展示了科学方法在知识进化，以及人类意识进化中的用处。然而，他们只描述了“如何”。

“为什么”和“出于何种原因”的问题是严格的本体论性质的问题。在这个层面上，没有一件事是可以分成生理或心理的。我们关心的是人类整体。“一个没有灵魂的身体和一个没有身体的灵魂一样不可想象。”[3]

这就是为什么，在我们看来，治疗师必须在他的方法中既考虑人类存在的过程，也考虑其目的。为了提供一个初步的答案，从伟大的精神传统和人类最优秀的思想家那里获得启示是有用的。从更高或更广阔的视角来看待事物，并无任何损失。

参考文献

[1] A concept notably introduced by Jung in reference to traditional philosophies and spiritualities, referring to the essential identity of the being as the integrating center of all the conscious and unconscious elements.

[2] A term stemming from transpersonal psychology, developed after Jung, then expanded by Roberto Assagioli and Abraham Maslow. To the physical, emotional, and mental dimensions is added a spiritual one where the transpersonal self resides.

[3] Cyrulnik, B. *De chair et d'âme.* Paris, Odile Jacob Poches; 2006. p.15.

第一部分　理论和概念原则

第一章　自主神经系统

此书的目的不是全面描述自主神经系统（ANS）的经典解剖与生理，许多优秀的书籍[1]已介绍了这一主题的最新知识。我们将更多地关注对于普遍理解本书涵盖的主题中很重要的方面，这方面的内容对临床和治疗有重要的影响。

此书的主要目标是全面阐述ANS的生物学意义，以及在人类身心发展中的地位。

1.1　概述

在我们的研究中，我们惊讶地发现，关于ANS的基础发现是在20世纪前2/3的时间里。历史上留存姓名的发现者有沃尔特·坎农，汉斯·谢耶，亨利·拉博里，弗朗茨·亚历山大等。虽然第一批研究者提到了它的主要作用是调节生理参数和维持体内平衡（也就是著名的稳态理论），但是直到心率变异性的重要性被发现以及波吉斯的多层迷走神经理论（这将在后面的章节中讨论）发表后才出现重大突破。然而，这些新观点尚未在主流的医学模式中找到自己应有的位置。与此同时，唯一引起科学和医疗界领导者关注的要素是神经肽的发现及其药理作用。对于其在维持或改善健康方面，除了通过某些药物（如β受体阻滞剂）来替代或消除ANS的功能影响，目前还没有出现任何全新的观点。最近在ANS的研究中又出现了新的思考，那就是迷走神经在炎症、免疫、肥胖、抑郁和癫痫中扮演着怎样的角色[2]。我们看到，ANS的受累早于许多功能障碍的发生，而且确定早于疾病的预判。

一项重要的研究表明，ANS的功能并非基于各种神经递质——乙酰胆碱（acetylcholine，ACh）和去甲肾上腺素的药理作用。最重要的是，有必要考虑它向更高级的中枢传递大量信息，包括来自外部和内部的信息，以及情绪状态引起的“不确定性”。在特定情况下，我们只处理这些信息带来的影响；但在另一种情况下，我们尝试将一系列有组织的原因理解为令人难以置信且敏感复杂的适应性调节系统。我们可以说：完美的健康是以平衡的、适应性强和富有活力的ANS为前提的。在功能障碍疾病之前，必然已先发生ANS的功能失调和弱化。

ANS是神经系统的两大主要分支之一。另一主要分支是躯体神经系统，为允许个体对外部环境输入的感觉信息做出自主反应的神经支持，这些信息是被有意识地感知到的。作为回应，它使一个人能够对所处的环境做出行动。更准确地说，在这种有意识和自主活动的基础上，同时存在着来自感觉和传入器官的无意识信息与本体感觉输入，因此产生的运动模式使我们能够活动并作用于环境。

ANS 允许我们对身体的内部环境做出反应，这被认为是维持体内稳态的神经基础。我们在很大程度上不会意识到 ANS 活动，其通常会超出我们的可控范围。ANS 因此而得名。尽管如此，我们仍可以通过强化训练在一定程度上自主控制它。例如，通过应用某些特定的瑜伽技巧，自由潜水运动员可以惊人地减缓心率和新陈代谢。更有趣的是，展示这一点也是本书的目的之一——我们可以积极主动地发挥 ANS 的功能，这样 ANS 能最佳地管理我们的内部平衡。

大多数 ANS 的相关文献将其描述为感觉系统和运动系统，并分为两个部分：交感神经和副交感神经。它们的运动功能往往是相互抑制的，但也有一些是互补或协同的。这个观点虽便于描述，但过于简单、二元论，无法解释 ANS 的适应性反应有多么复杂。首先，它忽略了基本的感觉输入，因为 80% 的迷走神经纤维是感觉神经纤维。其次，同样没有得到充分考虑的是在中枢级别获取到大量信息的整合机制。

ANS 与躯体神经系统的传导通路大不相同，调节机制也更加多样化（图 1.1）。

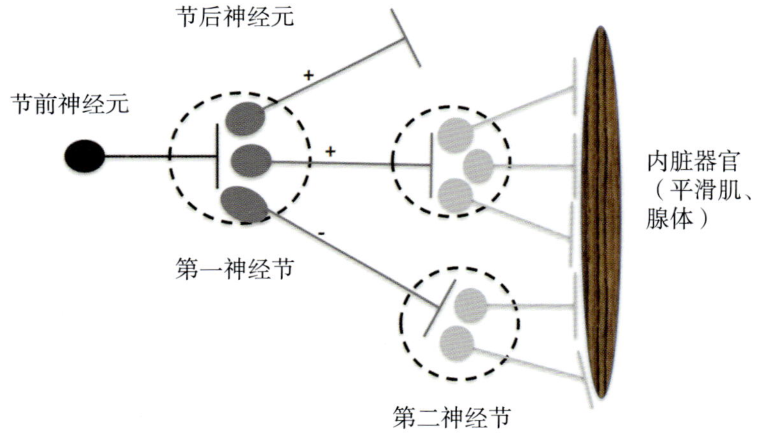

图 1.1　自主神经元通路

- 节前神经元投射在许多节后神经元上，尤其是交感神经。这种刺激的投射会对身体的广大区域产生影响。
- 感官刺激与效应器的整合有几个层次：椎旁神经节、椎前神经节（如著名的腹腔神经丛），以及末端神经节或内脏前神经节。所以对于更高层次的中枢而言，它们具有一定程度的操作自主性。
- 单个神经元的神经冲动可以同时传递给不同器官的兴奋与抑制神经元，以便能够进行非常精确的功能协调。在我们看来，这并不是一个绝对的拮抗功能。

让我们来概述一下，人类作为一种生活在特定环境中的生物，其特征是什么。

首先，人和任何动物一样，都需要从周围环境接收信息，这就是感觉器官和感觉系统的作用。其次，动物必须具备运动能力和在环境中的行动能力，这是肌肉骨骼系统的功能。

而中枢神经系统（central nervous system，CNS）的作用，是确保调节感觉及动作的协调。

为了确保身体的生长和维持，身体的细胞消耗能量、代谢、分泌、死亡和更新，它们必须呼吸、进食和饮水，然后排出无法利用的代谢物。这些是心肺、消化和泌尿系统的功能。

这些功能代表了生物体的植物生命，ANS 又称植物神经系统，因此它干预这些过程的各个层面。

还有一点，生殖功能也在 ANS 的控制之下。生物体受熵力的影响，它们变得混乱、退化、衰老、死亡，而物种的生存通过繁衍形成新的形态。这是一个可持续的而且不会有重复风险的过程，因为每一种新形态都是通过交配而产生的个体，和父母体的血脉都有一点不同。这正是确保物种和每个物种内个体进化的机制。

正如我们所见，ANS 传输来自外界和来自体内的信号，有的是报告各个器官和系统的活动，有的是报告个人情绪状态。这些信号通过 CNS，在交感神经层面集合并产生冲动，再经由 ANS 多条复杂的途径，到达全身除骨骼肌纤维外的所有器官组织。

还有一些无意识传导通路，其中一些甚至不涉及脊髓，如支配肠道的肠神经系统（enteric nervous system，ENS）就是这样的情况。

1.2 ANS 的简要解剖

图 1.2 展示了交感神经系统和副交感神经系统的解剖组织结构。

与躯体神经系统不同，ANS 的运动或传出通路总是由两个神经元组成（图 1.3）。

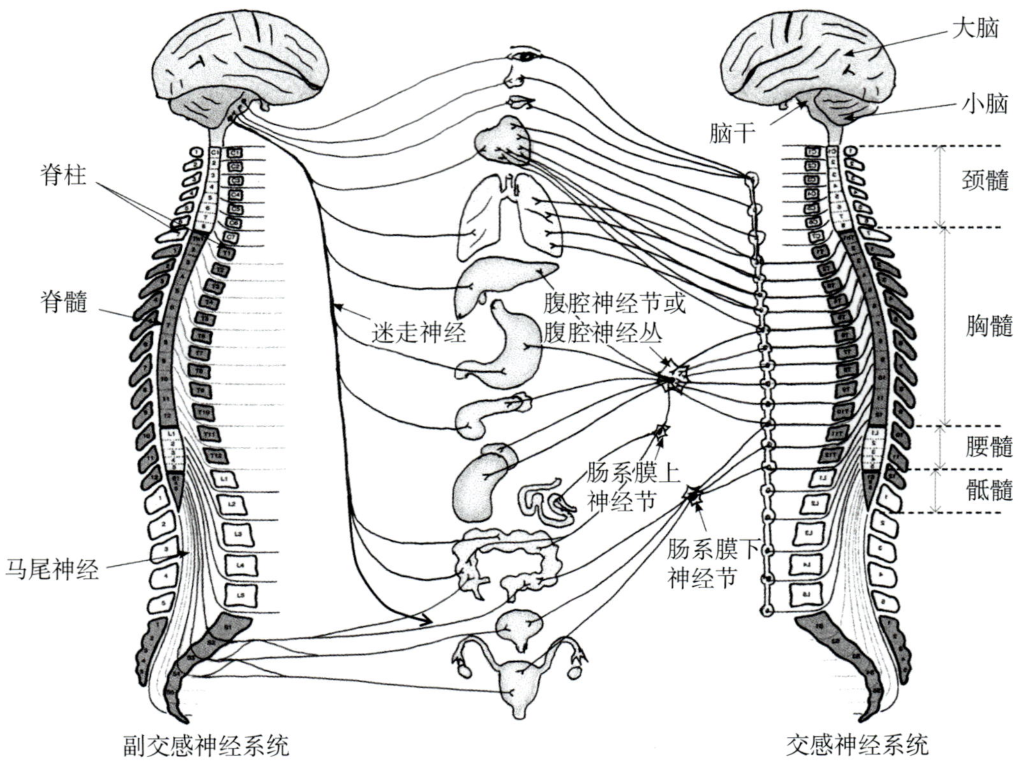

图 1.2 交感神经系统和副交感神经系统的解剖结构

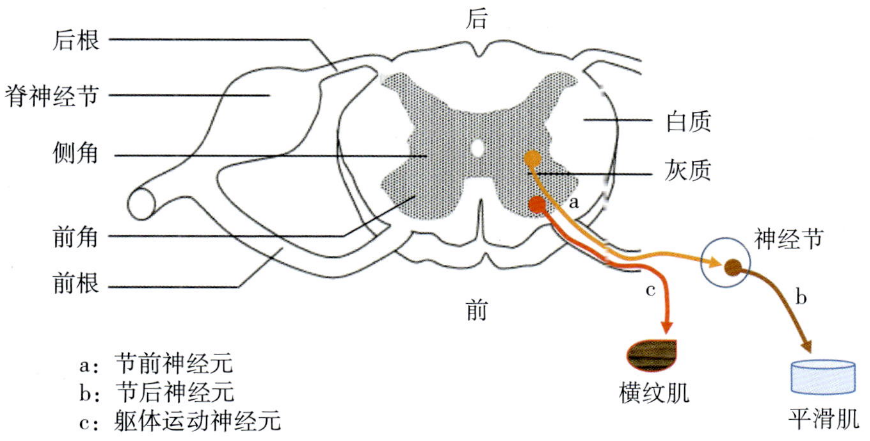

图 1.3　ANS 运动传导通路

运动传导通路对于每个系统都是特定的。因此，单一运动神经元就足以激活横纹肌纤维并使其收缩。而自主神经控制是通过两个神经元，并且不会直接到达目标器官。

- 第一级神经元的胞体位于中枢神经系统（脑干或脊髓），其轴突与第二级神经元相连。
- 第二级神经元的胞体位于神经节中。轴突末端为效应器官（平滑肌、腺体和血管）。

1.2.1　副交感神经系统的解剖结构

见图 1.4。

其特征在于：

- 第一级神经元与第二级神经元的相对长

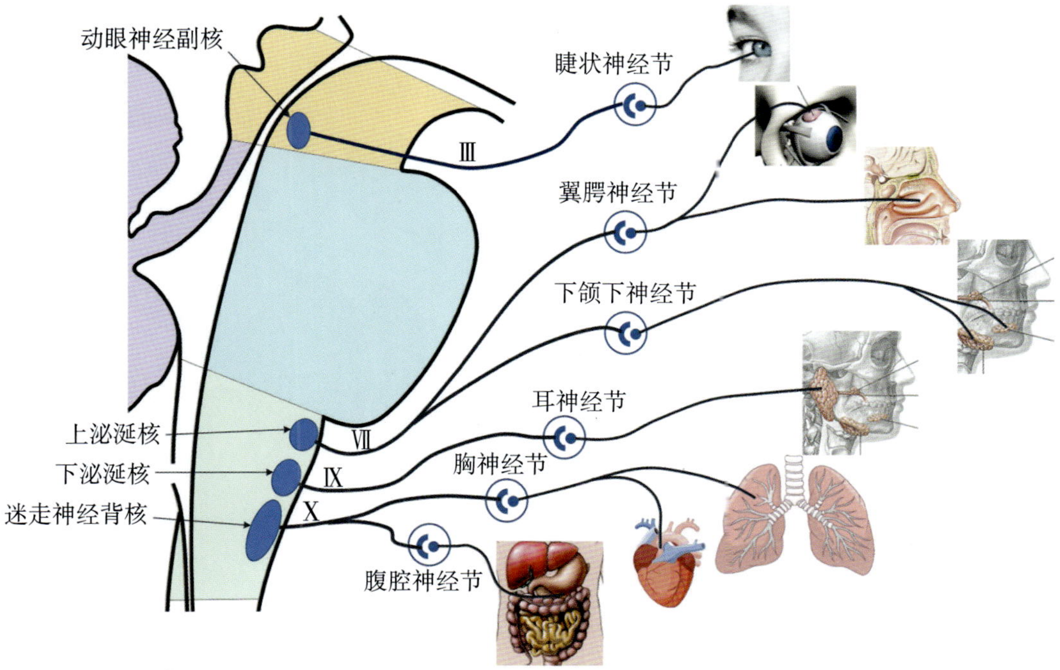

图 1.4　颅脑副交感神经系统

度。

- 神经节位于内脏附近或内脏壁内。
- 副交感神经在神经中枢两端的位置。
  - 上中枢位于脑干内。
  - 下中枢位于骶髓副交感神经[3]。
- 通过乙酰胆碱进行独特的神经传递。
- 一个有争议的躯体神经传出通路和一个已知的分布在三个区域的内脏神经传出通路。

1.2.1.1 脑区

节前纤维借用部分脑神经通路，而节后纤维直接通往器官，并伴有节后交感神经纤维。

- 动眼神经副核［埃丁格－韦斯特法尔核（E-W 核，Edinger-Westphal nucleus）］：第三脑神经（至虹膜）。
- 上泌涎核：第七对脑神经（至泪腺和鼻黏膜腺）。
- 上泌涎核（至下颌下神经节）：第七对脑神经（至下颌下腺和舌下腺）。
- 下泌涎核：第九对脑神经（至腮腺）。

1.2.1.2 颈、胸、腹区

颈、胸、腹区仅受迷走神经支配，即第十对脑神经。

第十对脑神经的核团是迷走神经背核和疑核。迷走神经有很多分支，其数量和缠绕程度都很大。尤其是：

- 颈上心支、颈下心支和胸心支。
- 肺支。
- 食管分支。
- 到横结肠近 2/3 的所有消化器官的分支。

中继神经节遍布整个消化道，位于肠壁的最厚处。

迷走神经的解剖结构非常复杂，由此得名。它的精确解剖是非常微妙的，以至于难以分离所有的神经纤维。

图 1.5 以简图的形式标明它支配的组织，但其精确描述并非本书的内容。

1.2.1.3 骨盆或骶骨区域

骶部节前纤维沿第 2、第 3 和第 4 骶神经走行，再经盆内脏神经末梢进入腹下神经丛。它们并入分布在内脏壁附近的神经丛，同时与交感神经纤维伴行。骶部节前纤维的分布：

- 内脏神经丛的数量较大，分布于膀胱、子宫、横结肠的远端 1/3、降结肠和直肠。
- 会阴（外生殖器和肛管）神经分支的数量较少。

关于骶部副交感神经区域，目前对其

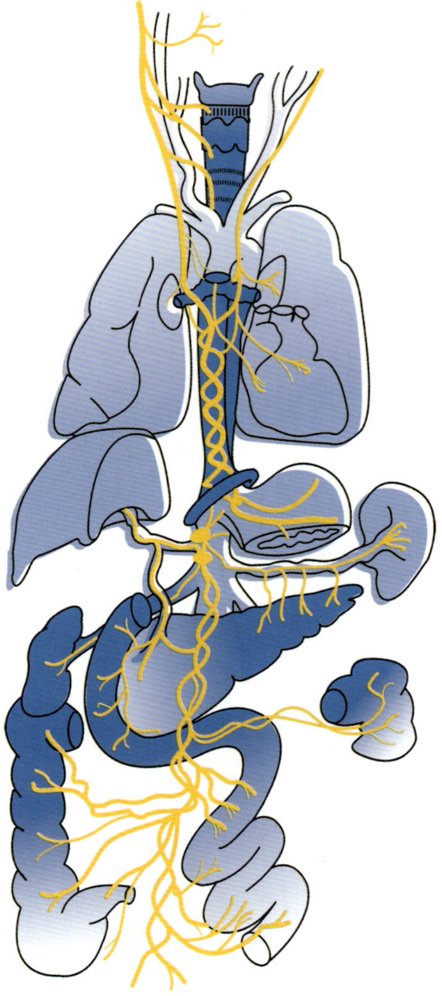

图 1.5　迷走神经解剖

通路存在争议。根据 Espinosa-Medina 等人的研究[4]，骶神经节前自主神经与起源于胸腰段的骶神经相同，现可被认定为交感神经。在这种情况下，盆腔副交感神经支配将依赖于迷走神经。

尽管 Neuhuber、Mclachlan 和 Jänig[5]回应并发表了对这项研究结果的反驳，但是 Espinosa-Medina 等通过提供更为有力的论据，为骶副交感神经系统[6]的“神话”画上了句号。我们把这个议题交给这些学者来决定。

1.2.2　交感神经系统的解剖结构

交感神经系统的组织结构如下（图 1.6）：

第一个神经元称为节前神经元，第二个神经元称为节后神经元。两者之间的连接或突触位于神经节内。因此，所有的自主神经节都是自主运动系统的一部分。

在脊髓中，灰质分为三个部分：前角（躯体运动）、后角（躯体感觉）和侧角，部分侧角被中间外侧和中间内侧细胞柱占据，是 ANS 神经元的位置。

一串交感神经节在脊神经前方下行；另一串较短的神经节——椎前神经节，在图 1.6 中由单个神经节表示，对称地位于大约中轴处：它们一起形成两个神经节链，根据它们在脊柱的位置分别命名为椎旁链和椎前链。

脊髓内自主神经柱和神经节链之间的信息由交通支连接；这些是连接脊神经和邻近交感神经节的成束的纤维（节前纤维或节后纤维）。它们根据颜色进行区分：

- 白交通支有髓鞘，冲动传向神经或神经节。
- 灰交通支没有髓鞘，冲动传向相反。

椎旁链和椎前链之间的联系是通过白交通支（内脏神经）的延伸建立的。

来自迷走神经的副交感神经纤维，穿过椎前节与交感神经纤维汇聚，分布于内脏的效应器器官。

1.2.2.1　延髓交感柱

一个脊髓节段平行对应一对脊神经。共有 8 对颈神经，12 对胸神经，5 对腰神经，5 对骶神经和 1 对尾神经。

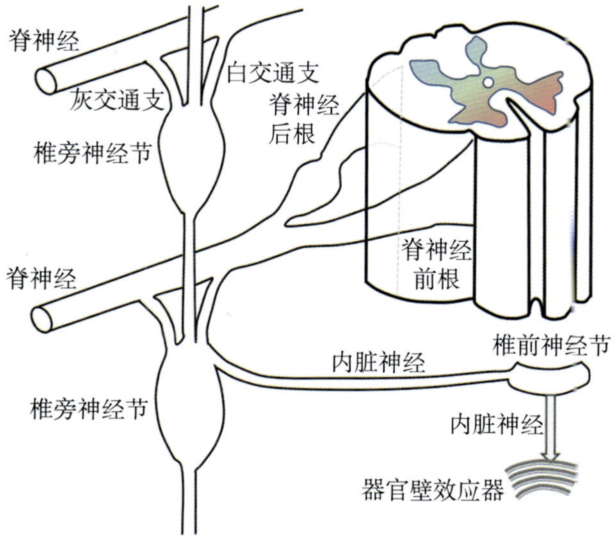

图 1.6　交感神经系统的组织结构

自主神经中枢位于前角和后角之间的灰质侧角。自主神经元分为两列，内侧列和外侧列（图 1.7）：

- 中内侧柱延伸至脊髓的整个长度；它对应自主感觉（内感受）和躯体控制中枢：头、躯干和四肢的血管舒缩，以及立毛肌（也称竖毛肌）、汗腺的控制。这是躯体交感神经的输出。
- 中外侧柱主要在胸腰段脊髓，准确地说是在 C8（C：颈髓）与 L2（L：腰髓）之间。它相当于后面将讲到的内脏控制中枢，也就是内脏交感神经系统。

1.2.2.2 神经节链

椎旁链（图 1.8）从颅底下行至尾骨，沿椎体前外侧，在胸椎的肋椎关节前面，延续至骶前孔。在脊柱两侧各有一条神经索连接椎旁神经节。这些神经节大约有 30 个，由于某些神经节的融合，它们的总数少于椎骨的数量。颈链只有 3 个神经节，胸链有 10 个，腰链有 4 个，最后以 3~4 个骶神经节和 1 个尾神经节结束。

从解剖意义上来说，椎前链（图 1.8）也是主动脉前神经节，它包括 4 对大小和性质不同的神经节。它们从上到下分别是：

- 腹腔干两侧的腹腔神经节。
- 靠近肠系膜上动脉的肠系膜上神经节。
- 肾动脉起始处的主动脉肾神经节。
- 靠近肠系膜下动脉的肠系膜下神经节。

这些椎前神经节，通常称为神经丛，是交感神经节前纤维在穿过椎旁节后终止的连接处。同时交织有迷走神经的副交感神经纤维。

交感神经的内脏纤维和副交感神经纤维常终止于内脏周围神经节。

- 在头部水平：睫状神经节、翼腭神经节、舌下神经节和耳神经节。
- 在颈部、胸椎、腹部和骨盆水平：支气管、咽部、心脏前部、心脏后部、膀胱、前列腺、输精管和子宫阴道神经节。

在消化道中，这些神经节位于肠壁内。

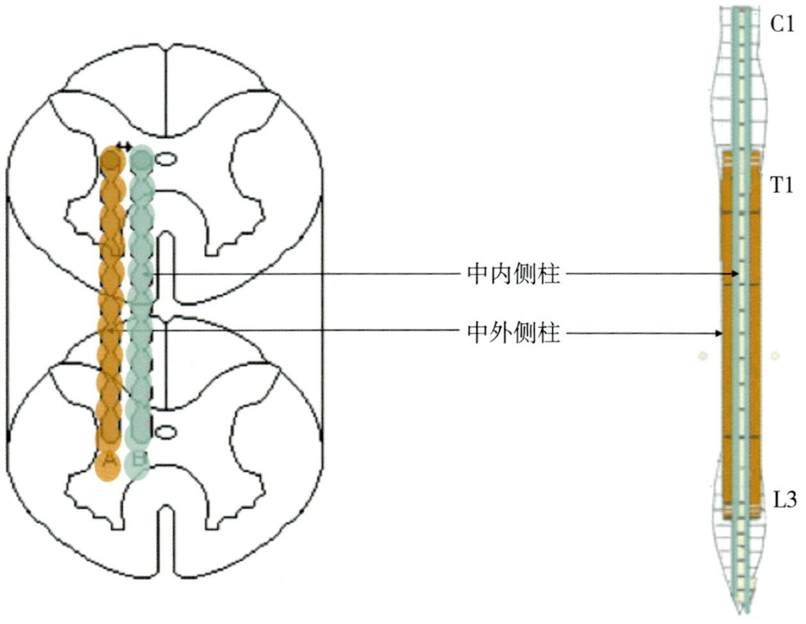

图 1.7 交感神经髓鞘柱

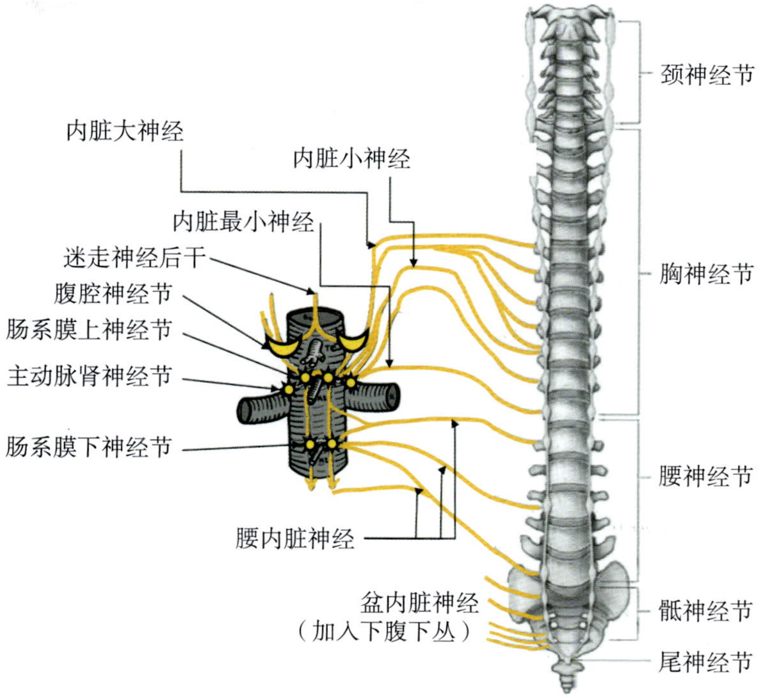

图 1.8　椎旁链和椎前链

肾上腺髓质因其胚胎发育而与内脏节后神经元融合。

1.2.2.3　节段水平

临床上，根据中间外侧柱所在区域的神经纤维分布和效应器官来识别其节段水平是很有意思的。

- C8~T2/T3（T：胸髓）节段控制头颈区。其中就包括 Budge 核的睫脊髓中枢（瞳孔扩张）。
- T3~T5 节段对颈动脉丛有刺激作用，它们使心率加速和支气管扩张。
- 腹部脏器的神经支配位于 T5/T6 和 T11/T12 之间。它通过内脏神经到达腹部脏器。
- 下列节段涉及腰内脏神经（T12~L3/L4），包括上腹下丛，以支配膀胱、降结肠、直肠和生殖器。
- 盆内脏神经（第 1 骶神经 ~ 尾神经）与下腹下丛相连，支配膀胱、直肠、肛门和生殖器。

1.2.2.4　节前纤维

节前纤维根据其与周围神经元连接的位置分为两组。它们通过前角离开脊髓，到达脊神经前根，然后穿过白交通支到达椎旁神经节。

一部分纤维终止于此神经节传递，而其他纤维则在无突触的情况下继续通过内脏神经向椎前神经节传递（图 1.9）。

- 部分以椎旁神经节为终点的纤维参与腹腔外结构和器官的交感神经支配。因此，它们构成了躯体“传出”神经。
- 终止于椎前神经节的纤维参与腹、盆腔内脏的神经支配，是内脏传出的一部分。从整骨疗法的角度来看，器官的神经支配在椎旁神经节中没有突触是一个非常重要的信息。消化道的特点之一是它由直接来自自主神经中间外侧核的节前纤维支配。因此，第一个突触位于椎前神经节水平。

需要注意的是，如图 1.10 所示，节前中枢神经元或节前神经元与椎旁神经节或节后神经元的数量存在差异。所有的椎旁神经节都有一个灰交通支，但是只有 T1~L2 的神经节有一个白交通支，因此可以在同一水平直接连接到相应脊髓段的神经元。介于白交通支数量（约 15 对）和交感神经数量（约 30 对）之间的数量差距，意味着它们的神经突触形式并非总是直接的。

这也意味着部分节前纤维必须上升或下降，才能到达位于高位或低位的椎旁神经节中的神经元。突触不是位于神经元的同级水平，而是位于神经元的上方或下方一个层级或多个层级（图 1.11）。

1.2.2.5 节后纤维

节后纤维终止于效应器官。它们共同对周围神经元的轴突产生反应；它们通常不含髓鞘。根据其起源的神经节将其分为两组：椎旁神经节、椎前神经节。

- 椎前神经节的纤维只分布于腹部、泌尿生殖系统和附属腺体。它们与副交感神经纤维相汇合。
- 椎旁神经节的纤维对应头部、颈部、胸部和全身器官。

根据效应器官的位置，节后纤维有三种去向。

（1）头、颈和胸部器官的交感神经支配来自 C8~T5 的脊髓节段（图 1.12）。头颅器官的神经节后纤维借用脑神经（Ⅴ、Ⅶ、Ⅸ）的主干或者沿着动脉走行。其他纤维直接单独支配颈部和胸部的脏器。两个节后纤维组与副交感神经纤维混合形成下列丛：颈动脉丛、睫状神经、心脏、支气管肺丛和食管丛。

（2）消化器官、泌尿生殖器官和附属腺的交感神经支配来自 T5~L2 椎前神经节的节后纤维（图 1.12）。

（3）分布在皮肤结构中的节后纤维通过灰交通支进入躯体系统的脊神经内，然后随着脊神经的分支分布（图 1.13，图 1.14）。

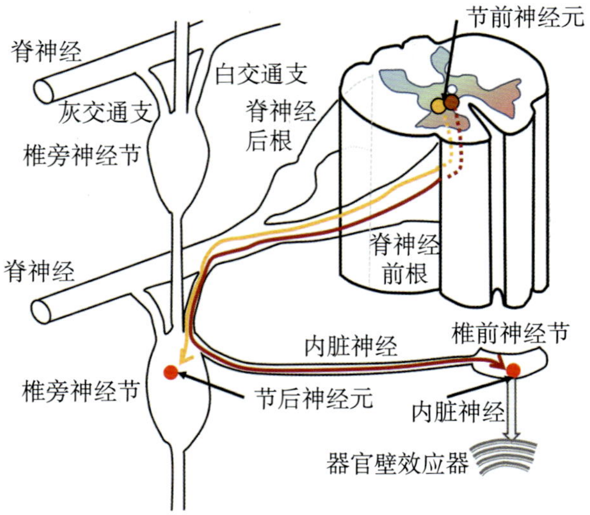

图 1.9 两种类型的节前纤维通路

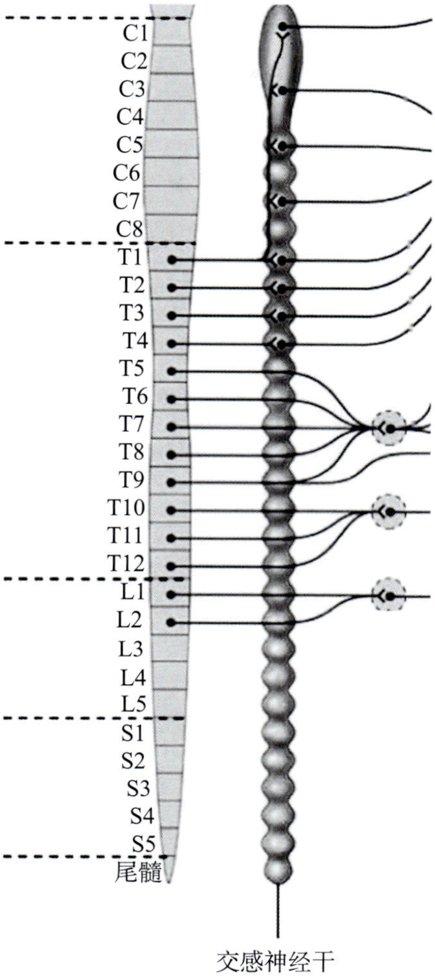

图 1.10　椎旁神经节数目与中枢神经元数目的差异

1.2.2.6　交感神经传入

交感神经的感觉性纤维传递伤害感受，也被分为躯体传入和内脏传入（图 1.15）。

躯体传入神经借用躯体感觉神经，然后通过灰交通支，再通过椎旁神经节，选择性形成神经中转并发送信息。这条通路继续穿过白交通支到达脊神经节的胞体。胞体发出的轴突延伸到脊髓的自主感觉区。

内脏传入与椎前神经节相连，通过内脏神经到达椎旁神经节，但并不使用它作为中转站，而是与躯体传入的终止方式相同。

这些信息一般不局限于同一节段水平，而是分布到上下相邻的节段。吻合和互连的数量可能相当大。

1.2.3　ANS 的偏侧性

ANS 在身体两侧的解剖学分布和功能分布存在一些不对称性，了解这些很重要。功能障碍是在右侧还是在左侧可能会产生不同的后果，这种知识可以指导我们的治疗。

1.2.3.1　左、右侧迷走神经的差异

右侧和左侧的迷走神经在解剖学和功

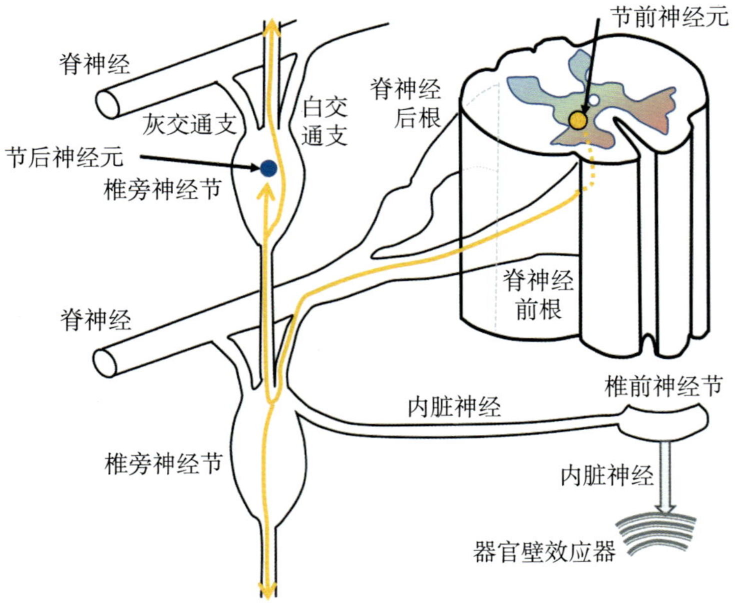

图 1.11　椎旁神经节中不同层级的突触

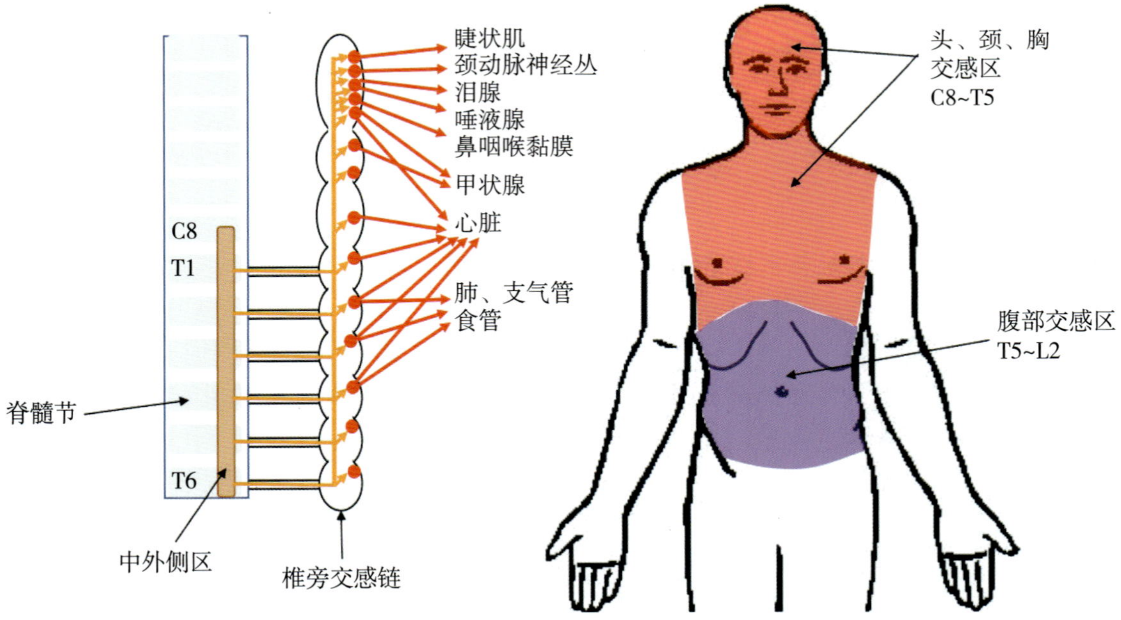

图 1.12　头、颈、胸的交感神经支配

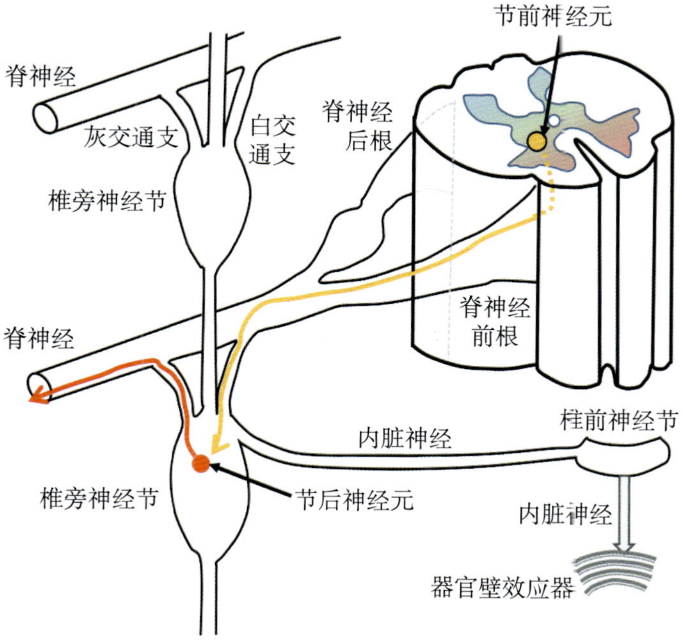

图 1.13 躯体交感神经输出

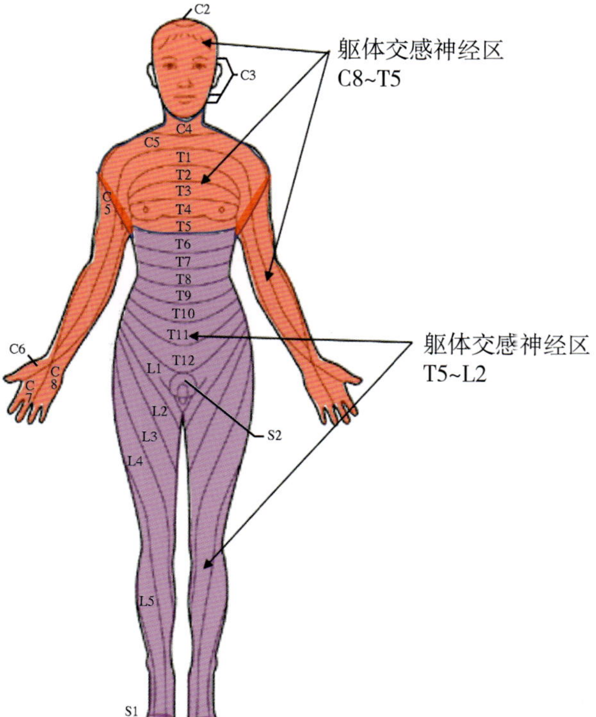

图 1.14 躯体交感神经区

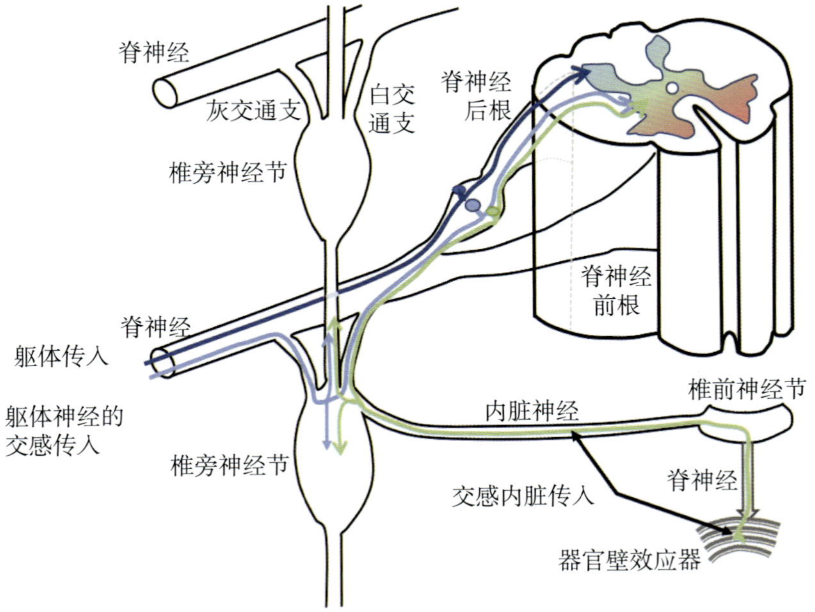

图 1.15　感觉交感路径

能上有明显的差异。

通过颈部的永久性皮下电极进行高频（20~30Hz）的迷走神经刺激（vagal neurostimulation，VNS）已被用于治疗一些耐药性癫痫和抑郁症[7]（图 1.16）。较低频率（5Hz）的刺激具有抗炎作用，特别是通过抑制促炎细胞因子的分泌，对消化道黏膜产生抗炎作用。对周围免疫系统的影响也被注意到。迷走神经传入的激活作用于中枢神经系统并激活脾脏免疫细胞，如 CD4 T 细胞[8]。这是一种治疗克罗恩病的方法，目前也正在研究它如何治疗癌症。

我们知道，迷走神经通过在其末端释放乙酰胆碱而具有抗肿瘤作用，是肿瘤坏死因子（tumor necrosis factor，TNF）抑制剂。这种乙酰胆碱与巨噬细胞的烟碱 α7 受体结合，抑制 TNF 的释放[9]。

目前正在研究或考虑的 VNS 的其他治疗应用涉及肥胖症[10]。多项研究表明，迷走神经参与了饱腹感、偏头痛和发热。目前也在开发新迷走神经刺激的治疗应用，

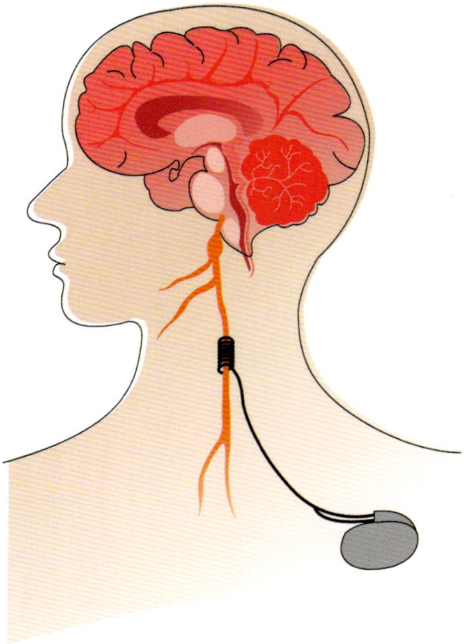

图 1.16　迷走神经刺激

包括在抗抑郁中的应用。

关于 VNS 对抑郁症的影响，这种影响可能是由于大脑某些区域的血流量增加而其他区域的血流量减少，特别是在扣带回的影响，以及对如血清素、去甲肾上腺素和 γ-氨基丁酸（GABA）等神经递质的影响。

在写这部分内容的时候，笔者刚刚从收音机里听到，里昂医院的医生仅通过 VNS 就重新激活了一位昏迷了 15 年患者的部分意识功能。这位患者恢复了眼神交流并能跟踪在房间里移动的人。通过 MRI（磁共振成像）发现患者大脑的某些区域正在恢复，包括身体意识区域。虽然我们还没有得到更多的信息，但是其他的测试将会被尝试。因为我们还没有完全发掘迷走神经的所有功能和价值！

只可对左侧迷走神经进行 VNS，因为对右侧迷走神经上进行 VNS 会产生诸多不良的副作用。

Andrey 认为[11]，刺激右侧迷走神经比左侧迷走神经对心率有更强的抑制作用。此外，右侧大脑中风会比左侧大脑中风引起更多的节律紊乱。迷走神经对心率的调节似乎涉及位于右半球的大脑区域。

左、右侧迷走神经解剖差异的研究结果如下[13]：

- 右侧迷走神经的分流面积大于左侧，大概是由于内脏组织不对称的原因。
- 在心脏水平，窦房结几乎完全由右侧迷走神经支配。这就是为什么刺激右侧迷走神经会对心脏功能活动产生不良影响。

这是否意味着右侧迷走神经包含大部分源自疑核的有髓神经纤维呢[14]？

据我们所知，还没有任何研究探索和解释这一点，尤其是在还存在争议的情况下。我们知道，在食管的下方，右侧迷走神经向后方走行，称后干；左侧迷走神经向前方走行，称前干。Delmas 和 Laux[15] 将后者命名为腹部气胃干（abdominal pneumogastric trunk），仅对紧邻膈肌下方的器官提供一条神经支配，即胃和肝。Delmas 和 Laux 也将其称为肝胃神经干（图 1.17）。而后干为腹腔丛提供最多支配，并且是唯一一个支配所有膈下消化器官、肾，以及可能支配性腺的神经干[16]。

这表明右侧迷走神经及其后干是原始迷走神经[17]。由于右侧和左侧迷走神经在食管周围有大量吻合通路，使区分前神经干和后神经干的纤维，即是来自右侧迷走神经还是左侧迷走神经变得不可能。

1.2.3.2　迷走神经和交感神经对心脏神经支配的不对称性

副交感神经调节在心房水平占主导地位，而交感神经调节在心室水平占主导地位。

迷走神经纤维的主要神经支配终止于心房，包括窦房结。这种神经支配对心律有决定性作用。迷走神经纤维对心室的影响主要是对抗交感神经。

心脏的交感神经可以分为右交感神经分支和左交感神经分支。

来自椎旁神经节（包括星状神经节）的右侧节后纤维，延伸至心脏并支配心房和左、右心室的前表面。左侧交感神经纤维分布于后外侧，并支配房室结和左心室。

单侧刺激交感神经系统会对心脏产生不同的生理效应。

刺激右侧星状神经节最主要的是产生频率效应（心率增快）。

刺激左侧星状神经节主要导致收缩功能改变、节律改变、血压系统性升高。

大脑皮质对心血管功能的控制似乎也

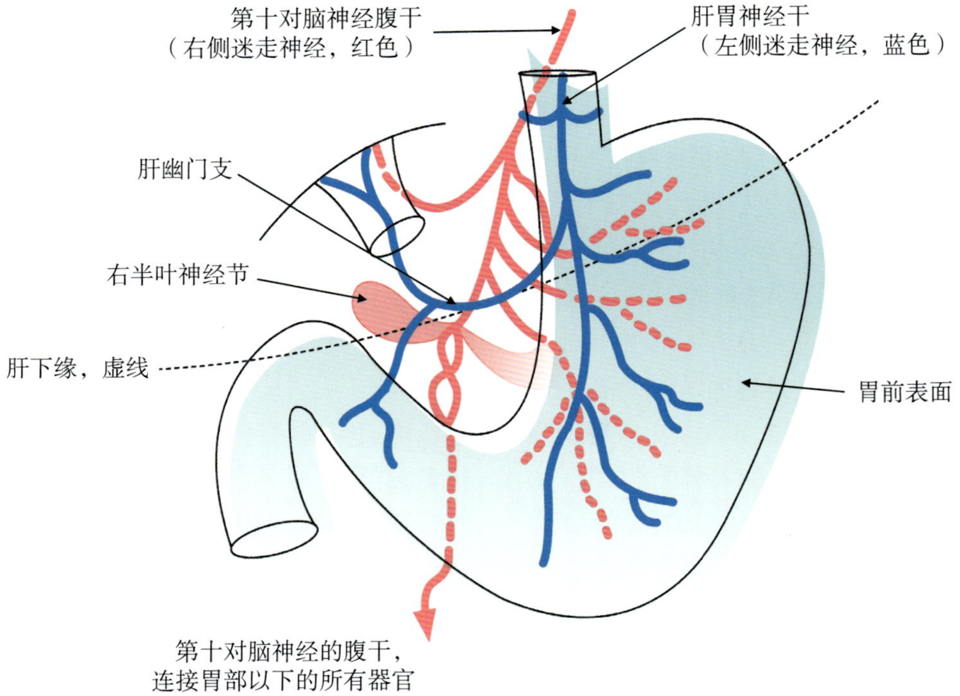

图 1.17 由 Delmas 和 Laux[12] 显示的左、右侧迷走神经

受侧向性影响，并通过同侧通路影响心脏。

对右侧中枢神经系统施加不同程度的刺激或抑制会导致心率的更大变化，而刺激左侧交感神经会导致室颤阈值降低。

根据患者出现的症状，这些概念或许很有意思。

例如，根据患者是否主诉心搏过速或心律不齐，在右侧或左侧第一肋操作（刺激星状神经节）会产生不同的结果。

正如 Jean-Pierre Barral 和 Alain Croibier 在他们的血管技术培训中所述，要想对“原位”心脏迷走神经支配产生影响，最好着重关注心房。

1.2.4 ANS 组织的层级概述

1.2.4.1 大脑皮质（尤其额叶）和边缘系统

这两种结构相互作用以实现自主反应，从而应对来自环境或来自个体内心世界（如情绪和条件反射）的所有危机、挑战和冲突。

杏仁核经常会根据过去的经验、学习和条件反射自动激活自主神经反应。

额叶结构涉及认知功能：思考与推理，预测与规划，以及考虑我们赋予事件的价值。

因此，杏仁核（边缘系统）和额叶皮质功能之间存在竞争，并且往往会损害后者，但两者的合作是可能的，也是可取的。

1.2.4.2 下丘脑

下丘脑实际上是一个微型的自主大脑。它集中了内部和外部来源的信息，能够及时整合并根据即时条件调节 ANS 的活动。

1.2.4.3 脑干中心和网状结构

它们协调不同器官的功能。

1.2.4.4 节前神经元

它们调节身体大部分的自主反射活动。

1.2.4.5　节后神经元

它们控制每个器官的反射活动。

1.2.4.6　器官内的局部神经元

它们整合器官内的局部反射（特别是 ENS）。

1.3　ANS 生理功能

1.3.1　ANS 主要功能概述

- 心脏功能的调节：频率、强度和力量。
- 根据身体的局部和全身需要调整组织血液的流量、分布和质量。
- 外分泌和内分泌的调节。
- 气体交换的调节：呼吸。
- 能源需求的调节：摄食、消化、营养吸收和排泄。
- 泌尿功能的调节：水合作用、过滤和排泄。
- 性器官的调节。
- 防御性和攻击性行为的调节。
- 眼和耳的机械方面的调节：以便将注意力集中于外部世界，或将其中一项与外部隔绝，以便将注意力集中于内部过程。
- 体温的调节。
- 体液在体内分布的调节。
- 免疫系统和炎症过程的调节。

在这些功能中，有一些是恒定的，有一些受昼夜节律的影响，还有一些取决于环境或背景情况——无论是身体的还是与身体相关的，或个人生活中的事件。

现在，让我们简要地回顾一下传统意义上的 ANS 的每个组成部分的功能。在下一章中，我们将描述有关其临床和身心应用的更多创新和相关概念。

从结构上看，身体的所有器官都通过交感神经纤维和副交感神经纤维接受神经支配。每个器官的功能在不同程度上取决于内在的活动和来自交感和副交感活动平衡的影响。

另一方面，躯干和四肢的自主神经效应器只接受交感神经纤维（脊髓发出的躯体交感神经）支配。这里的活动只因交感神经刺激的增加或减少而调节。

在大多数情况下，交感神经和副交感神经的输入是拮抗的。而在其他情况下，这两个系统是协同的。外分泌腺分泌，如唾液分泌，是这两个系统协同的一个例子。副交感神经系统在触发腺体外分泌物方面更为精确。

它们也可以循序性协同合作，如在性行为中，副交感神经主导勃起，而交感神经负责射精。

在特殊或病理情况下，ANS 的反应是其两个组成部分的双重抑制或双重兴奋，即双重神经过敏状态。

1.3.2 主要功能表

器官及新陈代谢	神经递质	交感神经效应	神经递质	副交感神经效应
皮肤 汗腺 立毛肌	ACh NAD	大量分泌 收缩		
泪腺、唾液腺 鼻咽黏膜腺体	NAD	↑分泌物（少量） ↑血流量	ACh	↑分泌物（大量）
眼 瞳孔开大肌 瞳孔括约肌 睫状肌	NAD	瞳孔扩张（α） 轻微舒张	ACh	缩瞳 收缩
动脉 头和骨盆 冠状动脉、肺动脉和肌性动脉 其他动脉	NAD	血管收缩（α） 血管扩张（β） 血管收缩（α）	ACh	血管舒张
心	NAD	↑心率（β） ↑收缩力（β） ↑传导速度（β）	ACh （β）	↓心率（β） ↓收缩力（β） ↓传导速度（β）
肺 平滑肌 腺体	NAD	支气管扩张（β）	ACh	支气管收缩 ↑黏液分泌
消化系统 分泌腺 蠕动 直肠 括约肌 脾 肝	NAD	↓运动（α，β） 充盈 收缩（α） ↑收缩 ↑糖原分解	ACh	↑分泌 ↑运动 ↑排空 舒张
泌尿系统 分泌 蠕动 逼尿肌 平滑肌	NAD	减少 ↓运动 舒张（β） 收缩（α）	ACh	提高 ↑运动 收缩 舒张
性器官	NAD ACh	射精/性高潮（α） 勃起	ACh	勃起 腺体分泌
肾上腺髓质	ACh	肾上腺素分泌		
新陈代谢		分解代谢		合成代谢

NAD：烟酰胺腺嘌呤二核苷酸

1.3.3　副交感神经系统

整体来说，副交感神经系统负责生长和合成代谢，以适应环境的需要。它不仅在休息时很活跃，而且在恢复期或简单躺下时也很活跃。它主要在夜间和人体处于放松状态时活动。它具有滋养作用，即负责细胞和组织维护，使它们获得“食物”，并对其进行修复。它普遍进行存储和保存。它会限制肌肉骨骼系统的能量消耗，并将其转到消化系统。能量储存得到更新；组织和器官得到修复。因此，它是自我保护的系统。

当机体内环境发生变化时，副交感神经系统首要通过内脏感觉传入纤维对机体自身的内感受性刺激做出反应。它持续监测身体。

我们应该知道，中枢神经系统（杏仁核和皮质中枢）也可以调节副交感神经系统活动。这解释了情绪对人体生理机能的影响，也解释了心理治疗情绪管理技术和生物反馈方法（如心脏连贯性训练和冥想）的有效性。

1.3.4　交感神经系统

笼统地说，交感神经系统扮演着分解代谢的角色。一旦身体开始活动并且必须执行任务，它就会介入（强能动角色）。它将动员所有必要的机制，为这项任务提供能量，如血液中的葡萄糖循环，同时增强心脏活动，以及增加大脑、心脏和肌肉的供血，减少内脏和皮肤的供血。它也会抑制消化和泌尿功能。

交感神经系统在紧急情况下，也就是在需要保护或防御的情况下，会产生战斗或逃跑反应。此作用是让身体随时待命，为威胁或危险做好准备。

交感神经系统通常在白天和站立时占主导地位。

交感神经系统主要对外部环境变化产生的外感受性刺激做出反应，并由躯体传入神经介导。

1.4　功能合成

副交感神经系统和交感神经系统传递的所有信号都会向脑干和下丘脑汇集。从这些结构中发出：

- 自主神经反应，一方面根据外部环境条件，另一方面根据内部环境条件，调节和影响身体的不同部位，同时关注整体情况。
- 给高级中枢准备的信息，让我们有意识地知道下列情况的重要性。例如，我是安全的，我不安全，我需要高度警惕，我可以放松或睡觉，我需要喝水、吃饭、上厕所，我觉得累，我能够去参与社会互动或智力及体力工作，或其他任何事情。

内脏的反馈可以调节副交感神经系统，但对交感神经系统的影响却很小。

反之，感觉器官和躯体感觉（如伤害感受）一旦达到足够的强度或持续时间，就会导致交感神经张力的增加，从而导致副交感神经张力的降低。

在身体的重大调节过程中，了解交感神经系统作为一个整体发挥作用是很重要的。它会系统性地降低或提高神经张力，只有特定的因素才能在局部刺激或阻碍它。例如，脊柱和肋骨功能障碍就是这种情况，它能刺激或抑制椎旁神经节。因此，神经纤维活动状态的变化会影响身体的大部分功能，并且在战斗或逃跑反应和面对重大压力时尤其明显。交感神经节前轴突有明显的分支，并与许多节后神经元形成突触。这就是为什么会有这么广泛的反应。它的作用也比副交感神经激活的作用持续时间更长。去甲肾上腺素通过次级信使发挥作用，而乙酰胆碱则直接发挥作用。还必须考虑肾上腺的联合作用。例如肾上腺髓质，在短期内和应激情况下，肾上腺髓质将释放少量去甲肾上腺素，并且它的主要任务是将肾上腺素释放到血液中以到达全身。而在长时间应激的情况下，大脑皮质会增加皮质醇的分泌。

应激会对身体造成巨大的伤害，身体需要时间来消除生理上的影响。这就是为什么常常需要一年的时间才能从重度的疲惫中恢复。

副交感神经系统能够产生更精确和局部的效应。一个节前神经元仅与极少数节后神经元（通常只有一个）形成突触。此外，所有副交感神经纤维都会释放乙酰胆碱，但乙酰胆碱会被乙酰胆碱酯酶迅速分解。因此，副交感神经系统可对其效应器产生短暂且局部的调节。

它还可以根据需要单独激活或降低各个器官的张力。这是另一个支持副交感神经系统比交感神经系统更成熟和更灵活的论点。Delmas 和 Laux[18]在 20 世纪中期就已经明白，副交感神经是交感神经的调节器，而不是其对立面。

副交感神经系统实际上是 ANS 的两个组成部分中更为重要的部分。它会降低神经活动状态以满足代谢增加的需求，进而增强心肌的活动；或者它能提升神经活动状态来回应食物的摄入，进而刺激胃肠道蠕动和分泌。换句话说，当迷走神经活动降低（生理上）或受抑制（在病理性或应激性条件下）时，交感神经张力会变得压倒性的、异常性的高。

克劳德·伯纳德（Claude Bernard）在他那个时代就已经定义了 ANS：ANS 必须对生物体所处的外部环境和组织所处的内部环境做出反应[19]。

1.5 ENS

如果说 ENS 近年来作为“第二大脑”变得流行起来，那么它在 20 世纪初就已经为人所知。早在 1900 年就有描述，Langley 在 1921 年的一篇文章中指出，ENS 是 ANS 的第三部分[20]。

消化道负责摄入食物的运输和混合，对它们进行化学和酶分解，水、电解质和营养物质的吸收，废物的处理以及有毒物质的中和。并且，肠道对病原体具有免疫作用。

为了完成这些不同的功能，消化道被赋予了专属的神经系统。在正常情况下，ANS 的核心部分对消化道功能的调控微乎其微。只有当消化道局部条件处于非正常水平时，它才会进行干预。但当中枢自身紊乱时，如处于负面情绪状态，或者长期处于压力和焦虑的影响下，它就会对脏器和消化系统产生负面影响。

在解剖学上，ENS 由位于肠纵肌和环肌之间的肌间神经丛（也称奥尔巴赫神经丛，Auerbach's plexus）以及位于肌层和肠黏膜之间的黏膜下神经丛（也称迈斯纳神经丛，Meissner's plexus）组成。肌间神经丛控制运动（肠蠕动），黏膜下神经丛控制肠道分泌。

因此，ENS 是相对独立的，它的正常功能受限于一些固定条件，只能通过释放不同的消化道激素与分泌物来协调。这就是它被称为“肠脑”的原因。

中枢神经系统通过迷走神经的传入神经、通过使用脊髓通路的其他内脏传入神经和非神经元介导的血流通路（肠激素、葡萄糖、多肽和细胞因子）来传递神经元信息，以保证持续了解肠道内部情况。所以肠道的机械、化学、炎症和免疫状态都会不断地被高级中枢了解。

根据需要或当存在局部或全身情况异常时，ANS 的中枢调节中心可以通过内脏神经的副交感神经和交感神经纤维来抑制、刺激和控制 ENS 的自主神经功能。ENS 的这种外部调节具体如下：

- 对于交感神经系统：
  - 抑制肠运动神经元，从而使肠蠕动变缓。
  - 收缩肠括约肌。
  - 减少胃肠循环，以维持体力活动时肌肉和心脏的心血管内稳态。
  - 抑制黏膜下神经节的分泌神经元。
- 对于副交感神经系统，迷走神经针对肠道的传出轴突虽很少，但它们具有显著的作用，因为迷走神经传出可以作用于肠丛控制神经元，从而允许来自迷走神经的相对较少的轴突产生广泛的作用。其影响包括：
  - 增强胃动力。
  - 舒张括约肌。
  - 增多分泌物，尤其是胃分泌物。

当情绪通过交感神经和副交感神经系统向 ENS 发出相互矛盾的信息时，肠道外部 ANS 的活动也会反过来破坏后者发挥功能的途径。

应该注意的是，胃功能及结肠的充盈和排便，更直接地依赖于中枢控制而非局部控制。

肠内动脉血流的调节亦是如此。作为一个重要的储血库，这一级别的动脉血流对总体血压和局部区域血流都有影响，因此必须进行中枢调节，以确保局部适应全身状况。有时候，有比消化之外更重要的事情！

ENS 的相对独立性可使中枢神经系统的注意力和能量用到其他更重要的任务上，这也许是智力进化的机制之一[21]。这是一个奇怪的现象，当前流行的观点使我们过度关注腹部，如果我们把它与物种的进化相比较，这是一种退化的行动！我们是否过度理解了？我们之后再回来探讨。

1.6 ANS 的心理生物学作用

除了内稳态（即确保维持生命所必需的环境的稳定），应变稳态的概念还强调机体在对外界变化中的环境做出反应的同时保持其他内环境稳定。三大系统形成了一个基本的三位一体：ANS、内分泌系统和免疫系统。ANS 与另外两大系统都有合作，但 ANS 在它们的上游产生干涉，因为它的反应最快；即 ANS 是第一道防线，它能在零点几秒的时间内介入，而另外两个系统则需要几十分钟到几天的时间才有反应。

中枢神经系统可以确保身体和自我意识是统一的，并与环境相区别，以便将意识实体融入环境，同时分类和选择它认为有意义或相关（正确或错误）的信息，以便组织应答；也就是说，产生或不产生适当的行动。我们稍后再探讨这个概念的问题和后果。

ANS 使整个机体准备好面对遇到的各种情况，如战斗或逃离危险，或者相反，确保身体在平静、安全和休息期间的再生。我们稍后将讨论它是如何参与到我们与其他人的关系中的，以及它是如何与一个建设性共存的人类社会组织联系在一起的。

让我们继续勾画人类的特征以及其与动物特征之间的区别。动物从环境中获得信息，适应环境，并提取它们生存所必需的东西：本质上是食物，如果可能的话，还有保护自己的住所。它们在生物和季节规律的本能驱动下，会进行交配。还有些动物有着某种形式的社交生活，甚至是复杂的交流系统。但人和动物本质上的区别在于，后者满足于一成不变。它们不会从环境中拿走什么，也不会给环境增添什么，它们对环境的影响微乎其微，地球上没有任何真正的变化可归因于它们。

如果我们把所有的活动和已知的人类的产物都包括在内，我们观察到的情况恰恰相反。人类改变了环境。无论好坏，人类改造、建设、破坏、组装、发明、消费和探索环境的每一部分，并通过扩充感知的力量去理解“无限大”和“无限小”。总之，人类是创造者。他们是文明和文化的创造者。他们耕田种地，实现工业化、科技化；他们也会唱歌、写诗、创作故事、生产艺术作品，甚至登上月球。

通过这一切，或者甚至是这一切的起源，人类体验着情感和情绪，培育思想，并受到想象力的支持或阻碍。无论我们观点如何，无论我们是否认为自己的意识是化学物质和脑细胞电活动的产物，无论我们是否擅于从心理学角度理解认知和情感活动，也无论我们是否相信灵魂居住在人体内并通过大脑（或心脏）与世界联系，有一点是肯定的：严格意义上的人类特征也涉及 ANS。行动、感觉、行为、情感和思想都受 ANS 的调节，它是精神和躯体之间的桥梁和接口。

1.7 ANS、压力和情绪

我们不在此回顾 Walter Cannon（1871—1945）和 Hans Selye（1907—1982）等著名研究者提出的基本概念。我们已在以前的著作[22]中详细地介绍过，如有需要，可以参阅。

不过为了让读者们更好地理解下一章节，我们会回顾一些原则理论。

Cannon 扩展了 Claude Bernard 关于内环境稳态性质的想法，并为内稳态的概念奠定了基础。他研究了交感神经系统在强烈的情绪、疼痛和压力下的作用。他认为维持和调节身体的生理参数是 ANS 的主要功能，特别是交感神经系统的主要功能。ANS 的作用也包括将感觉和情绪转化为器官和腺体的生理反应。因此，这些反应只是结果状态，其表征储存于大脑中。

Cannon 还表明，交感神经反应对应激或需要其影响的活动是全局性的、普遍性的和非特异性的。特别是在应对恐惧、战斗或逃跑时，交感神经尤其活跃。而副交感神经系统的反应则更具特异性。该系统的作用是保存身体的能量，滋养和修复身体，并以自己的方式保持内环境的稳定和恒定。副交感神经系统的冲动只指向特定的器官。不同类型的副交感神经元不会同时产生反应，而是对每个器官产生不同的反应。

我们将在下一章中看到这些概念为何值得完善和更新。

Hans Selye 进一步研究和理解了身体在应激时的反应。他概括了一般适应综合征（general adaptation syndrome，GAS），该综合征代表了机体对侵害做出的所有生理、神经、内分泌和免疫反应机制，但与应激源有关的特异性反应除外。

GAS 分三个阶段：警觉期、抵抗期和衰竭期。这些阶段涉及非特异性神经内分泌机制，其中交感系统和肾上腺激素的活动占主导地位。

目前，现代职业倦怠的概念包含并扩展了这一描述，我们就不在此论述了。值得一提的是，在交感神经系统和下丘脑－垂体－肾上腺轴过度活跃一段时间后，如果压力状态持续存在，伴随神经递质（特别是多巴胺、血清素和去甲肾上腺素）的产生，以及矿物质和维生素储备的严重下降，所有这些系统都会出现衰竭。这在职业倦怠的后期可以观察到。

1.7.1 应激和内稳态

应激和内稳态是相辅相成的。内稳态是一套为内环境提供内脏调节和稳定的过程。应激，或者更准确地说受到压力后的神经生理反应，反映了内部需求屈服于外部条件所做出的反应。在内部和外部需求之间可以找到一种平衡和妥协。

当我们切实感受到威胁时，当我们处于一种强烈的压力状态时，或者当我们的负面情绪频繁来袭时，副交感神经张力会下降，而交感神经张力会相应增加。当我们的副交感神经系统活动水平降低时，它就不再能完全满足我们的内在需求。这是身体处于生理应激状态的时候。

这就形成了一个恶性循环：心理压力（真实或虚构）会产生生理应激状态，而这种应激状态也会让人更容易感受新的应激源。正如我们将在心率变异性一章中所描述的那样，正是副交感神经紧张性使得预测压力的易感性成为可能。

像 Cannon 和 Selye 这样的早期研究人员并没有考虑到副交感神经系统的重要性，副交感神经系统活动的下降使交感神经系统不受控制且无法调节而过度兴奋。但后来对其的研究占据了中心舞台，这就是为什么早期的模型如此强调 ANS 的这个分支。

根据 Porges 的说法[23]，“应激与 ANS 的状态相对应，表明由副交感神经张力下降引起的内稳态的破坏”。

另一个不能完全符合这些早期模型的问题是，有时在严重应激状态下，会出现一些神经生理反应，在极端情况下，会导致心脏停搏而死亡。

在下一章，我们将通过 Porges 的迷走神经理论提供新的知识，丰富我们对应激的神经生理学的理解。

对于治疗师来说，需要考虑的一个重要因素就是大脑、ANS 和情绪三者之间的联系，就像任何希望改善其总体心理平衡并从情绪状态中解脱出来的人一样。

大脑和神经科学专家概括了以下现象：

除了位于脊柱下段独立或半独立的自主现象（参考上述 ANS 的分级组织），自主神经调节源于多个信号的整合：

- 在大脑产生并与环境相关联的信息（这些信息被先前的条件、记忆和预期过滤并或多或少地变形，换句话说，被想象、认知和情绪所着色）。
- 来源于人体各部位的行为和生理状态的信息。这是储存在大脑中身体动态图谱背后的反馈现象，特别是在右颞顶枕叶交界处[24]。

下丘脑、边缘系统和大脑半球拥有基本动机行为的模板。一个人的整个自主神经、神经内分泌和躯体运动调节来自他当前与环境和关系有关的感受和情绪。

1.7.2 感受和情感

> 对事情的恐惧比事情本身更可怕。恐惧的人在临死前就已经死了很多次了。
>
> ——Swami Prajnanpad

达尔文区分了“初级情绪”和与文化有关的“社会情绪”，前者称为“中立情绪”，后者可以称为感觉[25]。

初级情绪都与特定的神经、中枢、自主神经和运动模式相对应。偶尔还会有某些体味、姿势或声音。这就是为什么基本情绪可以通过典型和普遍的面部表情来解读，而不受文化的影响。一般来说，这种影响会表现在脸上，往往早于身体其他部位的感受。

情感的进化功能体现在将我们的注意力放到引发它的刺激上。因此，它有先天的生理基础。我们知道恐惧和愤怒是由杏仁体严格控制的，但其他基本情绪的底层机制并不为人所知。

其他基本情绪有喜悦、惊讶、悲伤和厌恶。有的学者认为还包括兴趣和恐惧（Ross，Homan & Buck，1994）[26]。

Plutchick[27]提出的模型更有趣（图1.18）。它呈现了三个强度级别的八种主要情绪，与之相关的有次要情绪、主要情绪组合和一系列感受。图1.18第二个圆环代表的是主要情绪；同样的情绪在外圈表现的强度比较低，而中心圈的强度比较高。当治疗师想要知道个体中普遍存在的情绪或遭受情感创伤后身体和大脑中的情绪时，这种描述至关重要。

达尔文读过Claude Bernard的著作，他认识到迷走神经在调节压力和情绪方面的突出作用[25]。他认为，一旦某一种情绪出现，心跳就会随之改变，然后影响大脑活动，进而影响脑干的核团，结果是面部表情、身体姿势和内脏自主神经的变化。在达尔文的模型中，令人惊讶的是心脏和迷走神经的主导作用，以及它们对大脑独立于脊髓和交感神经系统的追溯作用。这些后来被抛弃的观念预示了最近的发现。

为了更准确地定义，我们必须了解，情绪是情感及意识识别的结果。因此，它包括记忆、学习（对这种影响的先前记忆及它的经验价值），以及最终的认知过程（思维）。

因此，我们得到以下定义：

情绪 = 情感 + 记忆 / 认知。

情感是通向意识的大门；它是一种感觉，一种感受。它是基于我们之前讨论过能够改变身体状态的神经模式。

从最初的情感、记忆、条件反射和预期，人类能够产生多种情绪状态。情感是生理上的，情绪是心理上的。

在药物的帮助下改善神经功能，只能最多暂时影响效果。这对改善情绪状态和对自己的情绪负责没有任何帮助。当一个人认为大脑能负责一切时，因果就会混淆。只有明白这一点，主体才能进入这个世界，认识这个世界，并对这个世界采取行动。

H. Bergson说：“严格地说，它（大脑）既不是思想的器官，也不是感觉的器官，也不是意识的器官；但是，它允许意识、感觉和思想在现实生活中保持紧张状态，从而能够采取有效的行动。如果你愿意，我们可以说，大脑是关注生命的器官[28]。”

根据Bergson的说法，在精神障碍、神经系统疾病或脑损伤的情况下，受到干扰的不是心智，而是心智与现实整合的机制。这一理论可以追溯到20世纪初，与最

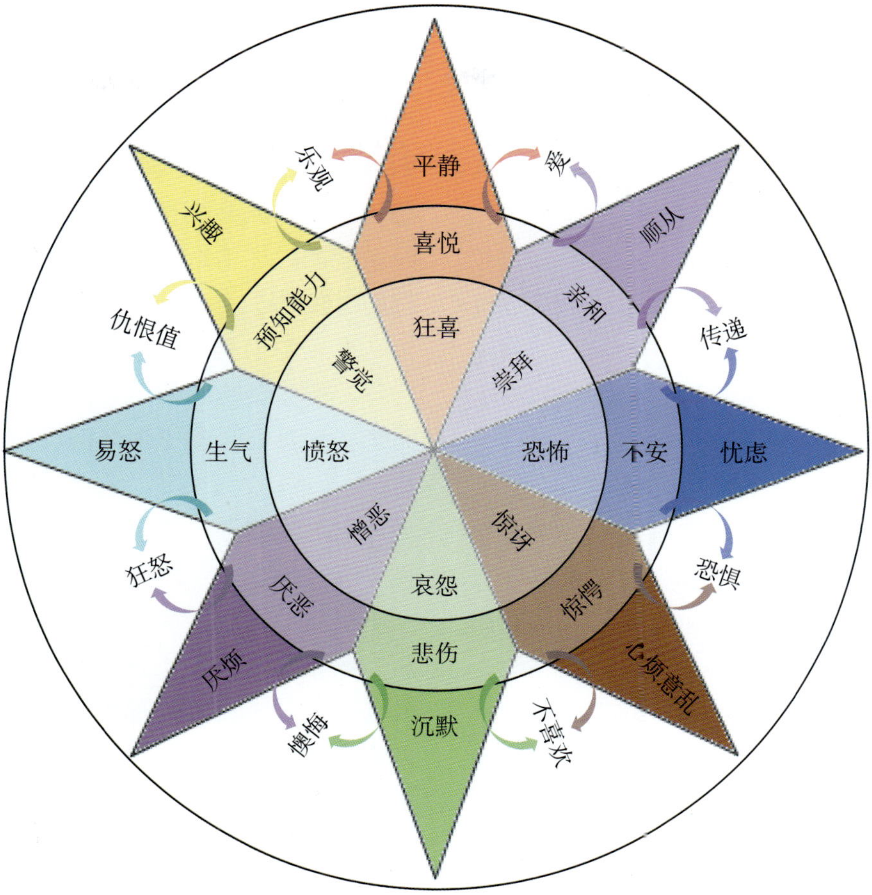

图 1.18　Plutchick 提出的情绪模型

近发现的一名男子的情况并不矛盾，该男子的大脑质量只有正常人的 10%，但却没有表现出任何临床症状或智力障碍，至少从社会角度来看是这样[29]。这个男子已婚，有两个孩子，是一名公务员。他的智商相对较低（75 分），但这一数字并不表明他有智力残疾。人们可以假设他对“生活的关注”并不是最高的，因此他采取有效行动或相关行动的能力是有限的，仅此而已。

情绪在心理中占主导地位并引起心理和躯体上的痛苦（也是 ANS 功能障碍的主要原因）是合乎逻辑的：首先，一个人的行为基于记忆、条件反射和预期（常常带有恐惧和焦虑），以及对所体验的情感的接受和合理化（心理距离化）。我们稍后再讨论这个问题。

本章要点

功能性失调和疾病的发生必然伴随 ANS 的失衡、失调及功能的减弱。健康的前提是需要一个平衡的、适应性强、功能强大的 ANS。

ANS 是维持体内平衡和持续调节机体内环境的神经基础。

我们有可能对我们的 ANS 功能产生主动且积极的影响，这样它可以在自主情况下最佳地管理我们身体的内稳态。

当内脏传入纤维在机体内发生变化时，副交感神经系统首先对来自机体本身的内感受性刺激做出反应。它持续监控我们的身体。

交感神经系统主要对外部环境变化产生的外感受性刺激做出反应，并由躯体传入神经介导。

来自器官的反馈可使副交感神经系统产生调节，但对交感神经系统几乎没有影响。

相反，感觉器官和躯体感觉的冲动，如伤害感觉，一旦具有足够的强度或持续时间，就会使副交感神经张力降低，从而导致交感神经张力增加。

交感神经系统作为一个整体发挥作用，并将整个机体动员起来。副交感神经系统有更精确的局部调节。因此，它不是同时对每个器官进行调节，而是以不同的方式调节各个器官。

副交感神经是交感神经的调节器，而不是与交感神经对接的。换句话说，当迷走神经活动降低（生理上的）或受到抑制（在病理或应激条件下）时，交感神经张力就会变得异常高涨。交感神经系统的过度活跃总是由副交感神经的抑制引起的。

真正的人类特征涉及 ANS。行动、感觉、行为、情感和思想都起源于这个系统；它是心灵和躯体之间的桥梁和接口。

ENS 能够尽可能自动运行。当你遵循“请勿打扰”的要求时，它效果很好！

应激，或更准确地说，对被认为有压力的情况的神经生理反应，反映了内部需求对外部条件的屈服。因此，在内部需求和外部需求之间需要找到一种平衡和妥协。应激与内稳态的中断，以及迷走－交感神经失调有关。

下丘脑、边缘系统和大脑半球持有基本动机行为的模板，因为它们与获得的情感、学习和条件反射有关。其结果是自主神经、神经内分泌和躯体运动调节。

情感是生理上的、神经性的，会改变身体状态；情绪是心理上的，是受经验、条件反射和心理过程影响的结果。

情绪在心理机制中占主导地位，它所引起的心理和躯体痛苦是 ANS 功能障碍的主要原因，减轻这种痛苦有赖于创伤记忆的去适应化、远离情绪和认知重建。

参考文献

[1] See Jäig, W. *The Integrative Action of the Autonomic Nervous System: Neurobiology of Homeostasis* Cambridge University Press; 2006.

[2] Osadtchy, Z. *Branches thoraciques du nerf vague droit et leurs implications dans la stimulation vagale* Laboratoire d'Anatomie, Faculté de Médecine de l'Université de Nantes, 2008.

Picq, C. *Relations neurodigestives et stimulation vagale basse-fréquence chez le rat anesthésié: implication du système nerveux central et du système immunitaire.* Agricultural Sciences, Université de Grenoble, 2012.

[3] Refer to the controversy regarding the inferior sacral parasympathetic (1.2.1.3 The pelvic or sacral territory).

[4] Espinosa-Medina I, Saha O, Boismoreau F, Chettouh Z, Rossi F, Richardson WD, Brunet J-F. "The Sacral Autonomic Outflow is Sympathetic." *Science* 2016; 354 (6314): 893–897.

[5] Neuhuber W, Mclachlan E, Jänig W. "The Sacral Autonomic Outflow Is Spinal, But Not 'Sympathetic'." *The Anatomical Record.* March 2017.

[6] Espinosa-Medina I, Saha O, Boismoreau F, Brunet J-F. "The 'Sacral Parasympathetic': Ontogeny and Anatomy of a Myth." *Clin Auton Res.* 4 Nov. 2017, DOI 10.1007/s10286- 017-0478-7, Springler.

[7] Picq C. *Relations neurodigestives et stimulation vagale basse-fréquence chez le rat anesthésié: implications du système nerveux central et du système immunitaire.* Agricultural Sciences, Université de Grenoble, 2012.

[8] Bonaz B, Sinniger V, Pellissierm S. "Anti-Inflammatory Properties of the Vagus Nerve: Potential Therapeutic Implications of Vagus Nerve Stimulation." *J. Physiol.* 2016 Oct 15; 594 (20): 5781–5790.

[9] De Couck M, Caers R, Spiegel D, Gidron Y. "The Role of the Vagus Nerve in Cancer Prognosis: A Systematic and Comprehensive Review." J. Oncology 2018; Article ID 1236787.

Tracey, K.-J. The Inflammatory Reflex. *Nature* 2002; 420; 853–959.

Tracey K-J, Pavlov V-A. "The Vagus Nerve and the Inflammatory Reflex: Linking Immunity and Metabolism." *Nat Rev Edocrinol* 2012; 8(12): 743–754.

[10] Osadtchy Z. *Branches thoraciques du nerf vague droit et leurs implications dans la stimulation vagale.* Laboratoire d'Anatomie, Faculté de Médecine de l'Université de Nantes, 2008.

[11] Andrey I. *Le nerf vague.* Thesis for the state diploma of Doctor of Medicine, 2001.

[12] Delmas A, Laux, G. *Système nerveux sympathique: étude systématique et macroscopique, introduction à la physiopathologie du sympathique.* Paris: Masson; 1952.

[13] Osadtchy Z. *Branches thoraciques du nerf vague droit et leurs implications dans la stimulation vagale.* Laboratoire d'Anatomie, Faculté de Médecine de l'université de Nantes, 2008.

[14] See Chapter 2, "The polyvagal theory."

[15] Delmas A, Laux G. *Système nerveux sympathique.* Paris: Masson; 1951.

[16] According to Kamina P. *Anatomie clinique, T3: Thorax, abdomen.* Paris: Maloine; 2009.

[17] See Chapter 2, "The polyvagal theory."

[18] Delmas A, Laux G. *Système nerveux sympathique.* Paris: Masson; 1951.

[19] Bernard C. "Lessons on the Phenomena of Life Common to Animals and Vegetables." *Second Lecture: The Three Forms of Life.* 1878–1879. Reprinted in Langley, 1, ed. *Homeostasis: Origins of the Concept.* Stroudsburg: Dowden, Hutchinson & Ross; 1973.

[20] Langley JN. *The Autonomic Nervous System.* Cambridge: Heffer and Sons; 1921.

[21] *Le ventre notre deuxième cerveau.* Documentaire de Cécile Denjean, Arte France; 2013.

[22] Marlien E. *How to Beat the Stress Epidemic.* Palm Beach Gardens: Barral Productions; 2017.

[23] Porges SW. "Le tonus vagal: indicateur du stress et de la vulnérabilité au stress chez l'enfant." *Revue médecine & enfance.* Oct 1994.

[24] Damasio A. *L'erreur de Descartes.* Paris: Odile Jacob, 1995.

[25] Darwin C. *The Expression of the Emotions in Man and Animals.* London: John Murray; 1872 (Reprinted, Chicago: University of Chicago Press; 1965).

[26] Ross E, Homan RW, Buck R. "Differential Hemispheric Lateralizations of Primary

and Social Emotions." *Neuropsychiatry, Neuropsychology and Behavioral Neurology* 1994; 7: 1–19.

[27] Plutchick R. *Emotions: A Psycho-Evolutionary Synthesis*. New York; Harper & Row; 1980.

[28] Bergson H. *L'énergie spirituelle.* Paris: Payot & Rivages; 2012. p. 77.

[29] *Sciences et avenir* du 19/07/2016, article web rubrique santé, cerveau et psy: "Insolite. Un homme vit normalement avec seulement 10% de son cerveau."

第二章　多层迷走神经理论

多年来，我们研究和教授 ANS 及身体对压力的反应，但有一种矛盾让我们感到困扰并使我们产生了疑问。我们想了解副交感神经系统是如何参与机体修复的（许多人认为需加强副交感神经系统的功能以对抗压力的影响。压力与交感神经过度活跃有关，而副交感神经系统需被加强以改善情绪平衡）；其次，为什么这个神经系统会引起迷走神经功能障碍的症状，如不适、恶心、呕吐、腹绞痛和结肠炎、疲劳、焦虑、抑郁和晕厥等，甚至可能导致心脏停搏？如果仅仅说这是因为迷走神经过度活跃，这种说法并不能使我们满意。我们最终在 Stephen W. Porges[1] 所提出的迷走神经理论学说，或者说是，他自己所称的“迷走神经悖论”中找到了这一矛盾现象的答案。这种研究副交感神经系统的新视角对于揭示 ANS 的功能、它在人类蓬勃繁衍中的作用，以及发展更好的治疗技术至关重要。

2.1　通用原则：三重 ANS 和三个进化阶段

Stephen W. Porges 的著作引导我们超越了 ANS 具有两个既对立又相关的分支（交感神经系统和副交感神经系统）的旧概念，现在我们将其视为一个三层系统，其活动是有次序性的。

多层迷走神经理论是以对动物物种系统进化中 ANS 的比较研究为基础的。长期以来，人们认识到，每个物种的生存和发展都依赖于其在适应环境约束方面的能力，而适应性正是 ANS 的主要功能。

以营养为例：最原始的动物无法移动，它们浸泡在液体环境中，被动地获取食物。而略高级的物种已经具备了主动寻找食物的能力。最后，在高级哺乳动物中，特别是人类，营养需求的可靠性依赖于工具的制造、集体分配，以及计划的制订；换句话说，就是社会组织。

ANS 的演化响应着一种组织原则，该原则使其能够解释生理反应在社会行为方面的适应意义。根据多层迷走神经理论，物种在进化过程中经历了三个主要阶段的变化，每个阶段都有一个相关的行为策略。这一理论提出了社会行为的生物学基础，并强调了导致行为和个体间关系改善的步骤。

Stephen W. Porges 的伟大发现是，哺乳动物的迷走神经不只有一个分支，而是有两个分支，一个为原始的，另一个是较新且是后天获得的。另一项重大发现是，这个新的分支能够抑制或至少调节交感神经系统和迷走神经的原始分支的活动。

在进化过程中，动物首先通过习得静止不动的能力（由原始副交感神经系统介导）而发展出一种防御性反应，其中适应过程包括在环境条件不利时大规模减少所有生理和代谢活动。当面对威胁时，甚至可以达到崩溃、晕厥或假装死亡的程度（对于爬行动物来说是一个有用的功能性过程，但对哺乳动物来说通常是致命的）。爬行动物能够长时间保持静止，几乎不呼吸，并将心率急剧减慢，以将氧气和新陈代谢需求降至几乎为零。这对哺乳动物来说并不可行，这就是哺乳动物无法在原始迷走神经长时间过度活动下生存的原因。这实际上就是当一个人死于恐惧时发生的情况。

在进化发展的第二阶段，当面临威胁时神经系统发展出了移动反应，通过激活交感神经系统来实现。这种交感反应能够加速心肺活动，将能量储备和血液流向肌肉系统，并通过即时抑制非生命重要活动（如消化等）来干预与副交感神经系统共同支配的内脏器官，以促进通过"战斗或逃跑"反应的适应性竞争。

在进化发展的第三阶段，哺乳动物增加了一个新迷走神经分支，仅支配膈肌以上的器官，并能够减缓心和肺的活动。这一分支将这两个器官的神经支配与参与社会关系的颅面神经的激活联系起来。Porges认为，这种迷走神经分支的进化是为了在安全环境中实现建设性的社交互动。我们将在第四章更详细地讨论这一点。

2.2 三个 ANS 分支的功能和目的

从生物学角度来看，人类在生物学上被编程为通过社会参与来应对困境或冲突。

相对于大多数其他动物，人类在出生时处于早期发育阶段，而其他动物则不然，它们会迅速减少对父母的依赖以确保自己的生存。事实上，在人类进化过程中，为了避免胎儿娩出时对母亲骨盆造成损伤，胎儿的大脑体积增加至一定程度便会由母体娩出。与其他哺乳动物更成熟的状态相比，这种出生时的状态称为幼态延续。

在出生时，新生儿的生存仅依赖于那些允许情感附着的基本功能。他对声音（尤其是母亲的声音）做出回应和反应，寻求眼神接触，并对周围人的面部表情做出反应。他的反应是必要的，这样才能发展与父母的情感联系，并产生联系父母许多年的纽带。

这些联系包括听觉（第八对脑神经）、视觉［包括视神经（第二对脑神经），以及动眼神经和滑车神经（第三对和第四对脑神经）］以及面部表情（面神经，第七对脑神经）。它们是某些神经递质分泌的触发器，这些神经递质可刺激感觉运动和认知发展，以及催产素的分泌。催产素是快感、幸福及安全感的基础。在最初的几个月里，这一切都发生在食物扮演主要角色的背景下。吸吮、哺乳、吞咽及之后的咀嚼都涉及三叉神经（第五对脑神经）、舌咽神经（第九对脑神经）、迷走神经（第十对脑神经）和舌下神经（第十二对脑神经）。我们已经了解到，迷走神经是如何在功能上与所有个体间和社交关系的各个过程相关联的，并且与剩余的第一对脑神经和第十一对脑神经合作的。

我们要重申的是，人类在生物学上倾向于通过社会参与来应对应激情况，前提是他们感到安全。如果外部条件确实威胁到安全，又或者由于过去的心理创伤和条件反射，一个人（或者他的神经系统，他的机体）不再感到安全，那么新迷走神经分支的神经生理功能就不能正常运作，也不能抑制较低级别系统的功能，即交感神经系统，后者将接管控制权。

交感神经系统将启动身体的神经生理、心血管和肌肉反应，进入“战斗或逃跑”的状态。当环境真正构成威胁时，这些反应是有用且不可或缺的，它们可以帮助个体保命。另一方面，当这种反应发生在受威胁的情况下，由于内部心理因素和/或恐惧引起的反应，迟早会产生不可避免的身体后果，甚至可能导致个体的死亡。这是引起心血管疾病的一个重要原因，这就好像一支军队要用它所有的火力去对付一个不存在的敌人，不仅会在一开始就耗尽储备，而且子弹、炮弹和导弹最终都回击到自己身上。

最后，如果通过“战斗或逃跑”反应来防御和处理情况失败，或者如果交感神经系统在结构上太弱，又或者由于习惯而受到抑制，我们就会滑向进化程度较低的级别。原始迷走神经系统随后启动，将能量引导到内部以维护生命，并抑制所有外部反应，直到无动于衷。这些反应通常对于哺乳动物来说并不有利，除非在特殊情况下。例如，有一个4岁男孩在室外温度为2℃的非常寒冷的水中的故事。对该事件的重新演绎表明，该男孩在水中浸泡了至少30 min。当他被从水中救出来时已经失去知觉，没有自主呼吸和心脏活动，在救援到达之前，他接受了1 h的心肺复苏和2 h的人工呼吸。在此期间，男孩的机体通过原始迷走神经调节，机体的代谢活动几乎完全停止，因此这个男孩没有留下任何后遗症，第二天就能在医院的走廊里奔跑。

进一步说，由于遗传、心理发育或习惯性的原因，有一些个体永远不会发展出新迷走神经系统。另一些人则因交感神经系统效率低下阻碍了他们的适应性反应和体内稳态的管理。庆幸的是，这种情况很少发生。

最后，即使在三个系统都发展得很好的个体，也仍然可能陷入更低操作水平。这在应激和倦怠的情况下也是如此，其中新迷走神经总是处于低迷状态；在疾病、事故和心理创伤之后也会发生此类状况。当只有原始迷走神经的功能可用时，精神和/或器官的失调情况才会令人感到担忧。

ANS三个分支的总结见图2.1。

2.2.1　第一阶段：迷走神经的原始分支、背侧支（迷走神经背核）

关键词：制动、回避、关闭、注意脱离

迷走神经的原始分支以相对基本的方式确保体内平衡和代谢需要，能够调节的范围很窄。当它以正常节奏工作时，可在正常消化过程中发挥重要作用。

当原始迷走神经不受另外两个更高级别的系统（交感神经系统和新迷走神经）抑制时，它会通过降低代谢活动到最低限度来应对威胁，从而导致明显的心率过缓和脑血流量减少。最后一个因素对哺乳动物，尤其是人类非常不利。在这种情况下，心智明显减退，人不再能理性地思考当前的状况。

这种短暂的过度刺激会引起迷走神经不适，伴随心动过缓、低血压、恶心、肌肉无力、视物模糊、眩晕、血脂过高和晕厥等症状。

在行为层面上，原始迷走神经与模拟死亡的制动行为有关。

在心理层面上，我们会发现情感的突

然麻木、空虚感、无助感和绝望感，难以保持冷静，在社交中缺乏眼神交流。在这种情况下，注意脱离也是一个常见的问题。

2.2.2　第二阶段：交感神经系统

关键词：调动、行动、“战斗或逃跑”

当依赖于迷走神经新分支的社会参与系统无法接管时，交感神经活动会占据主导地位，以应对威胁，或者更常见的是，应对情绪冲突和急性或长期应激的情况。当以正常和高效的水平运行时，它使我们感觉良好，精力充沛，并能在我们的环境中进行互动。

交感神经系统提供了比原始迷走神经更复杂和有效的适应性生存反应；它还提供了用于保护、领地维护、觅食和获得性伴侣的反应。在绝对必要的情况下，新迷走神经可以激活交感神经系统，触发“战斗或逃跑”反应。

交感神经系统负责发展运动技能、增强肌肉力量和提高感官敏锐度。

正如我们已经描述的，交感神经系统可增加新陈代谢产物并提供能量储备，加快心率，产生汗液（排出活动产生的热量），并抑制胃肠功能。血液流向四肢和横纹肌，以支持体力劳动。

在行为层面上，出现高度警惕、行动定向、感官能力的增强（视觉、听觉和嗅觉），以及冲动性。

在心理层面上，存在情绪被冲击压垮、情绪过激、负面情绪失控，以及过度防御反应的风险，与他人的关系存在受这些负面反应影响的风险。

2.2.3　第三阶段：新迷走神经侧支（疑核）

关键词：社会参与、人际关系、安全感、情绪平衡

这个分支可以快速调节心脏血流，并促进与环境的接触或脱离。这种典型的哺乳动物迷走神经在神经解剖学上与调节生

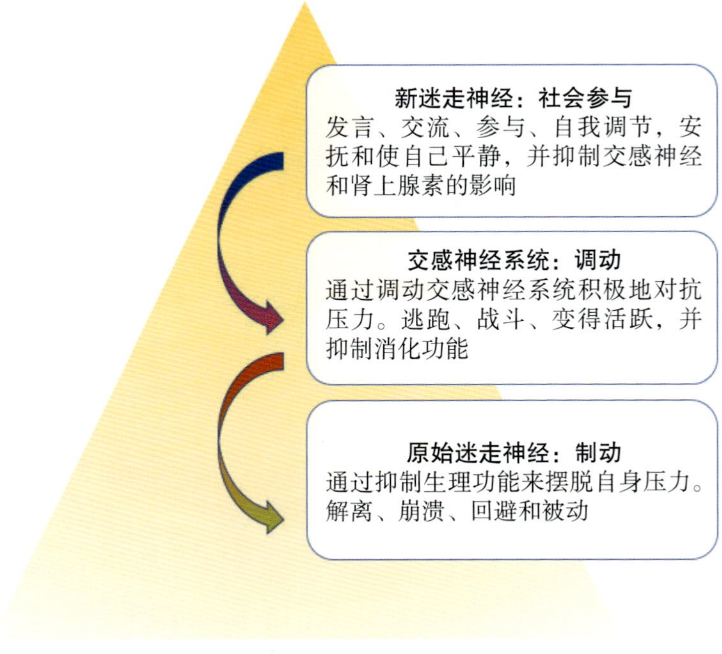

图 2.1　ANS 的三个分支

理状态以促进社会参与的脑神经有关，它们通过面部表情和言语来实现。面部表情是一条独特的线索，可以预测新迷走神经是如何调节我们的心肺功能的。当面部变得紧张和收缩时，这是新迷走神经受到抑制和交感神经系统解除抑制的信号。相比之下，平静无表情的脸是原始迷走神经占主导支配的迹象。

此外，它还细化了声音的变化和分辨人声频率与其他环境噪声的能力。一般来说，较低的频率通常与危险源发出的噪声有关。这为我们对现代生活中噪声污染及噪声对个体神经生理状态的影响提供了一个新视角。

新迷走神经还促进了面部表情、视觉接触、头部运动、流泪和眼睑的运动。

因此，神经运动回路依赖于这一类迷走神经分支：它们与头部和眼睛的精细运动相关联，这些运动使我们能够无意识地更好地定位声音的来源，发现环境中的人、物体和活动，并识别其性质是友好、中性或者危险的。

在行为层面上，这个阶段与所有积极的社会和人际关系行为有关：接近、沟通和建立联系。

在心理层面上，与安全感、爱和信任有关。新迷走神经还是同情和怜悯的支持神经。

2.3 阐明迷走神经的两个分支：当迷走神经变得更精确

迷走神经两个分支中最古老的一支是由起源于脑干内迷走神经背核的慢传导无髓鞘纤维组成的。

背侧迷走神经丛（dorsal vagal complex，DVC）源自迷走神经背核（图 2.2，图 2.3），它主要控制膈下器官，如消化道。

迷走神经背核位于第四脑室底部的一部分，形成迷走神经柱。它延伸到脑干和脊髓，到达第一颈椎相对应的颈段水平。这个大核在肠道蠕动和分泌吸收过程中发挥着重要作用。它可能是腹腔内脏的迷走神经轴突的唯一来源。

正常情况下，DVC 维持着消化过程。该分支的过度活动可能导致溃疡和结肠炎。它还有一些纤维支配心和肺。如果这一分支对心肺的控制不足，那么其长时间的抑制可能会导致哺乳动物的死亡，引起呼吸暂停和心率过缓。这就是心脏停搏、突然死亡的原因。

脑的较高结构会对 DVC 活动进行控制。刺激前扣带回会产生相同的反应：心动过缓、呼吸缓慢、血压降低和肌肉血流量减少。这些反应可以由前扣带回发起，并由杏仁核和下丘脑传递。[2]

腹侧迷走神经丛（ventral vagal complex，VVC）由起源于脑干腹侧疑核的含髓鞘的纤维组成（图 2.2，图 2.3）。

构成疑核的节前副交感神经元胞体位于迷走神经背核的腹侧脑干内，覆盖的区域与迷走神经背核的面积大致相同。这些神经元松散地联系在一起，它们形成的核团在解剖学上很难确定（因此得名疑核）。疑核由两部分组成：背侧部分为软腭、咽部、食管和喉部提供运动神经支配；腹外侧部负责心脏的神经支配。

这些有髓鞘纤维仅占整个迷走神经的 3%。VVC 提供更快和更精细的心肺活动调节控制。根据具体情况，它可以抑制或刺激防御性边缘回路。它还主要控制位于膈肌上方的器官，如食管、支气管、咽和喉。在心脏层面，它起抑制心跳的作用。

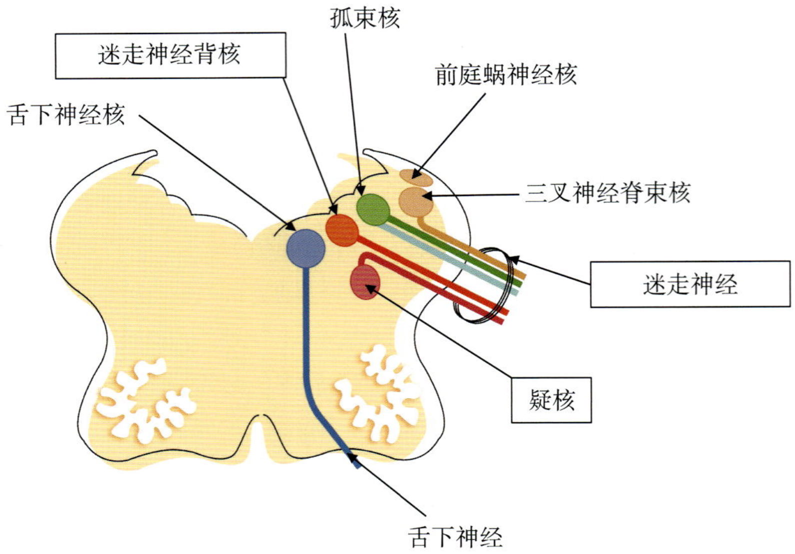

图 2.2　延髓切面显示部分脑神经核[3]

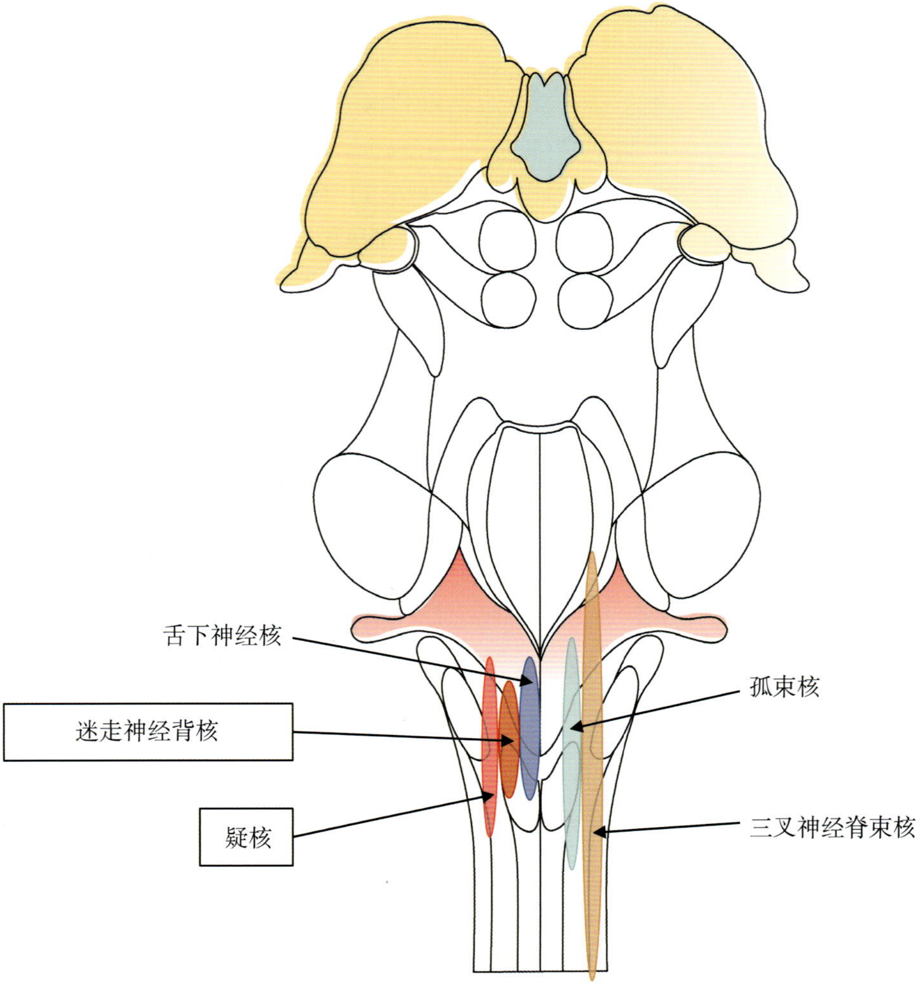

图 2.3　脑干内迷走神经核的位置，前视图

如果没有这一分支，我们的心脏将以 110 次 /min 的速度跳动。当迷走神经张力降低时，心脏节律受到的抑制作用减少，并且在应激情况下可以迅速激活“战斗或逃跑”反应，且无须完全启动共有很高生物成本的交感－肾上腺系统。重要的是要理解它的临床和治疗意义，本质上是迷走神经张力的降低促成了交感神经活动，而不是交感神经张力的独立增加。只要环境需要，它就会被调动起来。因此，迷走神经制动的调节既可以促进平静和自我安抚的状态（从而减轻交感神经系统对心脏的影响），也可以支持身体的活动系统（从而动员交感神经系统对心脏产生影响）。

请记住，只要我们能够最大限度地维持我们的新迷走神经的活动，ANS 另外两个层次较低的部分就会以平衡的方式运行。这样，我们就能减轻心血管和肠道疾病的症状。

2.4　社会参与

因此，迷走神经的腹侧支在提供安全的社会环境中参与心肺的调节，而在交感神经不可能或无法激活的情况下，背侧支对生命受到威胁的情况做出响应。

腹侧支的激活同时使内脏和面部肌肉保持平静，从而调节、支持和促进积极的社会交往。它的功能与第五对、第七对、第九对、第十对和第十二对脑神经（面部表情、言语和听力）相关联。疑核的运动传入神经主要投射到第五对和第七对脑神经核。

VVC 活动的下降与面部肌肉张力的降低相关，并导致一定程度的面部表情冷漠。在下一章，我们将讨论目前是如何检测 VVC 活动的。

社会参与系统有一部分控制来自大脑皮质，由脑干调节运动的核团控制：

- 眼睑肌肉（“眼神”）。
- 面部肌肉（情绪表达）。
- 中耳肌肉（通过过滤低频率声音，从背景噪声中提取人声）。
- 咀嚼肌（如食物摄取，因此共同进餐促进社交互动）。
- 喉部和咽部肌肉（控制韵律和语调，为语音“着色”并确保语音的精细调节）。
- 头部旋转肌。
- 眼球运动肌和中耳（控制视线方向、视觉追踪和声音的空间定位）。

这些机制在婴儿处于安全环境中成长时就发展起来了（自闭症儿童往往缺乏这些机制）。

涉及所有这些结构的神经生理回路提供了减缓心率和降低血压的抑制途径，通过降低交感神经兴奋性，促进了表达社会参与行为所必需的平静状态，同时促进健康、成长和身体修复。

影响这些回路的传入神经来自部分大脑皮质（大脑上部结构）和部分内脏传入神经（尤其是迷走神经）。

图 2.4 概述了激活 ANS 每个组件的神经生理通路，图 2.5 和图 2.6 概述了激活原始迷走神经的神经生理通道。

当然，图 2.4 仅简单地展示了所涉及的机制和结构，忽视了下丘脑、杏仁核、海马和大脑皮质的重要作用。

在长期压力和反复或失控的情况下，可以整合来自前额皮质及其所属的边缘系统信息的海马会激活下丘脑某些神经元水平的促肾上腺皮质激素释放激素（corticotropin-releasing hormone，CRH）的分泌。CRH 通过垂体门脉系统传递到垂体，

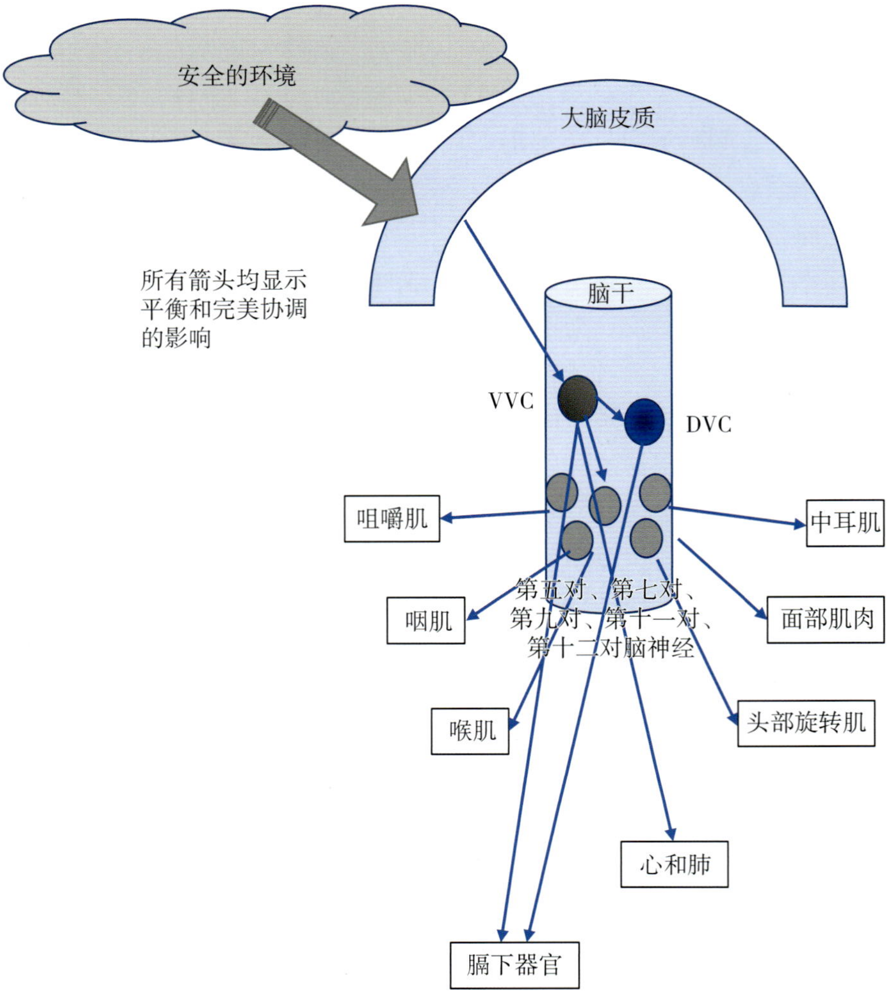

图 2.4　激活新迷走神经的神经生理路径

控制促肾上腺皮质激素（adrenocorticotropic hormone，ACTH）的释放，而 ACTH 反过来又会影响肾上腺皮质的激活。

促肾上腺皮质激素释放轴的一个基本反馈回路与垂体前叶、下丘脑，尤其是海马中肾上腺皮质激素受体的存在相关联。

这些反馈回路的功能可能会因为受体数量减少或消失而发生改变，特别是在长时间的应激和肾上腺皮质激素过量的情况下。这些受体的消失逐渐导致神经元之间树突连接发生改变，进而导致海马神经元和胶质细胞的死亡。在这一点上，交感神经系统和垂体－皮质－肾上腺轴的调节能力已经超出极限，任何障碍都无法控制衰老和细胞死亡的过程。

海马是一个关键的大脑结构：它是大脑中为数不多的几个可由干细胞衍生出新神经元组织的区域之一。这些干细胞可能是特殊的星形胶质细胞，能够分化成神经元，然后增殖。我们知道海马是生物体记忆中的一个重要组成部分，它可以根据经历的事件而发生改变。

2.5　神经知觉

Stephen W. Porges 还提出了神经感知的概念。这是一种与生俱来的生物机制，即通过更高级别的大脑结构评估风险，并调节迷走神经活动。

神经感知是指我们感知安全的能力，不仅是在意识层面，而且往往存在于非意识的认知水平上。

安全的神经感知往往使用的是我们的新迷走神经系统；相反，缺乏安全感时，则倾向于回归到进化程度较低的回路。

神经感知涉及颞叶皮质，这些区域解码环境中的运动并感知社会互动的意图，因为这些颞叶结构对熟悉的声音、面孔和手的动作做出反应。神经感知影响边缘系统的响应性，特别是杏仁核的响应性。

神经感知可以因病理或创伤情况而改变。无论我们的认知过程如何，只要某些刺激与我们之前经历过的情况或创伤产生共鸣，即使是我们的意识或记忆无法触及的，我们很可能会经历一种完全非理性的不安全感。这种反应是生物性的，我们可在事发后找到合理的理由或解释。如果归因于这样的解释，治疗响应将永远无法被真正适应。

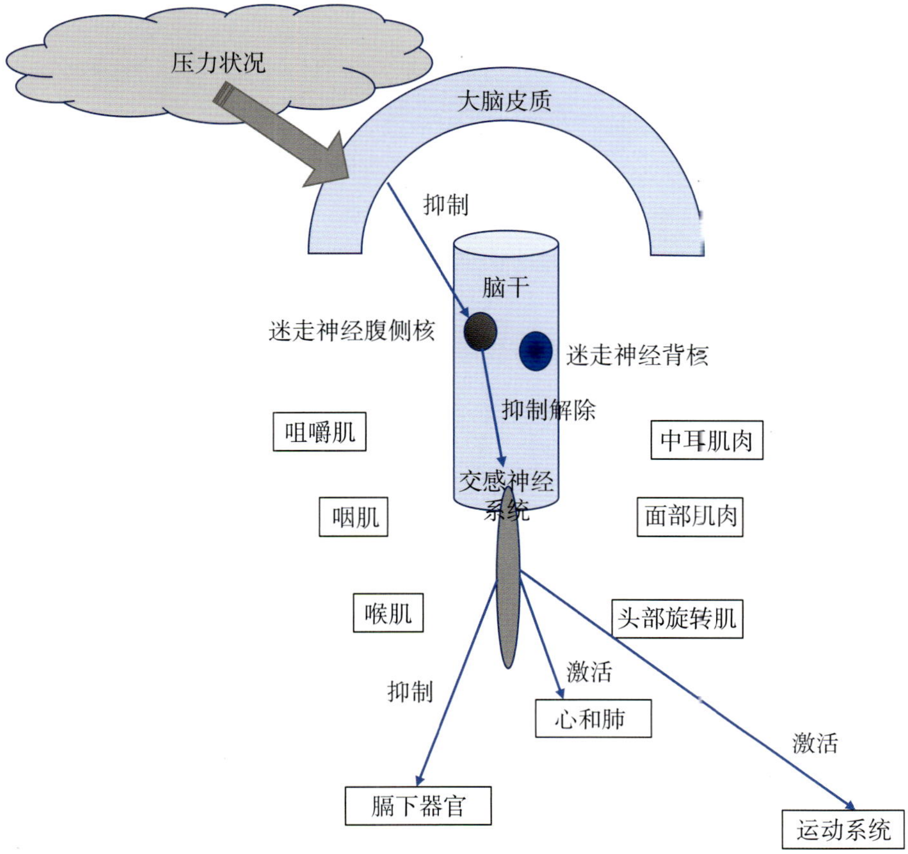

图 2.5　激活原始迷走神经的神经生理路径

2.6 婴幼儿时期、教育和创伤对新迷走神经的影响

正如我们所看到的，社会迷走神经的解剖结构与人类的声音、听觉、眼神交流和面部表情等感知结构有关。所有这些因素都促使新生儿对父母和其他人际关系的建立。

成年人与婴幼儿和儿童说话时，改变他们的声音和交流方式是有充分理由的：这些因素都有助于社交附着。成年人不怕嘲笑是件好事。同样，我们现在可以更好地理解摇篮曲和其他歌曲的积极影响。毕竟，人类的直觉也有生物学基础。

甚至到了成年，每个人都会意识到，在跟一个与自己有眼神交流、声音悦耳、韵律优美、面带微笑的人在一起时，他们的感觉会更加愉悦。这种幸福感伴随着特定的心脏调节，我们将在下一章描述。

进食涉及神经回路和面部肌肉的激活，这些肌肉属于社会承诺系统。这凸显了早期人际交往对人类互动的发展非常重要。在温柔地与孩子交谈的同时喂养他，是发展新迷走神经的绝佳方式。这在成年人中仍然存在强烈的迹象，共进餐是世界上最愉快的事情之一。了解这些对我们的迷走神经和心脏功能的积极影响后，也许就能够促使我们不再在电视屏幕前与家人共进晚餐了。

正如 Boris Cyrulnik 在其书中所描述的那样，与他人的关系对于我们的遗传和生

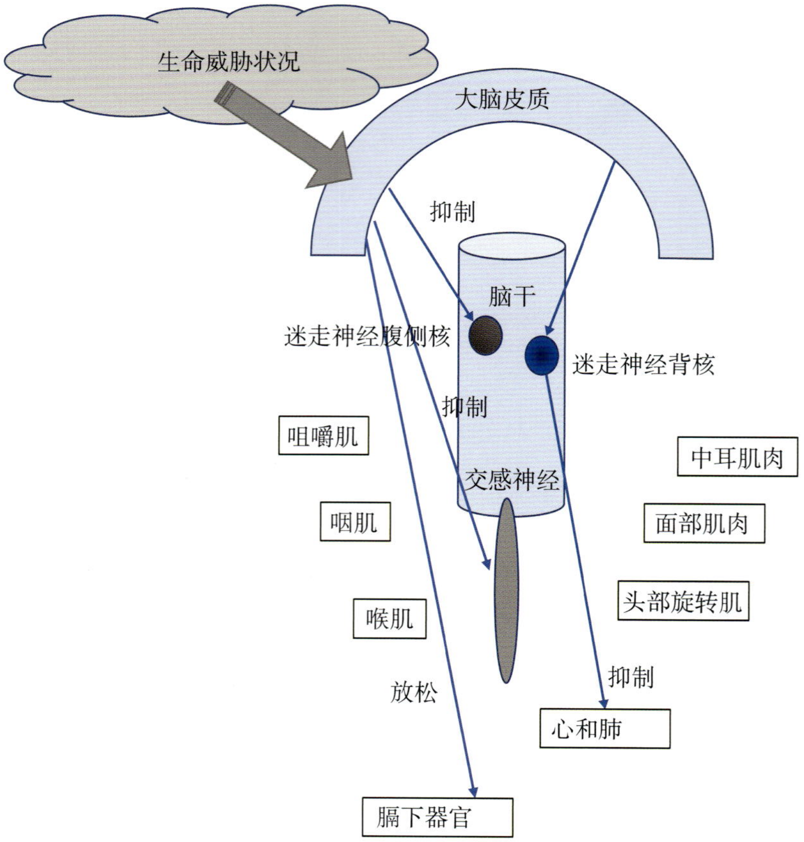

图 2.6　原始迷走神经活化牵涉的神经生理路径

物基质的表达与发展至关重要，“人类状况的奇妙制约：没有他人的存在，我们就不能成为我们自己，正如被剥夺了情感的儿童的大脑萎缩扫描所揭示的那样……要想变得聪明，我们必须被爱”[4]。

社会迷走神经系统的发育和功能在生命早期的环境中可能会受到损害：

- 困难的新生儿期和围生期条件，将新生儿的生存风险置于不利位置，特别是当大脑氧气减少或暂时被剥夺的情况下。
- 缺乏母性联系：如父母缺乏母性本能，或者父母过早去世，在情感上没有得到充分的补偿。Spitz[5]的研究涉及二战后在孤儿院长大的儿童，这些儿童缺乏情感滋养，缺乏与他人的爱的联系。研究结果显示，这些儿童在发育过程中至少存在一项重大的生理和心理发育迟缓。这种缺失甚至导致了其中一些人的死亡。
- 在暴力环境中长大；遭受虐待的儿童。

如果一个孩子住院并与他的家庭环境隔离，则必须警惕他的退缩倾向或表现出互动的贫乏。这预示着原始迷走神经系统功能的退化，因此无法保证良好的内稳态，严重危及恢复的机会。

儿童在遭受创伤或在困难的家庭或社会环境中成长后发展出某种“焦虑反应”，是由于他们需要持续使用防御策略。逐渐地，他们丧失了进入社交系统的能力，这个世界在他们眼中变得越来越危险，越来越充满敌意（令人遗憾的是，有时这是有道理的）。他们不愿意与他人沟通，只能发展出逃避或激进的防御性模式。如果周围的人不了解这些孩子到底经历了什么，并以带有攻击性或冷漠的方式做出反应，将导致这种模式的永久性加强。这通常是促成交感神经系统通路改变的起源，还是以攻击模式处理社交的根源。成年后，这些人更容易出现身心失调和抑郁状态[6]。

无法发展正常社会参与回路的儿童也存在面部表情肌肉虚弱（由第七对脑神经支配）。他们无法正确地过滤掉环境中的背景噪声（低频），并且很难专注于较高频率的人类声音。这是导致恶性循环的另一个因素。音乐疗法可能是对这些人进行再教育的一种很好的方式，但是不要让他们听特定的低频主导的音乐和流行歌曲。

行为学研究[7]表明，从出生起就被有效隔离的猴子，其神经和生物方面的弹性恢复力是可以预期的，即大脑萎缩现象消失，激素常数重新平衡。相比之下，当发育缺陷在早期出现时，情绪恢复力将永远不会被完整修复。治疗师必须考虑这些因素并调整治疗目标；治疗必须始终以患者的功能最大化为目标，但也需要根据患者的个人历史记录，并对特定个体的这些功能有一定的了解。

对个体而言，理想的状态当然是受益于良好的情感条件。研究表明，新迷走神经的活动和功能的充分发挥与同理心、同情心和关心他人的品质之间存在明显的相关性。当父母以关爱、体贴和足够权威的方式养育孩子时，这些功能会得到最好的发展。这种养育方式可以促进儿童更好地管理自己的情感，以及更好地发展注意力[8]。

不幸的是，理想的情况不是所有人的命运，所以我们的想法是每个人都必须得到帮助。

2.7　ANS 和神经免疫调节

新迷走神经的调节活动也对免疫系统产生有利影响。

ANS 代表了中枢神经系统和免疫系统之间真正的解剖学联系。

免疫组织的神经支配包含自主神经，特别是交感神经：

- 淋巴器官，如胸腺、脾、骨髓和肠道淋巴组织［派尔集合淋巴结（Peyer patch）］等的血管系统神经支配通过调节血流（交感神经的血管收缩作用）来调节淋巴细胞的循环。
- 这些器官实质的直接神经支配，以及通过神经元突触间隙（去甲肾上腺素）和淋巴细胞的细胞膜提供的神经支配。

接受去甲肾上腺素能神经末梢的主要是 T 细胞。

ANS 是通过释放神经递质（肾上腺素、乙酰胆碱和去甲肾上腺素）及神经肽来介导。这些神经肽也能影响淋巴细胞的增殖和分化，以及抗体产生和细胞毒性。淋巴细胞还带有去甲肾上腺素的细胞膜受体。对去甲肾上腺素的主要作用（也因此是交感神经活动的主要作用）主要是免疫抑制。

研究表明，迷走神经使用交感神经来精确地调节炎症和免疫反应，以促进健康。传出信息从疑核和迷走神经背核传向迷走神经，到达腹腔神经节。刺激迷走神经会激活腹腔神经节的肾上腺素能神经元，这些神经元轴突被送往脾脏，最终形成与白髓 T 细胞相邻的突触样结构。迷走神经作用于脾脏，抑制巨噬细胞产生促炎细胞因子。[9]

2.8 ANS 和内分泌系统

这两个系统之间的相互作用是维持内稳态的主要机制之一，但是一旦出现失调状态，它们也会相互作用。

目前这个问题需要整本书来探讨，尽管仅有极少的科学研究可以支持这一观点。

我们将在这里简要讨论一些要点。催产素和抗利尿激素主要在下丘脑室旁核和视上核合成，并在中枢和全身系统中释放，并有不同的影响。催产素的中枢释放会调节迷走神经的活动，从而最佳地促进内稳态调节，对抗应激的影响。催产素的外周释放则与泌乳、子宫收缩和射精有关。

中枢释放抗利尿激素似乎可通过降低敏感性和调节迷走神经反射（如压力感受器反射）来调节内脏的传入反馈。后者的减少使心排血量增加，从而增强了战斗或逃跑行为。因此，它使得交感神经兴奋心脏。

因此，中枢水平催产素与迷走神经活动有关，而中枢水平的抗利尿激素与交感神经调节过程有关。这也是为什么女性分泌催产素比男性更多，在行为上也更“迷走”，在面对困难情况时也更容易产生强烈的情绪和焦虑。相比而言，男性普遍更多地分泌抗利尿激素，并在面对困难时，他们更倾向于产生更具攻击性的情绪和行为反应。

也有证据表明，母子之间的依恋过程在生理上是固定的，这是由催产素来决定的且对母子双方均如此。在这里，我们看到了社会参与、视觉和声音识别之间的完美联系，这些都与催产素的中枢水平效应有关。分享的快乐感会促进催产素的分泌，其中主要的接收部位是海马，这可以改善记忆力。

另一方面，在中枢神经系统和 ANS 的髓鞘形成过程中，过多的应激会导致婴儿肾上腺素受体的异常增加。

因此，我们可以看到，生命早期的非最佳条件是如何引导 ANS 的发育方向，使交感神经系统变得高度敏感，而副交感神经系统发育不良的。婴幼儿的最初症状之一是反复性胃痛发作。

甲状腺激素对肾上腺素有支持作用：增加了细胞表面肾上腺素能受体的数量。甲状腺是一个活跃和活动的腺体，它能刺激新陈代谢，支持交感神经系统的长期活动，并使其在需要消耗能量的日常生活环境中保持稳定。当一个人遇到交感神经活动减弱或过度活跃状态时，最好检查一下甲状腺。

本章要点

人类的生理结构决定了他们在遇到危难或冲突时所做出的反应，首先是通过社会参与来寻求安全和安慰，这种社交来自早期的母子互动。

新迷走神经分支在情感依恋过程和人际关系的质量方面起着至关重要的作用。

新迷走神经在功能上与参与这些关系的其他脑神经相关：三叉神经（咀嚼、吞咽、语言表达）、动眼神经和视神经（视觉接触和从环境中提取人脸信息的能力）、面神经（情感和感觉的面部表情表达）、舌下神经和舌咽神经（吞咽、发声）。

新迷走神经负责心肺功能的调节和运作；这种调节依赖于建设性的社会承诺和安全感。

在每个外在事件中，就像由记忆、条件反射或想象引发的强烈情绪一样，ANS 试图通过调动更高层次的新迷走神经分支来提供适应性反应。

新迷走神经有可能是低效的：

- 由于早期的情感和/或生理创伤阻碍了其全面发展。
- 由于累积的消极情绪状态或持续的压力状况。
- 当情况不属于其能力范围内时（对个人构成真正的威胁）。

在这种情况下，交感神经系统的活动被释放，它会动员神经生理学反应，以实现“战斗或逃跑”反应，无论是否真正需要战斗或逃离。

当这个系统本身不堪重负时（由于后天能力不足、长期压力或疾病的磨损），原始迷走神经的功能就会占上风。

第一阶段：原始迷走神经、背侧支（起源：迷走神经背核）。

神经支配：膈下器官。

关键词：制动、回避、限制、注意脱离、减少代谢功能。

正向功能：对意识阈值以下的消化和泌尿功能进行调节。

负面功能：退缩、抑郁、消化功能紊乱，以不适、疼痛的形式呈现在意识中。

第二阶段：交感神经系统。

神经支配：几乎所有的身体组织。

关键词：工作、调动、行动、“战斗或逃跑”。

正向功能：能量、活力。

负面功能：压力状态、不安、攻击性。

第三阶段：迷走神经、腹侧支（起

源：疑核）。

神经支配：膈上器官。

关键词：社会参与、人际关系、安全感、同理心。

正向功能：调节心血管功能、新陈代谢和消化功能，建设人际关系、稳定情绪。

负面功能：交感神经和原始迷走神经活动的不平衡释放。

社会参与机制从婴儿时期就开始发展，前提是婴儿在安全的环境中长大，并享有高标准的情感滋养。这些机制部分由高级大脑中枢控制，它允许调节脑干中的运动核，控制眼睑肌肉（“眼神”）、面部肌肉（情绪表达）、中耳肌（通过过滤低频的背景噪声提取人声）、咀嚼肌（如进食，因此分享食物能促进社交互动），喉部和咽部肌肉（音调和语调的控制，为言语提供细微调节），以及与眼动肌和中耳有关的头部旋转肌（有助于视觉定位、视觉跟踪和声音定位）。

涉及所有这些结构的神经生理回路提供了一条抑制通路，以降低心率和血压。通过主动减少交感神经兴奋，提升表达社会参与行为所需的平静状态，同时促进了健康、生长和身体恢复。

神经感知指的是我们感知安全感的能力，不仅在意识水平上，而且常常完全在无意识的层面上。

在生命早期，社会迷走神经系统的发育和功能容易受到损害，并且很难回到正轨。

人类更高渴求的成分，如爱、共情和同情心，在神经学上是由新迷走神经分支支持（被支持并不意味着由迷走神经引起，它只代表神经支持）。

激素和免疫系统也依赖于 ANS 的最佳功能，特别是新迷走神经。

参考文献

[1] Porges SW. “The Polyvagal Theory: Phylogenetic Substrates of a Social Nervous System.” *International Journal of Psychophysiology* 2001; 42: 123–146.
Porges SW. *The Polyvagal Theory: Neurophysiological Foundations of Emotions, Attachment, Communication, and Self-Regulation*. New York: WW Norton; 2011.

[2] Jäig W. *Integrative Action of the Autonomic Nervous System: Neurobiology of Homeostasis*, Cambridge University Press; June 2008.

[3] Ross LM, Lamperti ED, Taub E, eds. *THIEME Atlas of Anatomy: Head and Neuroanatomy*, Stuttgart: Thieme; 2007. p. 68–69.

[4] Cyrulnik B. *De chair et d'ame*. Paris: Odile Jacob poches; 2006. p. 14.

[5] Spitz R. *De la naissance à la parole* [1965]. Paris: PUF; 1971.

[6] Vaillant GE. *Ego, Mechanisms of Defence. A Guide for Clinicians and Researchers*. Washington DC: American Psychiatric Association Press; 1992.
Cyrulnik B. *De chair et d'ame*. Paris: Odile Jacob poches; 2006. p. 14.

[7] Suomi SJ. “Early Stress and Adult Emotional Reactivity in Rhesus Monkeys.” *The Childhood Environment and Adult Disease*. Chichester: Wiley; 1991. p. 171–188.

[8] Simon-Thomas ER. *Polyvagal Theory: The Biological Fingerprint for Compassion and Empathy*. Berkeley: University of California Press; 2015.

[9] Pavlov VA, Tracey KJ. “The Vagus Nerve and the Inflammatory Reflex-Linking Immunity and Metabolism.” *Nat Rev Endocrinol*. 2012; 8 (12): 743–754.

第三章 心率变异性

在其他书中，我们以一种适合所有读者的方式，在管理压力和负面情绪的背景下描述了心率变异性（heart rate variability，HRV）。这里，我们将以更专业的方式为治疗师们描述心率变异性。

目前，很多研究表明，迷走神经张力和 HRV 是我们面对压力时的生理反应和对压力因素的易感性的两个相关指标。

早在 1910 年，Hering 就证明了呼吸能减慢心率，这个反应表明了迷走神经的功能。

1920 年，Bainbridge 证明了感压反射的存在；呼吸运动可引起胸腔内压力的改变进而调节血管内血流量的变化，而这种血流量的变化可调节心率的变化。这些由呼吸运动引起的心率变化就是通过压力感受器介导的。

3.1 心脏电生理活动

心脏是由负责自动传导冲动的特殊心肌细胞（结区组织）构成的肌肉。正是由于这种传导冲动，心脏才能进行有节律的自主收缩运动。

ANS 持续影响心脏活动并产生不同类型的影响：

- 心动效应（chronotropic effects）：作用于电冲动的频率。
- 强心效应（inotropic effects）：作用于心室收缩的强度。
- 传导效应（dromotropic effects）：作用于心室收缩的速度。

心脏活动的调节主要是由交感 – 迷走神经支配的。

交感神经具有正向的心动效应、强心效应和传导效应，而副交感神经具有负向的心动效应、强心效应和传导效应。

迷走神经效应的潜伏期很短：大约 150 ms，最长 400 ms。它们很快就到达稳定状态（1~2 s）。刺激作用不会持续超过 5 s。

交感神经效应的潜伏期较长，通常在 1~5 s 后产生。其作用逐渐增强，并在 20~30 s 内达到常规水平。

心肌纤维的拉伸增强了强心作用。甲状腺激素也有心动效应和强心效应。

心脏电生理活动的传导由右心房的窦房结发出（图 3.1）。接着，冲动传输到房室结，然后传输到希氏束，希氏束分为左右两个分支，最后通过浦肯野纤维传导并终止于心室壁。

由窦房结引起的自发性心率为 120 次 / min。

副交感神经系统通过迷走神经调节心脏自主电活动，并能在静息状态下使心率降至 60~80 次 /min。这称为迷走神经制动。

交感神经系统通过来自三个颈神经节

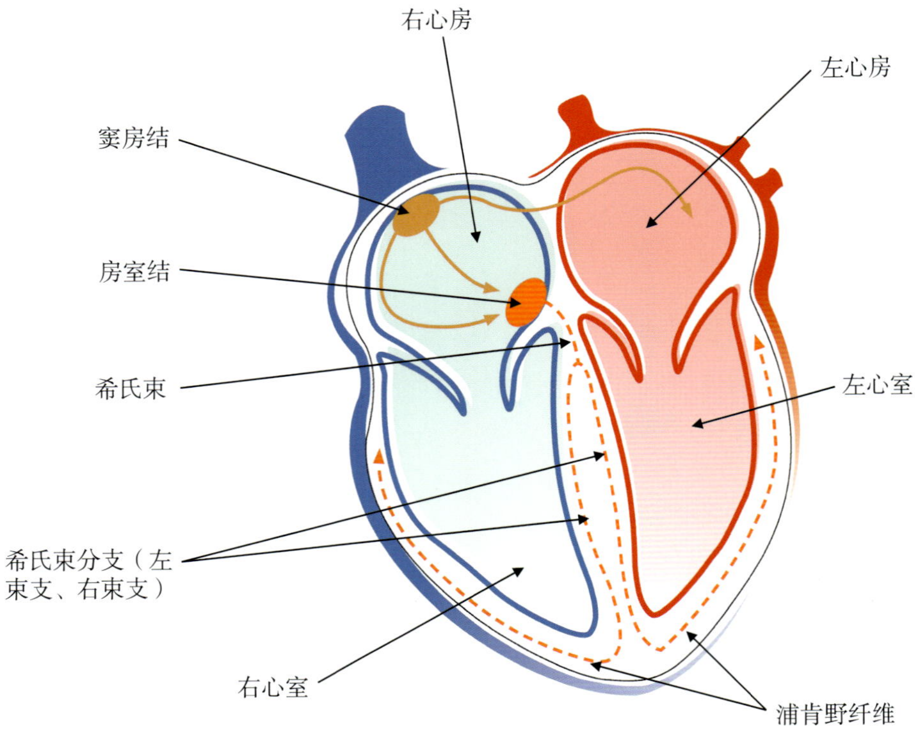

图 3.1 心脏的结区组织

的上、中、下心神经，以及来自交感链的前四个神经节分支来支配心肌。它还支配大血管和整个动脉系统。迷走神经和交感神经的活动是不断相互作用的。

在静息状态下，迷走神经张力占主导地位，心率的变化主要依赖于迷走神经调节，而迷走神经调节更具反应性。由于窦房结富含乙酰胆碱酯酶，而乙酰胆碱能快速被胆碱酯酶水解，所以迷走神经冲动的效应是短暂的。

交感神经和迷走神经传出的冲动可直接作用于窦房结，这种电活动由每个心动周期的同步放电调节，并可由中枢振荡器（血管运动和呼吸中心）和外周因素（动脉压和呼吸运动的振荡）调节。这些振荡器产生节律性的传出神经放电波动。这些电波动可以是短期的，也可以是长期的。Traube–Hering–Mayer（THM）波就是一个例子。

Traube 和 Hering 相继于 1865 年和 1869 年发现了 THM 振动。Mayer 在 1876 年也独立记录了类似的振动。这些振动的频率为每分钟 6~10 个周期。它们独立于呼吸和心跳节律。一些人推测，这种独立性可能对应于 Sutherland 描述的主要呼吸运动[1]。

它导致心跳强度周期性地增强和减弱（图 3.2），这也反映在通过动脉系统传播直至小动脉血管的收缩波中。

尽管迄今为止临床数据有限，但结果仍表明这种振荡的存在与良好的 HRV（瞬时心跳的最大和最小峰值之间的最小增量为 10 次 /min）相关[2]。

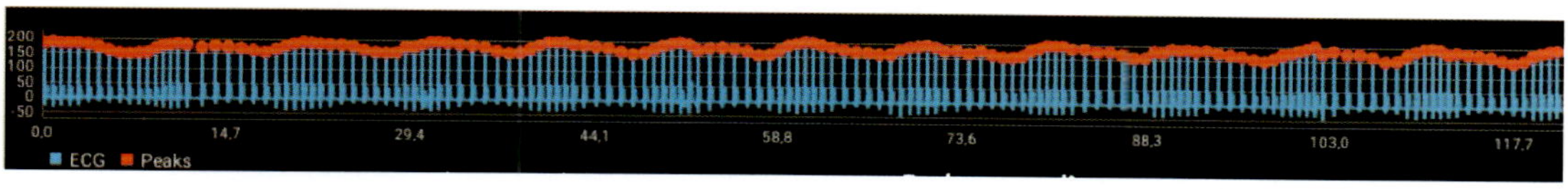

图 3.2　记录心脏搏动，显示 THM 振荡的心电图。ECG：心电图；Peaks：峰值

3.2　HRV 的定义

HRV 是指两次心跳之间的持续时间变化。为了计算心率变异性，可用软件程序测量心电图记录的两个 R–R 峰值之间的时间（图 3.3），并将其转换为瞬时心率。这种变异大约是 0.1 s，因此手动测脉搏时是无法察觉的。例如，一个人的静息心率为 70 次 /min，这只是一个平均值，因为吸气结束时心率实际上可能为 80 次 /min，呼气结束时心率可能为 60 次 /min（图 3.4）。

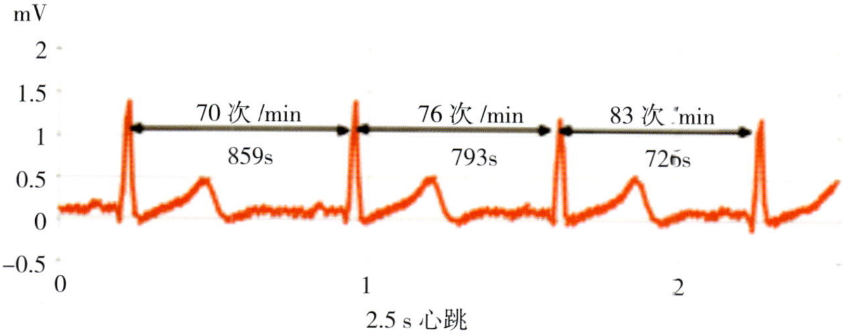

图 3.3　R–R 时间间隔的变化和瞬时心率的计算

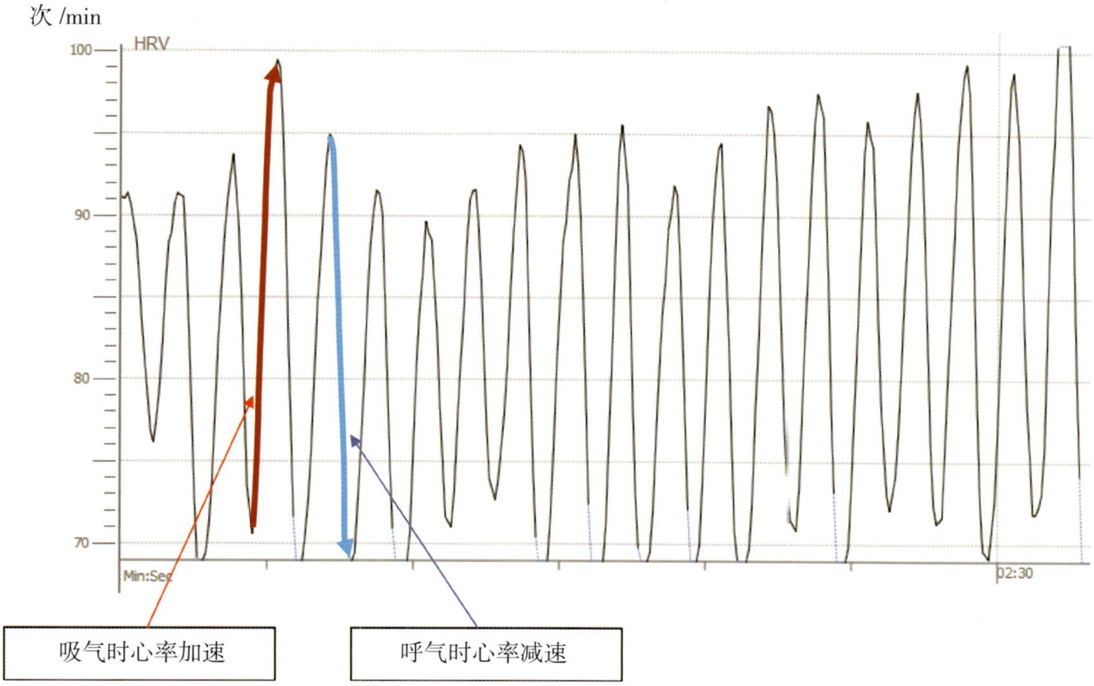

图 3.4　在时间尺度上基于呼吸的瞬时心率

软件在其计算中集成了记录期间使用的呼吸周期，患者须遵循这个周期。吸气会抑制迷走神经，从而加速心率，而呼气会刺激迷走神经从而减慢心率。这些变异称为呼吸性窦性心律失常（respiratory sinus arrhythmia，RSA），它是生理性的，并且可调节永久性迷走神经制动（图 3.4）[3]。

人体胸腔内的压力为负值。在呼吸过程中，心脏会受到压力差的影响（吸气时增加，呼气时减少）。这些变化由位于血管壁（如主动脉和颈动脉分叉处）的压力传感器监测[4]。氧气浓度、二氧化碳和酸碱平衡的变化也会影响 RSA。

要从神经生理学的角度理解 HRV，我们必须考虑两次心跳间的时间变异是由 ANS 产生的几种节律性振荡及各种新陈代谢需求相对应的较慢趋势共同导致的结果。

科学界仍在讨论 HRV 的调节机制，但各种解释仍未达成一致。这也证明了这些神经生理学机制的极端复杂性。

根据一些专家的说法，呼气导致迷走神经制动增加，因此心率下降；而吸气会刺激交感神经活动，从而导致心率加速。

另一些专家，尤其是对 HRV 概念探索最多的专家之一 Stephen Porges[5]，认为只有在交感神经不被需要的正常情况下，迷走神经活动才能正常起效；吸气只会释放迷走神经制动器的制动性，从而增加心率，而不会激活交感神经。

无论如何，RSA 发生的频率取决于脑干中与控制呼吸频率的机制相同的作用机制，而 RSA 的振幅则是由起自疑核的迷走神经冲动的传入并终止于心脏起搏点（cardiac pacemaker）。因此，主要涉及新迷走神经分支的功能。

根据 Porges 的说法，RSA 记录可以准确地测量有髓鞘迷走神经传出通路对窦房结的影响。

疑核是产生呼吸节律并促进心脏和呼吸过程协调的结构网络的一个组成部分。为了支持这个模型，来自疑核的迷走神经纤维终止于支气管和窦房结。这些纤维实际上会产生呼吸节律。相反，源自迷走神经背核的迷走神经纤维不会产生呼吸节律。

但是，由于许多受试者的交感神经系统过度活跃，RSA 测量可以考虑交感神经的影响，并且必须与其他量化测量相关联。我们将介绍我们在日常临床实践以及一些系统实验中使用的测量系统。

在标准化条件下，当受试者进行平稳的深呼吸时，HRV 应呈现为与呼吸同步的正弦曲线，如图 3.4 所示，并且在最大和最小心率之间的差值至少为 10 次 /min，在有髓鞘迷走神经兴奋的受试者中甚至更高。

这个差值减小提示 ANS 调节能力减弱。这在某些病理状态（如糖尿病、暂时性疲劳）或在更持久的疲劳状态（如倦怠）等情况下可以观察到。即便受试者正在服用某些药物，如 β 受体阻滞剂，也可能发生这种情况（图 3.5）。

当曲线不再是正弦波并变得混乱时，即交感神经 – 迷走神经明显失衡的表现，可能与病理状态、急性应激状态或过度悲伤有关（图 3.6）。

3.3　1996 年特别工作组

1996 年，欧洲心脏病学会与北美心脏起搏和电生理学会成立了一个特别工作组[6]以确定术语标准和测量方法，并定义生理和生理病理学相关性、临床应用和未来研究领域。

大多数 HRV 软件和分析系统的监测数

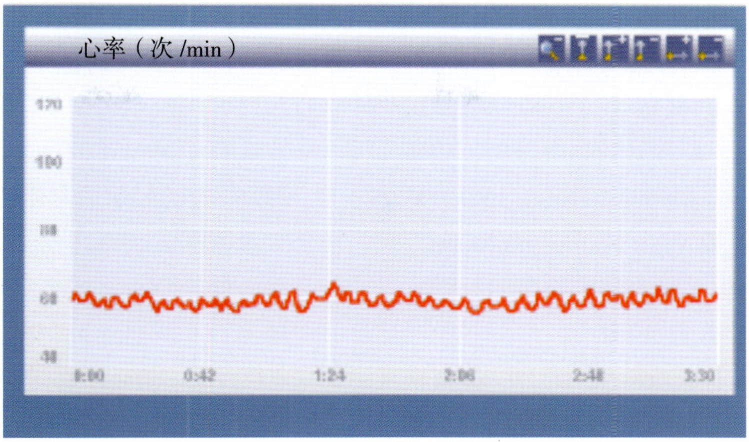

图 3.5 Stress Sweeper Pro® 软件显示的服用 β 受体阻滞剂患者的 HRV 曲线

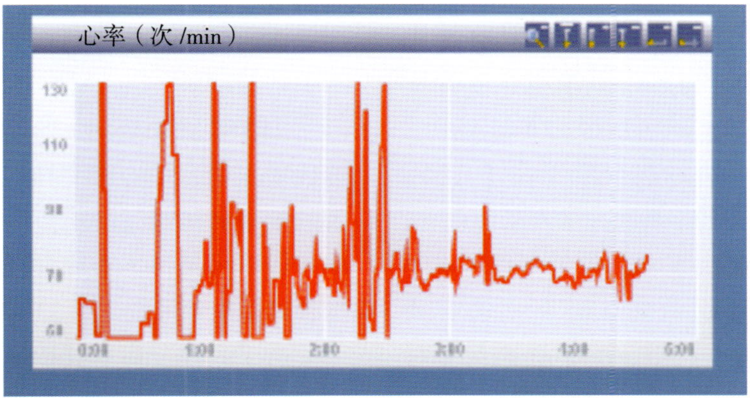

图 3.6 Stress Sweeper Pro® 软件显示的一个急性应激症患者的 HRV 曲线

据标准都来自“1996 年特别工作组规范”。

人们对 HRV 的兴趣可以追溯到 20 世纪 60 年代和 70 年代，当时发现了 ANS 与心血管疾病死亡率之间的关系，包括心脏停搏和胎儿窘迫现象之间的联系。

早期观察表明，胎儿窘迫现象之前总会出现每次心跳间隔的时间变化[7]。

其他研究表明，HRV 与糖尿病患者自主神经性病变有关[8]。

最影响医学界的研究之一是证明心肌梗死患者死亡风险的增高与 HRV 降低之间的联系[9]。低 HRV 已被证明是导致这些患者死亡的独立且强有力的因素[10]。

从那时起，数百项研究表明，HRV 对健康和疾病有多样化的影响，包括对身体和心理方面，以及认知表现、行为和运动等。

1996 年工作组的主要指标：

下面有几种方法可以分析 R–R 间期的变异性：

- 时域分析方法：包括计算全部窦性心搏 R–R 间期的标准差（SDNN）；计算平均值的平方根，即相邻 R–R 间期连续差值的均方根（RMSSD）；或计算每小时超过 50 ms 的相邻 R–R 的数量（NN50），通常表示为心动周期总数的百分比（pNN50）。

- 频域分析方法包括：对影响心率的波动进行频谱分析[11]。这为神经调节，特别是心血管调节的交感－迷走神经平衡提供了线索[12]。最常见的频谱分析（功率谱密度，power spectral density，PSD）是快速傅里叶转换（fast Fourier transform，FFT），它给出了具有特定频带的频谱。这些频域分析描述如下：
  - 高频（high frequency，HF）：指频率为 0.15~0.5 Hz 的频谱，仅对应于窦房结对副交感神经活动的反应（Persson 等，1992）[13]。由压力感受器激活引起的交感神经心脏反射确实比副交感神经反应慢[14]。这些频率变化也与呼吸频率相对应（图 3.7）。
  - 低频（low frequency，LF）对应于 0.04~0.15 Hz 的频谱。根据一些专家的观点，它们代表控制窦房结的副交感神经和交感神经活动的复合体[15]，而另外一些专家认为[16]，它们代表纯粹的交感神经活动。但是任何情况的旁路效应都是由迷走神经控制的，关于副交感神经的影响，低频率可以代表迷走神经背核（原始迷走神经）的活动，而高频率可以代表疑核（新迷走神经）的活性。但这种观点依然有待证实（图 3.8）。
  - 极低频（very low frequency，VLF）指 0.0003~0.04 Hz 的频谱，代表了肾素－血管紧张素系统和体温调节系统的长期活性[17]。
  - 超低频（ultra low frequency，ULF）指低于 0.0003 Hz 的频谱，可能反映了昼夜节律和一些神经内分泌效应。极低频、低频、高频的频率总和则代表信号在频谱域中的总功率，它总是与在时域中测量的功率严格相同，称为“总功率”。

RMSSD、SDNN 和“总功率”这三个值代表振幅，如心脏变异性的功率，受试者的生理和情绪适应的范围。这些数值在病理或压力条件下会异常降低，而在年龄增长时会正常降低（图 3.9）。

由于光谱分析有其解释的局限性，所以为了更加准确地进行分析，我们必须把实验条件和受试者特征考虑进去。考虑到这些因素，它仍然可以提供实验瞬间 ANS 运行的“图像”，如图 3.10 所示。

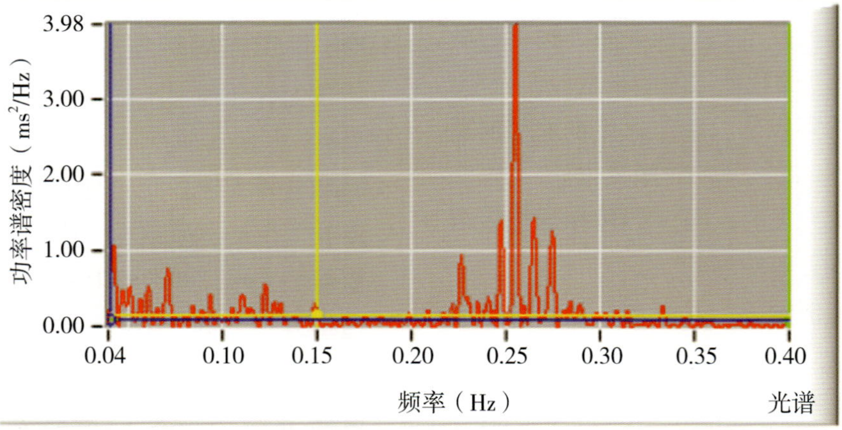

图 3.7 高频主导的受试者的光谱分析

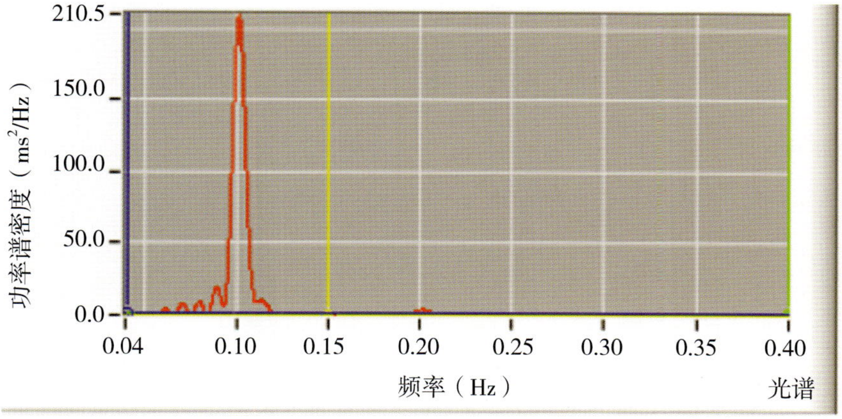

图 3.8　低频主导的受试者的光谱分析

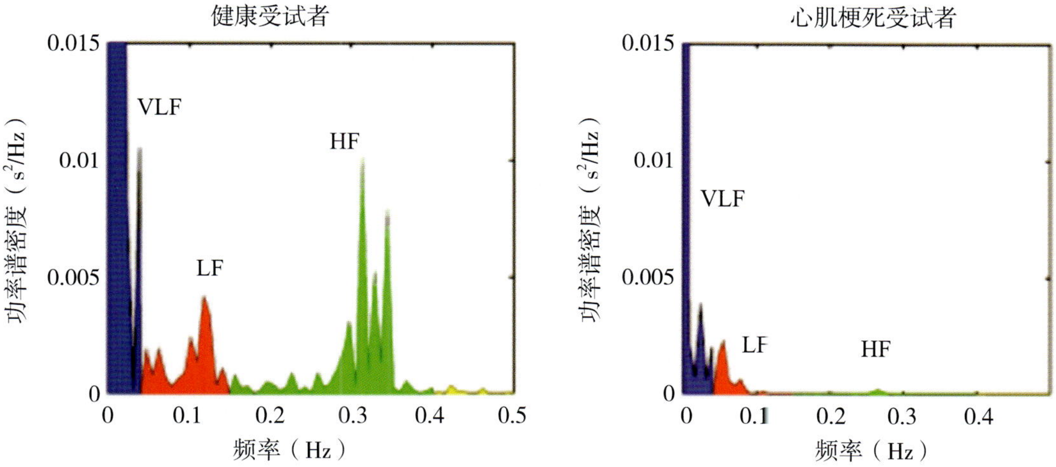

图 3.9　健康受试者（左）和心肌梗死受试者（右）的光谱分析。记录中 HF 的缺失，使迷走神经在心脏调节中的活动非常低。VLF：极低频；LF：低频；HF：高频

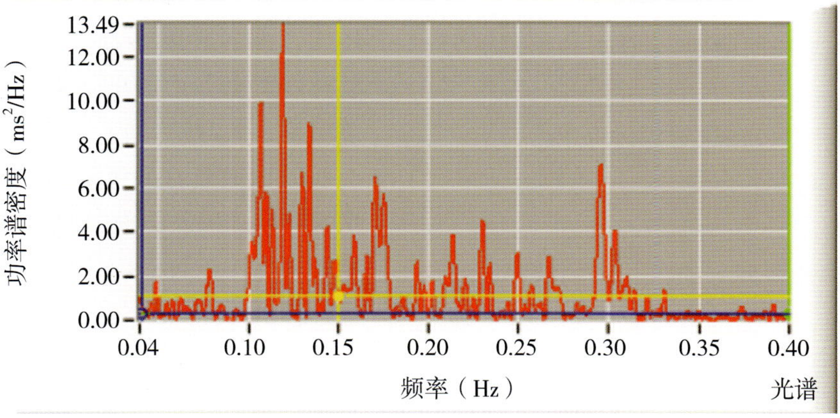

图 3.10　接受交感神经系统刺激试验的受试者的光谱分析。事实证明，刺激过程中交感神经活动的增加（0.10~0.15 Hz 之间的几个峰值）同时导致了副交感神经的补偿效率低下（频谱中只有几个峰值大于 0.15 Hz，更重要的是其中一个在 0.30 Hz）

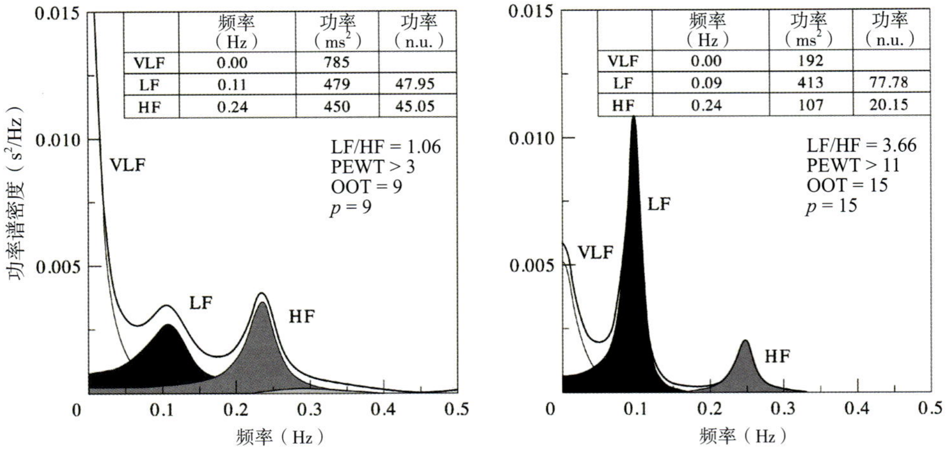

图 3.11　图片来自《欧洲心脏杂志》，证明了受试者躺着和站立后（倾斜测试）的频率分布的差异。副交感神经活动（HF）减少，交感神经活动（LF）增加。PEWT：预测误差白度检验；OOT：最优阶检验

3.4　影响心率变异性的因素

经过科学研究，支持低频[18]或高频[19]的因素如下（尽管还有其他因素有待实验验证，但这些是目前的临床发现）：

低频：

- 站立姿势。
- 情绪压力。
- 心理活动。
- 冠状动脉和颈动脉闭塞。
- 年龄增加（心脏和血管交感神经活动随着年龄的增长而增加，而 RSA 趋于减小）。

高频：

- 学习呼吸控制和良好的压力管理。
- 面部受冷刺激。
- 旋转刺激。
- 年幼（在青春期之前，儿童的特征是心脏副交感神经活动很重要，而血管交感神经活动较弱，即使在刺激条件下也是如此）。

值得注意的是，有规律的体育活动可以提高低频，也可以改善交感 - 迷走神经系统的相互作用和平衡[20]。体育锻炼有利于静息状态时副交感神经功能并能提高 HRV。

24 h 的记录证实了 ANS 的昼夜节律，即白天低频 LF（交感神经）和夜间高频 HF（副交感神经）占主导地位（图 3.11）[21]。

3.4.1　病理状态下 HRV 降低[22]

专家们已经对某些病变与 HRV 下降的相关性进行了研究。

- 心脏原因。研究发现，心肌梗死发生后 HRV 下降，伴随迷走神经张力降低、交感神经兴奋及心脏电活动不稳定。应注意的是，低 HRV 预示着心肌梗死患者因心肌缺血而死亡的风险增加，以及心律失常并发症风险的增加[23]。
- 糖尿病性神经病变。
- 心脏移植。
- 四肢瘫痪。

仍然需要进行大量的研究，不难想象在许多情况下也可能发现 HRV 降低与许多其他疾病相关，甚至 ANS 的失衡可看作是

体内稳态差和易受多种因素干扰的一个迹象。相反，我们也不能排除一种重要的病理变化会导致 ANS 失衡的观点。

不管怎样，这正是我们在日常临床实践中最感兴趣的：当人体处于压力状态下，或者当一个人反复受到侵袭性或负面情绪的影响时，HRV 总是较低的。在看似健康的人身上，心率变异也预示着对压力敏感性的增加。这是一种优雅的方式，表明他们对生活的适应能力较弱，以及对人际关系中无数紧张关系的适应能力较弱。

最近的一项研究表明[24]，当交感 - 迷走神经平衡向交感神经倾斜时，HRV 就会降低，同时，倦怠的风险更高。该研究结论显示，HRV 测试是筛查倦怠的一种绝佳的方法。我们不难想象这种筛查的巨大商业价值。

3.4.2　影响心率变异性的药物

- β 受体阻滞剂[25]可提高 HRV，并能减少清晨低频（LF）的增加。
- 抗心律失常药[26]可以降低 HRV 和 LF。
- 东莨菪碱（scopolamine）[27]可增加迷走神经活性和 HRV，但长期效应不明显。
- 溶栓药物[28]可提高 HRV 数小时。

许多其他药理学物质也可能会影响 HRV，但我们没有关于这一主题的研究。

3.5　心脏的内分泌功能及其他

内分泌功能与 HRV 的研究没有直接联系，但有这样一种假设，即迷走神经对 HRV 的良好调节是完美调整心房分泌激素的一个因素。

这种激素是心房钠尿肽（atrial natriuretic peptide，ANP）。它通过广泛的血管舒张作用参与水钠平衡和血压调节。它的主要效应器官是肾脏（抑制肾素 - 肾血管紧张素系统）和血管系统，但 ANP 也与许多激素相互作用以调节分泌。

- 肾上腺素：包括主要抑制甾体生成的盐皮质激素和糖皮质激素。
- 甲状腺激素：能反过来对自身的分泌产生刺激作用。
- 下丘脑 - 垂体轴：抑制促肾上腺皮质激素（ACTH）和抗利尿激素的分泌。
- 在中枢水平，ANP 作为一种神经递质控制垂体功能和 ANS 的调节。

所有这些作用都是显著的，因为它们表明并加强了新迷走神经的作用。因此，新迷走神经调节和优化 HRV 会反过来使 ANP 的分泌最大化，这就是我们看到的良性循环。

鉴于以上关于新迷走神经与共情和同情心之间关系的报道，原始直觉再次证实了心脏是爱的器官，正是从这里开始，主要的影响就产生了，并会传递给身体的其他部分，尤其是脑。

当心脏跳动到合适的程度时，振荡器会以协调的频率与所有其他部分产生共鸣。

心脏能产生各种各样的频率类型，这些频率在整个循环系统中传播到身体的所有细胞。这些频率可以是电磁的、声音的和机械的[29]。心脏是体内产生最强的电磁场的结构，其强度至少是脑的 1000 倍，这肯定是有原因并会产生一定影响。心脏器官实际上是身体的中心。

本章要点

迷走神经张力和 HRV 是我们对压力的生理反应和对压力因素的脆弱性的相关指标。

迷走神经的作用比交感神经系统的作用快得多，但持久时间短。静息时迷走神经张力占主导地位，心率的变化主要依赖于反应性更强的迷走神经调节。

脑干参与呼吸性窦性心律运动频率与呼吸频率的调节，且两者的调节机制相同，而 RSA 的振幅与来自迷核的传出迷走神经冲动有关，这些冲动终止于心脏起搏点。因此，这是有髓鞘迷走神经的新分支的功能，这种功能可以通过记录心率的变化来测量。

用于研究 HRV 的新设备和软件能可视化和量化：

- 基本和瞬时的交感 – 迷走神经平衡。
- ANS 的总强度，以及副交感神经系统和交感神经系统的具体强度。
- 每个系统的熵，也就是说它们的不协调程度和异常的高能量消耗。

HRV 的研究是一种无创且可靠的方法，用于检测 ANS 平衡和适应性强度。它使我们能够以定性和定量的方式看到压力对身体的影响及其对压力的易感性，并被证明是身体健康或病理状况的可靠标志，就像许多物理或实验室检查一样。

HRV 以一种微妙的方式告诉我们心脏活动的信息；心脏是一种影响身体所有其他部分的器官，其通过分泌激素和振动活动以某种方式影响身体的其他部分。

参考文献

[1] Nelson KE, Sergueef N, Lipinski CM, Chapman AR, Glonek T. “L’impulsion rythmique cranienne et l’oscillation de Traube-Hering-Mayer: comparaison de la palpation et de la fluxmétrie laser-Doppler.” *Journal de l’AOA* March 2001.

[2] Dumunier F. “Mesure de l’effet d’un suivi ostéopathique sur le système nerveux autonome via la variabilité de la fréquence cardiaque.” Institut de Formation en Ostéopathie du Grand Avignon June 2014.

[3] Laude D, Weise F, Girard A, et al. “Spectral Analysis of Systolic Blood Pressure and Heart Rate Oscillations Related to Respiration.” *Clin Exp Pharmacol Physiol* 1995; 22: 352–357.

[4] Mancia G, Mark A. “Arterial Baroreflexes in Humans.” *Handbook of Physiology, The Cardiovascular System 3, Section II*. Bethesda: Society AP; 1983. p. 755–793.
Mark A, Mancia G. “Cardiopulmonary Baroreflexes in Humans.” *Handbook of Physiology, The Cardiovascular System 3, Section II*. Bethesda: Society AP; 1983.

[5] Porges SW, *The Polyvagal Theory: Neurophysiological Foundations of Emotions, Attachment, Communication, Self-Regulation*. New York: W.W. Norton; 2011.

[6] “Heart Rate Variability—Standards of Measurement, Physiological Interpretation, and Clinical Use.” Task Force of the European Society of Cardiology and The North American Society of Pacing and Electrophysiology. *European Heart Journal* 1996; 17: 354–381.

[7] Hon EH, Lee ST. “Electronic Evaluations of the Fetal Heart Rate Patterns Preceding Fetal Death, Further Observations.” *American Journal of Obstetrics and Gynecology* 1965; 87: 814–826.

[8] Ewing DJ, Martin CN, Young, RJ, Clarke BF “The Value of Cardiovascular Autonomic Function Tests: 10 Years Experience in Diabetes.” *Diabetic Care* 1985; 8: 491–498.

[9] Wolf MM, Varigos GA, Hunt D, Sloman JG. “Sinus Arrhythmia in Acute Myocardial Infarction.” *Medical Journal, Australia* 1978; 2:

52–53.
[10] Kleiger RE, Miller JP, Bigger JT, Moss AJ, and the Multi-Center Post-Infarction Research Group. "Decreased Heart Rate Variability and Its Association with Increased Mortality After Acute Myocardial Infarction." *Am J Cardiol* 1987; 59: 256–262.
Malik M, Farrell T, Cripps T, Camm AJ. "Heart Rate Variability in Relation to Prognosis After Myocardial Infarction: Selection of Optimal Processing Techniques." European Heart Journal 1989; 10: 1060–1074.
Bigger JT, Fleiss JL, Steinman RC, Rolnitzky LM, Kleiger RE, Rottman JN. "Frequency Domain Measures of Heart Disease Variability and Mortality After Myocardial Infarction." Circulation 1992; 85: 164–171.
[11] Akselrod S, Gordon D, Ubel FA, Shannon DC, Berger AC, Cohen RJ. "Power Spectrum Analysis of Heart Rate Fluctuation: A Quantitative Probe of Beat-to-Beat Cardiovascular Control." *Science* 1981; 213 (4504): 220–222.
[12] Pagani M, Lombardi F, Guzzetti S, Rimoldi O, Furlan R, Pizzinelli P, et al. "Power Spectral Analysis of Heart Rate and Arterial Pressure Variabilities as a Marker of Sympatico-Vagal Interaction in Man and Conscious Dog." *Circ Res* 1986; 59 (2): 178–193.
Kamath MV, Fallen EL. "Power Spectral Analysis of Heart Rate Variability: A Noninvasive Signature of Cardiac Autonomic Function." *Crir Rev Biomed Eng* 1993; 21 (3): 245–311.
[13] Persson PB, Stauss H, Chung O, Wittmann U, Unger T. "Spectrum Analysis of Sympathetic Nerve Activity and Blood Pressure in Conscious Rats." *American Journal of Physiology* 1992; Nov. 263 (5 Pt 2): H1348–1355.
[14] Coleman TG. "Arterial Baroreflex Control of Heart Rate in the Conscious Rat." *American Journal of Physiology* 1980; 238 (4): H515–H520.
[15] Akselrod S, Gordon D, Ubel FA, Shannon DC, Berger AC, Cohen RJ. "Power Spectrum Analysis of Heart Rate Fluctuation: A Quantitative Probe of Beat-to-Beat Cardiovascular Control." *Science* 1981; 213 (4504): 220–222.
[16] Malliani A, Pagani M, Lombardi F, Cerutti S. "Cardiovascular Neural Regulation Explored in the Frequency Domain." *Circulation* 1991; 84: 1482–1492.
[17] Appel ML, Berger RD, Saul J-P, Smith JM, Cohen RJ. "Beat to Beat Variability in Cardiovascular Variables: Noise or Music?" *J Am Coll Cardiol* 1989; 14: 1139–1148.
[18] Rimoldi O, Fierini S, Ferrari A, Cerutti S, Pagani M, Malliani A. "Analysis of Short-Term Oscillations of R-R and Arterial Pressure in Conscious Dogs." *American Journal of Physiology* 1990; 258: H967–H976.
[19] Malliani A, Pagani M, Lombardi F, Cerutti S. "Cardiovascular Neural Regulation Explored in the Frequency Domain." *Circulation* 1991; 84: 1482–1492.
[20] Rovere MT, Mortara A, Sandrone G, Lombardi F. "Autonomic Nervous System Adaptation to Short-Term Exercise Training." *Chest* 1992; 101: 299–303.
[21] Furlan R, Guzetti S, Crivellaro W, et al. "Continuous 24-Hour Assessment of the Neural Regulation of Systemic Arterial Pressure and R-R Variabilities in Ambulatory Subjects." *Circulation* 1990; 81: 537–547.
[22] Kamath MV, Fallen EL. "Power Spectral Analysis of Heart Rate Variability: A Non-Invasive Signature of Cardiac Autonomic Function." *Crir Rev Biomed Eng* 1993; 21 (3): 245–311.
Malik M, Camm AJ. "Heart Rate Variability and Clinical Cardiology." *British Heart Journal* 1994; 71: 3–6.
[23] Bigger JT, Fleiss JL, Steinman RC, Rolnitzky LM, Kleiger RE, Rottman JN. "Frequency Domain Measures of Heart Period Variability and Mortality After Myocardial Infarction." *Circulation* 1992; 85: 164–171.
[24] Garattini F. "Feasibility and Validation Study of a Heart Rate Variability Analyzer Applied to Burnout Screening for Nursing Staff at the University Hospital of Nice." Presented December 2, 2016, University of Sophia Antipolis, Faculty of Medicine of Nice.
[25] Molgaard H, Mickley H, Pless P, Bjerregaard P, Moller M. "Effects of Metoprolol on Heart Rate Variability in Survivors of Acute Myocardial Infarction." *Am J Cardiol* 1993; 71: 1357–1359.
Sandrone G, Mortara A, Torzillo D, La Rovere MT, Malliani A, Lombardi F. "Effects of Beta Blockers (Atenolol or Metoprolol) on Heart Rate Variability After Acute Myocardial

Infarction." *Am J Cardiol* 1994; 74: 340–345.
Adamson PB, Huang MH, Vanoli E, Foreman RD, Schwartz PJ, Hull SS Jr. "Unexpected Interaction Between Adrenergic Blockade and Heart Rate Variability Before and After Myocardial Infarction: A Longitudinal Study in Dogs at High and Low Risk for Sudden Death." *Circulation* 1994; 90: 976–982.

[26] Zuanetti G, Latini R, Neilson J-MM, Schwartz PJ, Ewing DJ, and the Anti-Arrhythmic Drug Evaluation Group (ADEG). "Heart Rate Variability in Patients with Ventricular Arrhythmias: Effect of Anti-Arrhythmic Drugs." *J Am Coll Cardiol* 1991; 17: 604–612.
Lombardi F, Torzillo D, Sandrone G, et al. "Beta-Blocking Effect of Propafenone Based on Spectral Analysis of Heart Rate Variability." *Am J Cardiol* 1992; 70: 1028–1034.

[27] Casadei B, Pipilis A, Sessa F, Conway J, Sleight P. "Low Doses of Scopolamine Increase Cardiac Vagal Tone in the Acute Phase of Myocardial Infarction." *Circulation* 1993; 88: 353–357.
De Ferrari GM, Mantica M, Vanoli E, Hull SS Jr, Schwartz PJ. "Scopolamine Increases Vagal Tone and Vagal Reflexes in Patients After Myocardial Infarction." *J Am Coll Cardiol* 1993; 22: 1327–1334.
Pedretti R, Colombo E, Sarzi Braga S, Car B. "Influence of Transdermal Scopolamine on Cardiac Sympathovagal Interaction After Acute Myocardial Infarction." *Am J Cardiol* 1993; 72: 384–392.

[28] Zabel M, Klingenheben T, Hohnloser SH. "Changes in Autonomic Tone Following Thrombolytic Therapy for Acute Myocardial Infarction: Assessment by Analysis of Heart Rate Variability." *Journal of Cardiovasc Electrophysiol* 1994; 4: 211–218.

[29] Oschman JL. *Energy Medicine, The Scientific Basis*. Oxford: Churchill Livingstone; 2000.

第四章 人类进化、身心和本体论的相关观点

本章的目的是为我们所定义的健康和疾病、患者的治疗支持及我们作为治疗师的角色带来更多意义。

治疗师的工作主要是为了有效缓解症状，从而产生疗效吗？疗效似乎往往是判断一种治疗方案质量的唯一标准，然而大多数时候这种即时效果只是表象。另一方面，我们的工作是否可以涉及更广泛的领域，包括开始一个被减缓或阻碍的进化过程？我们在整骨疗法可以想象得到通过治疗最典型的病变链来治疗复发性肩痛。例如，治疗来自内脏的病变链或旧时扭伤的脚踝，可以非常有效地对抗疼痛。同样的道理也适用于手术切除胆囊以缓解肝区结肠炎，这说明外科手术有时也是一种挽救生命的方式。

但无论如何，我们真的可以针对病因进行治疗吗？答案主要取决于患者的态度，患者能否接受进化式的运动（evolutionary movement）。如果接受，这不仅可以保证疾病不再复发，还可以让患者拥有对疾病更广泛的认知，拥有更好的人际关系，并在世界上更好地生活。问题是，我们会选择成为哪种治疗师呢？毫无疑问，减轻患者的痛苦是所有医疗相关人员的基本使命，也是一项崇高的使命。但是，当患者的痛苦是矛盾冲突、内部功能障碍或心理进化障碍时，减轻他们的痛苦并不妨碍我们以更广阔的视角看待事物。

到目前为止，我们已经报道了来自研究和科学发现的事实和神经生理学知识。这在很大程度上要归功于科学，它使我们逐渐对人类的相关机制有了更加清晰和精确的理解。但是，任何科学知识都不能声称拥有最终真理的地位，我们必须意识到用科学解释现实的这一普遍幻想。某些所谓的“科学”真理不过是教条，是对一个时代的幻想和主流信仰的认可，而研究有时只是一种无意识的认可这些教条的手段。

我们的方法是自由地使用科学过程中看似合理和合乎逻辑的模型，将自己固定在理性理解的基础上，同时保留利用传统知识集合的自由，有时这些传统知识来自更古老的文化，它们的理解方式与我们在西方使用的方式相去甚远。此外，我们获取传统知识的方法和途径与那些主推“科学”的科学家相去甚远，他们会让我们相信他们是唯一真正的科学家。毕竟，科学和认识论的历史告诉我们，那些最伟大的科学家，他们的发现彻底改变了知识，他们的天才归功于不合逻辑的资源，如直觉。在这种情况下，他们的直觉让他们突破了精神的天花板，超越了他们工作的理性模式的限制。而我们既需要直觉，也需要理解力，这样我们的理解力和意识才能前进，

才能做“所有新的事情”。

因此，源于我们理解人类和存在感的旅程与追求，本章提出了一个更个性化的推断，在我们看来，我们不仅要了解症状和疾病，还要了解治愈的过程。

基于我们提出的神经生理学机制，我们将尝试进入身心和精神领域。我们将提出对人类的理解，作为个体的整合机制，以及标记和深化他们发展的阶段，这些阶段必然伴随他们旅程中不可避免的危机、困难和障碍。请读者将这些讨论视为有意义的假设，因为如果我们想要积极地前进和创造一些东西，我们就必须赋予其意义。你可以自由地试用它们、丰富它们，或按照你的意愿修改它们。我们确信我们的理解是不完整的，需要在此基础上加以改进。

4.1 康复的过程就是进化

人类社会越来越倾向于压抑或分离生存的难处。似乎幸福，或者更确切地说，幸福和快乐都是属于工会的权利，又或者似乎幸福被认为是《世界人权宣言》的一部分。《世界人权宣言》规定：除其他外，人人享有自由、尊严、安全、工作、休息、教育和文化等权利，但却没有现代意义上的幸福或快乐的痕迹。这句话包含了我们在人类意识的进化过程中所能看到的所有智慧，而幸福的权利没有写在这句话里也不是没有理由的。事实上，每个人都能够以这些基本权利来观察个体，但却无法获得幸福，也无法避免抑郁或自我毁灭行为的痛苦。相反，我们发现人们在没有得到所有这些权利的前提下，有时甚至连基本需求都没有得到满足，却在散发着内心的快乐。很明显，幸福和喜悦的根源在人的内心。我们越想从外界获得快乐，快乐就越逃避我们，就好像是我们欠它的或我们在对它进行补救。

在较小程度上，这同样适用于身体和/或精神痛苦和疾病。除了创伤、传染病或其他集体原因造成的痛苦，真正的康复过程是发展变化的。更好的解释是，康复是进化，进化是康复。进化需要方向、目标、动机、授权和实现自我的意愿。

正是从这一基本前提出发，我们构建了应对健康和疾病的综合方法，并将努力追踪这一方法，因为其要素是人类进化阶段和磨难的一部分。

如果我们用更广泛的角度观察人类自其最早时代以来的进化过程，我们会发现原始人一定是动物，在交感神经系统的支配下，他们的肾上腺和腺体得以正常活动。几个世纪甚至几千年来，生存和繁衍活动占主导地位。男性则属于“肾上腺型”和“生殖器型”。如果我们想象一下无数场肉搏战和带刃武器的战争，我们会发现这些人的身体机能平均比我们高得多，对疼痛的敏感度要低得多（这是由肾上腺分泌物提供的功能）。

在没有任何有价值的判断指标的情况下，我们今天仍然可以遇到这种类型的人，并发现他们不容易出现身心的失代偿，正如Pierre Marty的身心理论所表明的那样（详见下文）。这类人的情感意识还处于比较原始的阶段，是不太完善的，可以说更容易受到伤害和创伤事故、流行病等集体因素的影响，也可能因自己的行为（不良饮食、酗酒、危险行为等）而遭受不良后果。

随着时间的推移，人类的整个情感动态逐渐发展，并逐渐在心理经济学中占据上风。不同的情绪呈现出不同的面貌，覆盖了我们现在所知道的整个情绪，从最消极的原始情绪到对美、善和真的意识做出反应的状态。

现在，我们可以说，情感是支配人类心理生活最强大的因素。换句话说，大约 80% 的人的意识中心是情绪化的。相应地，影响人类的 80% 的症状和疾病，都是由于各种情感、情绪被支配，情绪失调，内在的欺骗，以及缺乏对情绪的重要性和情绪精炼内容的权衡。因此，80% 的症状和疾病，至少在最初阶段，涉及 ANS 的失衡，或多或少是身心的。

似乎正如许多治疗师认为的那样，病理状态的发生不仅涉及情感冲击或情感创伤，还会涉及不同的治疗方法。这种情感冲击或情感创伤是个体身心结构中的一部分，因为它从出生开始就被表达和构建，并在整个生命过程中发展变化。我们必须承认并认识到我们作为人类，可能会成为长期情感失衡的个体。情感冲击只有在与环境、最初的身心倾向和进化运动相抵触时，或者相反的，在发展停滞和阻塞时，才会发挥它的全部价值。

创伤也是有意义的。与其说我们喜欢对出现的问题赋予象征意义，不如说这是一种进化、一种一个人必须（重新）开始成长并摆脱束缚的发展趋势。正如荣格所说，我们必须从“为什么”（所有弗洛伊德的精神分析和象征性的心理治疗流派都依赖于此）转向“是什么原因”的理性判断。与之相反的是新的人文主义和“解决导向”的心理治疗学派。躯体症状和疾病让我们做出了什么改变？

读者不要认为我们对情感怀有敌意。我们不属于任何宗教流派。一方面，我们只是在观察影响个体的现象；另一方面，信号表明这样一个事实：情绪被提升至个人经历体验的巅峰——努力追求“唯一的幸福”，正如我们有时在大众媒体中听到的那样。

“激情是吹动船帆的风；风有时会吹破船帆，但如果没有风，帆船就不能行驶。”

——伏尔泰

情绪不仅是必要的，而且是不可避免的。重要的是要了解情绪的优势和危险，并学会把它们变为动力，避免它们的过度破坏性行为。

“一个人要想达到最好的境界，就得有最坏的一面。”

——弗里德里希·尼采

4.2　人类进化的意义

谈论人类生命和进化的意义似乎有些自以为是。它的确是各大宗教和哲学家所喜爱和偏爱的领域，并且在过去的岁月里播下了人类意识的种子。

我们的目的显然不是停留在这个高度，更不是建立一个新的系统，如果我们相信我们能做到，那将是疯狂的。

让我们简单地画一幅表达我们目的的草图：为人类的发展及其反映在身心表现中的困难提供一个框架清晰的信息。

我们在宗教和哲学体系中发现的一个不变的特征是，人类需要努力才能达到更好的状态。为了做到这一点，我们必须与自己内心某些有害和不美好的因素做斗争，发展并表现出一种较好的灵性、觉知和爱的状态。这种精神原则可以称为“灵魂”“更高的自我”或“超个人的自我”。

无论我们的观点和信仰如何，我们都可以在一件事上达成共识：人类发展经历了前进、进步和某种努力，克服被动状态（无论是接受、忍受还是宿命），以便上升到更高的状态，建立我们真正的身份。

从一种被动服从的状态（包括屈从于人的本性、“性格”，遗留问题：基因、家庭、国家、种族和社会限制等）到主动掌控自己的生活和内心自由，也可以描述为积极接受压抑在内心深处的更高原则。

这种不断演变的发展可以分解为以下特征，这是解放和充实个人成长的必要因素：

- 消极情绪的释放和调节。
- 头脑开始接受直觉。我们将用“非制约思考”的概念来概括这一点。
- 敞开心扉，表达爱，以及在社区内展现个人的创造性才能。

我们将进一步介绍我们所说的开放心灵和个人创造性才能的含义。

为了与 ANS 建立联系，并理解这些看似抽象的概念如何与我们的身心功能相联系，请参阅图 4.1，图中显示了事物是如何相互关联的。

由此可以推断，消极情绪和心理作用会影响原始迷走神经系统和交感神经系统，身心失代偿和症状会反映其中一个或另一个系统的过度行为或两者之间的冲突。在进化过程中（个体发育概括了系统发育），原始迷走神经在生命的早期阶段是最强大的。在社会参与和关系功能在成年期通过新迷走神经完全展开之前，它被交感神经所取代。同样，可以假设人类几千年的发展中，在每个进化阶段被更高层次的进化阶段取代之前都是整合的。在实践中，我们可以遇到一些人，他们更专注于三个系统中的一个，或者他们的主导地位被两个系统共享。现如今最常见的病例无疑是交感神经系统和新迷走神经之间的斗争。普通的现代个体仍然非常以情感为中心，甚至以自我为中心，但开始对更微妙的影响做出反应。即使与他人的关系仍然带有支配、占有和无意识投射的相互作用，但人类这一强大的实体强烈地缓和了这些影响。敞开心扉使生活变得生动，且真正表达了集体责任、博爱和互助，这里仅举几个敞

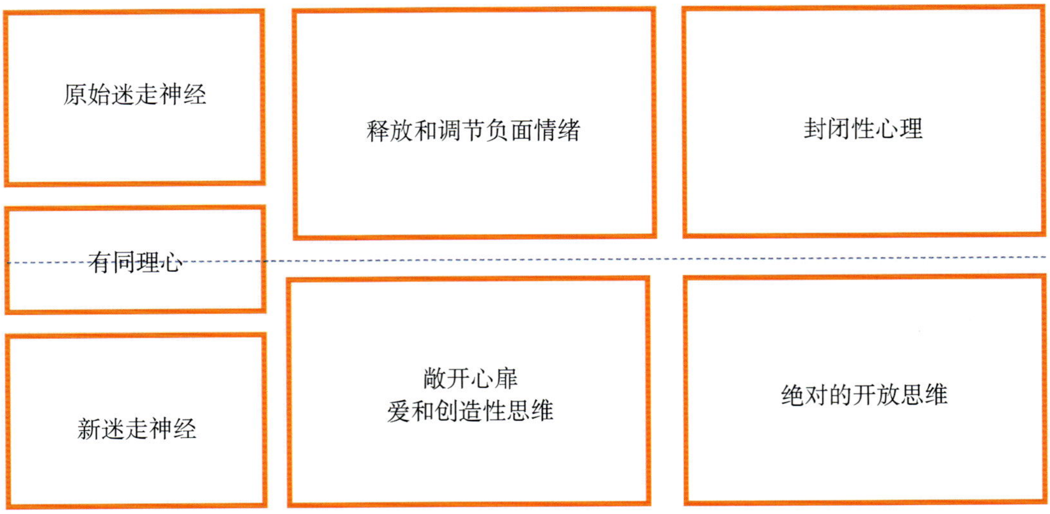

图 4.1　ANS 的三个分支和心理学的功能

开心扉的例子。

这些“自我中心主义”、群体意识和对他人开放之间的内在矛盾伴随许多功能障碍，这些障碍是由交感神经系统和新迷走神经系统紊乱和昂贵的活动所介导的。这是我们在第三章中提到的熵的概念。

在“思想”方面，只要消极情绪和心态主导着心理生活，思想就不是自由的，就会被情感禁锢。这些被称为心理“情结”[1]。然而，思想是发展的。思想的发展是通过积累知识来实现的，这些知识使情感为思想发展让步，意识里只剩下行动和想法。这是思想发展的必经之路。但思想通常被理论禁锢，受潜在情绪的影响。孔子曾说：“人无远虑，必有近忧。”

在全能情绪逐步释放的同时，思想从潜在的情感核心中解放出来，个人从对改变刻板思维模式的不安中解放出来。一个人不再有义务对影响他的每一件事都有自己的看法，也不必对影响他的每一件事都赋予意义（治疗师也不必对患者的所有症状赋予意义），尤其是因为这些意义在大多数时候都是错误的或不完整的。心扉可以保持敞开，接受来自更高层次的意识。这是真正的直觉和直接知识（也有学者将其命名为超级头脑或超意识）。它们以快速访问或“闪光”的形式出现，几乎从不长时间持续存在，特殊情况下除外[2]。

> “有些事情，只有智慧才能寻求，但仅靠智慧永远也找不到。这些东西只有本能才能发现；但本能永远不会主动寻求。”
>
> ——亨利·柏格森

我们在这里回顾一下新迷走神经分支对应于每个人能够达到的情绪和心理功能的最高水平的整合和平衡的完整活动。当达到这个水平时，体内平衡的调节是最佳的，并且是个体在其遗传背景和前因下获得最佳身心平衡的保证。

我们可以发现，用来解释患者身体的症状的疾病演变理论、心理和行为特征，以及 ANS 的三个层次概念可能是相互关联的。然后，我们会对患者的病情发展、受影响的领域及其需要完成的前进运动有一个整体的了解。

4.3 发展与身心现象

接下来将讨论一个人从出生开始的身心发展过程，并得出有助于更好地了解我们自己和患者所需的结论。除了少数特殊情况，没有纯粹的心理问题或纯粹的生理问题，这是我们思考的基本理念。只有人类的身体问题会影响心理，并且心理也会反过来影响身体。

首先，我们将引用巴黎身心研究所的 Pierre Marty 和他的团队从 20 世纪下半叶开始提出的一些观点。这些观点完全遵循弗洛伊德的理论，优点是突出了心理化现象，并努力地将身心现象从象征的僵化掩盖中解放出来。

每个症状的象征意义最初都是早期精神分析学家提出的一种广义的、歇斯底里的概念的产物。每件事都是被压抑的回归，而心灵因为过于痛苦而无法说出或接受的东西，可能会变得强迫、歇斯底里、恐惧，或发展出身体症状（尽管通常认为歇斯底里只会导致功能障碍，但有些人毫不犹豫地将这一原则扩展到任何身体疾病）。

例如，Hammer 博士的理论解释说，任何心理冲突都是基于涉及大脑特定区域和身体特定器官或部位的生物冲突。它们产生了一个极其精确的生物解码网格，通过这个网格，在没有先前的医学或心理学知识的情况下，通过将所有症状与相应的心理状况联系起来，就有可能解释所有症状。这足以打开正确的"抽屉"！

这些理论有许多追随者，他们通过在这些网格上进行推断并添加一些其他成分从而创造了自己的系统。

如今，对症状和疾病的"象征–心理学"解码系统有数种，问题在于如何从中选择。它们都有一个共同的极端简化的缺乏认识论的基础，完全适合我们的构成性思维懒惰，只需要打开正确一页就可以思考和说些什么。

正如 Francois Roustang 所说，"通过关注症状并努力发现其原因，我们采用了症状的观点；我们让它成为局面之王"[3]。把症状孤立到只看到它的单一和绝对意义的程度，就是把它从生命的整体中分离出来，从产生这种症状的偏离或停滞的生命运动中分离出来。我们必须注意这个身体，"它是一个有思想和感觉的个人身体，它是一个首先必须得到支持和鼓励才能重新进入自我的身体，因为它经常受到滑向与自己、他人和世界分离的威胁"[4]。

Boris Cyrulnik 补充说："懒惰的思想是一种危险的思想，它会自认为找到了痛苦的唯一原因；它会产生一个看似合乎逻辑的结论，即压制这个原因就足够了，但这很少是正确的"[5]。症状与心理或心理生物学的冲突已经成为宣传"随时可以思考"这一争论的现成的答案。

我们不排除这样一个事实，即一种症状可能有心理根源，我们之前说过 80% 的疾病都是身心疾病。对我们来说，更有趣的是了解症状或疾病的形成过程，以及正常的进化过程是何时、如何受到阻碍的。正常的进化过程必须是永久的，这样生命才能"自由地生活"，生存才能成为成长和满足的同义词。因此，只有将症状置于独特的人的整体中，置于个体自己的空间和过程中，它才有意义。

根据 Pierre Marty 的理论[6]，在身心状况的敏感性方面要考虑的主要因素是心智化的质量。他研究了与个体心理表征的数量和质量有关的心理装置的维度。

心理表征是我们每个人心理生活的基础。通常，在白天，他们提供所谓的幻想和遐想。在晚上，它们提供了梦的元素。它们呈现了想法、思想和内在反思的联系。在我们与他人的直接和间接关系中，它们也经常被使用。

高级心理功能一定可以详述由生活经验冲突所引起的情感和冲动。它们始终是有意识的，是"明确的"，可以联想和推论，以支持人们面对环境、关系、困境、挫折、损失等。经历了这一切，对情感和冲动的阐述仍在继续加强。有些人在经历了暴力情感创伤（战争、强奸或失去亲人）后，情况恰恰相反。他们处于强烈的情感冲击之中，这种影响就像一种没有融入他们心理生活的能量电荷，耗尽了他们所有的生命能量。换言之，这个人不再能够前进。

根据 Pierre Marty 的说法，个人的心智化程度是有范围的：

- 有些人从一开始就有心智障碍（先天原因或在不允许心理发展的环境中获得）。严重身心化的风险是最大的。
- 另一些人的精神器官的功能不稳定，在最佳功能和强化的情感负荷之间交替，这种情感负荷通过特定的行为（成瘾、过度运动、暴食症、强迫性购物等）来释放。

- 还有一些人拥有复杂的心理器官，丰富的心理表征。一方面，这可以保护他们免受身心失代偿。另一方面，他们更容易患典型的精神疾病。

通常，事物都是沿着具有以下极点的轴进行组织的：

- 如果情绪失衡的情况不严重，并且个体的心理状态良好，我们会看到躯体发生了一些变化，这些变化包括常见的症状和情绪，且可以自行恢复。
- 如果情绪失衡的情况很严重，并且个体的精神状态较差，我们有可能目睹严重的、进行性的躯体化影响的出现。

4.3.1 心理固着（psychological fixation）

在个体的发育过程中，从胎儿期到婴幼儿期再到成年期，某些身体、关系和心理功能的特定的特征和模式，称为心理固着。这些特征和模式出现在各种困难的情况下，是个体该方面发育滞后的表现，体现了个体的总体发展情况（早期的父母关系、各种心理或身体创伤、关系事件等）。

这些功能性固着（以后会以退行的形式表现出来）有两个方面：

- 消极方面：固着功能在某种程度上是一个薄弱环节，很可能发展为后期的病理现象（躯体或精神）。
- 积极方面：在情感创伤之后，这些固着具有更大的韧性，可以抵抗个人的心理紊乱。它们会以某种方式将创伤固定在心理和/或身体的特定位置，导致各种症状，这可能是心理重组和渐进恢复运动的起点。

因此，固着是在早期、进化程度较低的活动阶段进行的重组。

4.3.2 退行

退行是指受试者在发生导致情绪不稳定的事件或长期状况后，部分恢复到早期固着功能的模式。然后，受试者主观意识的心理经济学会发生变化，无论是否有身心反应，都会以退化的形式出现。也就是说，受试者不再拥有他之前可以获得资源的全部潜力。这可以阻止更大的心理和身体紊乱，就像一个钉在悬崖上的钉子阻止登山者跌下悬崖一样。

退化的发展通常如下：

- 创伤或限制性心理情绪状况。
- 轻度精神紊乱，或伴有抑郁症状。
- 心理退化（如焦虑增加，出现恐惧症或其他症状）以及可能出现性格症状或行为。
- 躯体紊乱，临床上通常表现不明显。
- 躯体情感的出现结束了精神紊乱的运动。

许多身体状况都受这种机制的影响。它们呈现出经典的临床形式，如“危机”疾病，这些疾病在功能上是局限性的，本身是非进展性的。它们往往不会危及患者的生命。

4.3.3 组织紊乱

这源于一开始精神力量较弱的人，或者由于不得不忍受剧烈或反复的创伤而精神器官衰弱的人。有时，这也是生活中简单磨损的结果，使个体无法充分地继续进化。

组织紊乱通常表现为以下几点：

- 心理紊乱，这种紊乱的进展速度取决于最初的发展程度。
- 基本的深度抑郁症。

- 伴有或者不伴有明显的心理退化，可能出现各种分散的焦虑，没有任何真实的对象，表明个体处于身心痛苦状态。
- 频繁的躯体组织紊乱是值得注意的，各种疾病的出现，有时是非典型的，没有进化逻辑。
- 经过一段可变的潜伏期后，出现一种进行性的严重疾病。更严重的是，个体可能会在没有出现病理信号的情况下短期内死亡。在实践中，组织紊乱越严重，对初级和重要的生物系统的影响越大。

总结：身心失代偿的起点是创伤、情绪冲突、不稳定或高强度的压力，或与个人应对生活中许多不利情况的适应能力和心理承受能力较弱有关。当它发生时，它与进化过程相反。只有通过退化情感的重组才能阻止退化活动，这种重组允许心理结构进行新的进化运动，允许患者控制自己的内心生活。这些固着和进化资源对每个人来说都是不同的，部分取决于基因、个体和遗传因素，以及每个人不同的成长经历。

4.4 人类“正常”的进化模式及其相关事件

图 4.2 显示了在生命的不同阶段，ANS 三个组成部分的建立，以及生物、心理运动、情感和心理系统的发展。这种本体论的发展有可能使人类能够利用他们的社会参与系统（以及新迷走神经的全部功能），来刺激他们的心扉和创造能力的敞开，为人类社会造福。

但是对大多数人来说，生存并不是一条漫长而平静的河流。自出生以来，有时甚至在出生前、胎儿期及整个人生阶段，可能会发生各种各样的情况：疾病、创伤、影响个人或亲属的情绪冲击、情绪障碍、家境困难、不卫生的条件或暴力。每一种情况，根据其存在形式、融合方式及是否被抑制，都可能成为固着的客体、锚定的记忆、条件反射和心理情结的对象（图 4.3）。每个人都会尽其所能地构建自己，并建立起或多或少成功适应生活或生存的防御机制。可以肯定的是，这些防御迟早会限制一个人的生活。

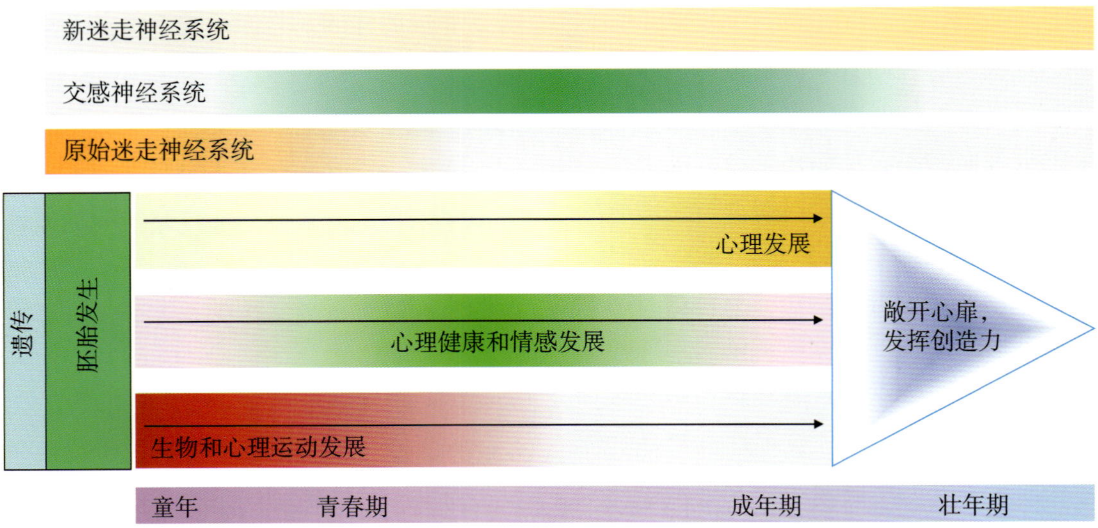

图 4.2　本体论和生理学的发展

在后续的创伤情况下，如果个体未能正确应对，或创伤超过他的适应能力，或者发生过强的情绪障碍，就会出现固着的心理退化。这种退化将影响机体整个的心理生活、行为、反应、思想和情绪，他将依赖产生固着时激活的主要生理功能。

随后出现的心理和身体症状都将依赖于此。根据心理退化的强度，这些症状将以周期性和可逆的方式出现，如出现脆弱区或反复出现的疾病，或以持久和严重的失代偿的形式出现。

我们以图 4.4 所示为例。如果最初的创伤或生活环境（如家庭互动）以一种原始迷走神经功能被吸收的方式影响个体（因为没有足够的其他系统功能或者更高的系统功能失调），任何后续的创伤或情绪功能障碍的增加都将导致退化到原始迷走神经系统。如果退化影响交感神经系统，情况也是一样的。在后一种情况下，任何情绪障碍都会导致交感神经过度激活。

4.5　情绪和条件反射

“记住，欲望宣称它想要的，是它所渴望的；厌恶宣称它不想要的，是它所厌恶的；当我们没有得到我们想要的东西时，我们就不快乐；当我们陷入我们厌恶的东西时，我们就不快乐。因此，如果你只对所依赖的相反的东西产生厌恶，那么你就不会陷入任何你厌恶的事件中；但如果你对疾病、死亡或贫穷产生厌恶，那么你就会不快乐。”

——爱比克泰德

我们现在可以继续讨论第一章中关于情绪本质的内容。该章指出，情绪是情感及其意识识别的结果，需要记忆、学习（与以前的记忆有关）和认知过程。情感是一种基于感知的感觉，感知是一种神经模式。

我们提出了以下定义：

情绪 = 影响 – 记忆 / 认知。

我们还认为，大约 80% 的症状和疾病基于 ANS 失衡，这可能是身心过程的一部

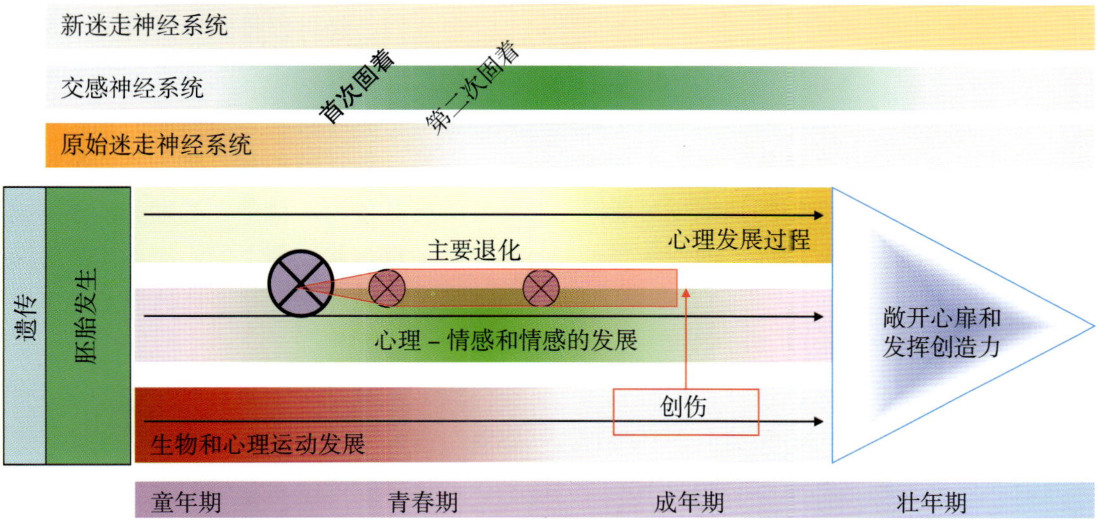

图 4.3　创伤和退化的演变

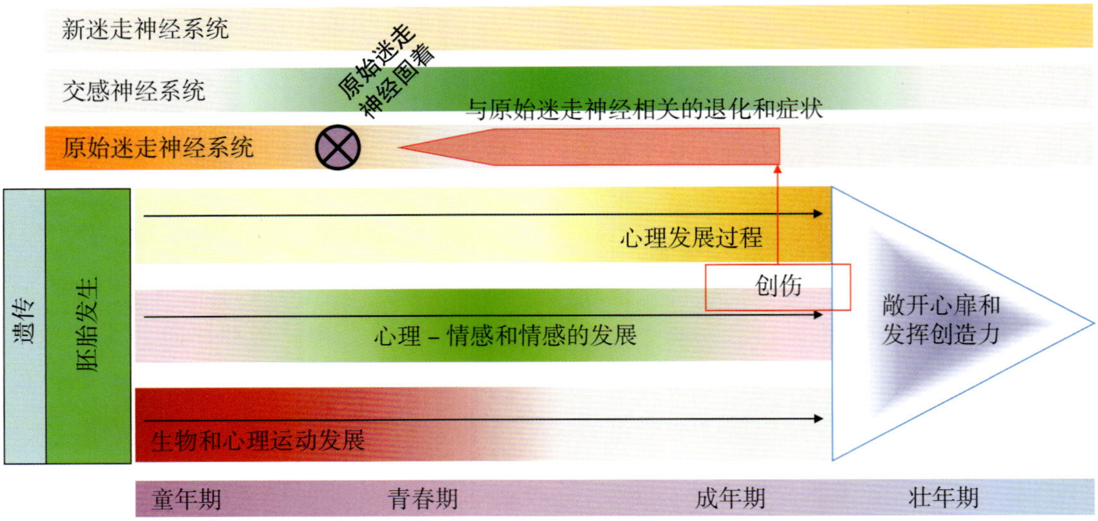

图 4.4　原始迷走神经的生理固化

分。这个问题很大程度上是人类体验情感所固有的。

感觉是任何生命的首要品质。

情绪源于我们对感觉的心理反应。因为有感觉器官，所以个体对周围世界敏感。情绪是意识的产物，锚定在大脑中，是对外部世界的感知。对于情感的存在和被感知，它需要最低限度的心理发展——一种思想的衡量标准。这就是为什么人类被称为智慧生物。人类知道他们知道，也知道他们能感知感觉和感受情绪，这是人类与动物的区别。从这个意义上说，动物并没有真正感受到情绪，因为它是由本能和感觉支配的。只有高等物种才会表现出情感，尤其是家畜，它们的情绪场可能会受到与它们生活在一起的人类的情绪场的刺激。

因此，动物对环境的适应要比人类简单得多。它既不会反思，也没有扰乱或违背其本能的情绪。其 ANS 根据外部环境提供的输入数据和输出数据之间的简单方程进行响应和适应，以确保其生存。它们不会哭泣，不会在媒体上发表言论，如果失败并死亡，也不会发推特。

人类的自然适应可以被抑制、放大、延迟或保持距离。正如 François Roustang 所说，他与自己和周围环境并不和谐[7]。这是人类为自身的复杂性和自由所付出的代价，这比动物的代价更大。他可以将自己从全能的大自然中解放出来，这是一件幸事，但同时，他也部分地将自己从与身体的完全一致中解放出来。

但我们已经可以推断出还有另一种方式，一种可能与身体功能性重新协调的方式，这不是向动物和自然状态的退化。相反，它是一种新的控制，是人类各个组成部分的更高整合：精神、心理和情感。这种控制一定是从上到下的，而不是反过来的，这样情绪就不再是个体这条船上唯一的船长了。

19 世纪末的第一批心理生物学家，如威廉·詹姆斯和卡尔·兰格，用这些术语来谈论情绪：情感只是我们身体对事件的反应的大脑意识。

随着人类多年来的不断进化，借助三重原理：感觉－情感－思维，意识中心（即自我）与现象世界的认同越来越强烈。我们相信我们所感知、感受和思考的一切，而不是其他。情绪是一个核心因素，在大多数人的心理经济学中变得越来越强大，所有决定生活的因素（爱、幸福、快乐、悲观或痛苦）都与之相关。

感觉是情感的持续，是一种脱离知觉的状态，并且能够通过强化循环自我维持。这是情感在人类心理中日益重要的原因之一。恐惧、焦虑、退缩和抑郁往往源于这种内在的封闭情绪，并成为吸引心灵的核心。我们的思想依附于我们的情绪，被我们的情绪所左右，如果思想给情绪带来负面影响，我们就不会扮演它们赋予的角色，我们可以做出回应，而不是成为一个无能为力的玩具。然后，我们可以提升我们的意识，并将其与纯粹思想的平面联系起来，正如那些影响人类历史和文明的伟大思想家所展示的那样。也许有两个层次的思想，两个不同本质的思维层面？

人类出现问题的原因之一是，大多数人无法辨别（在他们的经历和生活中，不仅仅是在智力上）心灵、情感、感官知觉和完全指导他们意识的思想形态之间的关系。这些思想表现为想法、信仰、条件反射和保守的习惯，由情感驱动的核心组成，它们把自己装扮成与第一种情绪产生共鸣并为第一种情绪辩护的样子。个体相信自己是思想的产生者，却没有意识到自己也是思想的囚徒。思想完全被情绪、对自我和世界的感知所牵引。此外，把思想和情绪视为对立的关系（自我将它们视为对立的）是完全错误的。个人是自我认知的幻象，这些幻象受其所属的文化、国家、社会群体和家庭的制约。

情绪从一开始就与快乐和厌恶有关，这是一个在动物王国中已经存在的调节系统，这些行为在神经学上被我们的边缘系统所涵盖。

一旦某种情绪被记录下来，就会对这种感觉进行心理识别，然后其被归类为愉快或不愉快。被归为愉快的情绪会引导我们寻求类似的体验；对于被归为不愉快的情绪，为了不再经历这种情况，它会导致回避行为。

这些行为在很长一段时间内限制了个人。快乐是会不断消逝的，我们总是需要更多的快乐；避免不快乐会使人陷入一种有限的生活表达，这种表达永远在萎缩。意志因素已经被尼采等哲学家研究过，并被精神病学家 Roberto Assagioli 作为整体性治疗原则。Roberto Assagioli 是心理综合理论的创始人。

但在此之前，意识仍然主要集中在情感上。一些传统观念认为意识位于腹腔神经丛的中心。换言之，交感神经和新迷走神经之间存在优势和冲突，新迷走神经无法对原始迷走神经发挥其调节作用。因此，所有器官和膈下消化腺都被这场冲突挟持，这解释了腹部症状高发的原因。

这种情况会使 ENS 受到很多的影响，扰乱了其自主功能，作为应答，所有这些结构都通过自主传入纤维向大脑传递很多神经信号，以及激素和神经肽来源的信号（在消化道和大脑中是相同的信号）。

因此，边缘系统以牺牲新皮质为代价主导大脑功能平衡，大脑意识具有普遍的情绪基调。这意味着：

- 对身体感觉的过度感知，就像一台过于敏感的收音机同时接收多个电台。其结果是身体不适、疼痛（尤其是内脏），加剧了对腹部的感知，并开始恶性循环。

- 自主神经和神经内分泌轴不再被所有高级大脑结构所平衡，只受下丘脑和边缘系统的调节。这些轴是情绪转化为身体表现的“转换器”，是身心现象的起点；容易患有功能性疾病和器质性病变。
- 意识对负面情绪的感知能力更强大，增加了焦虑的总体水平，导致恶性循环。根据个人的具体情况，或被恐惧、焦虑、悲伤和抑郁状态影响（更多地与原始迷走神经有关），或被愤怒、刺激和攻击状态影响（与交感神经系统有关）。
- 与潜在的个体与心理发展过程中发生的心理固着有关的神经质状态可能增加。

4.6 “第二大脑”

腹部是我们的“第二大脑”已经成为一个热门话题。栖息在我们身体里的细菌的数量是构成我们身体的细胞的 10~100 倍。这些细菌主要栖息在肠道，肠道细菌的成分不仅会对消化功能产生重要影响，还会对情绪和行为产生重要影响，也会导致许多疾病或病态倾向。科学家认为，从逻辑上讲，通过改变菌群的平衡和组成，可以改变我们对周围环境的情绪感知，也可以治疗某些疾病和改变某些行为。

我们给予了肠道太多的关注。投入过多的精力研究肠道细菌增加了对来自腹部所有感觉的关注，加剧了恶性循环。

我们的能量被用来推动更有趣的活动，我们的腹部被用来在意识阈值以下自主运作。除了真正的病理性改变，我们很可能在先天或后天水平上遗传了脆弱性，然而，最佳的功能是合理的饮食与情绪平衡和意识完善的产物。与 Sutherland 博士同时代的整骨医生 Fulford 博士认为，“能量遵循思想”或“思想就是一切”，思想和能量在种类和质量上产生了相应的元素。也许有一种方法可以改变我们肠道细菌的性质。我们知道，这些细菌大多数都是在生命的最初时刻获得的，其中 90% 是由肠道绒毛深处的黏性菌群组成的，对我们后来吞下的所有益生菌都不敏感。

创伤性脑损伤和肠道变化之间的联系已经被确定[8]。这表明我们的大脑对肠道细菌有一种自然的自上而下的调节。

根据神经－内脏整合模型[9]，自我调节是指调节思想、情绪和行为的能力，使我们能够对不同情况做出适当反应。已经确定了几种与认知、情绪和自主自我调节相关的神经机制，其中之一是中枢自主神经网络（central autonomic network，CAN）。CAN 包括扣带前回、脑岛、腹内侧前额叶皮质、杏仁核的中央核、室旁核和下丘脑相关核、中脑导水管周围灰质、臂旁核、孤束核、环绕核和延髓神经营养索等。CAN 参与内脏运动、神经内分泌运动和行为反应的适应性与灵活性，以满足各种环境要求。CAN 内的前额叶皮质下抑制回路在自我调节功能中发挥关键作用。在正常情况下，前额叶皮质识别来自环境的安全信号，并对交感神经兴奋性皮质下回路（包括杏仁核的中央核）进行抑制性控制。这种前额叶调节使生物体有可能以最适合不同情境需求的方式做出反应。

良好的认知功能和情绪调节水平可能会通过我们的新迷走神经对我们的微生物群产生向下的调节影响。

4.7 “当下的力量”[10]

> “我们从未站在当下。未来的脚步太慢，所以我们期待它，仿佛这样就能加快它的进程，又或者我们回忆过去，以便抓住未来，因为它似乎很快就会消失；我们如此漫不经心地徘徊在不属于我们的时代，而不去思考那唯一属于我们的时代；我们如此虚荣地关心那些什么都不是的时代，而让唯一存在的时代不假思索地逃脱。通常，当下会使我们受伤。我们把它藏起来，是因为它让我们感到痛苦，如果它是令人愉悦的，我们就会很遗憾地看到它溜走。我们试图用未来来支持当下，并思索如何在我们无法保证它到来的情况下，处理那些我们能力范围之外的事情。
>
> 让每个人审视自己的想法。他将会发现他们都被过去或未来所占据。我们不大考虑当下，就算我们会想到它，那也只是为了应对未来。当下从来不是我们的终点。过去和现在是我们的手段；唯一的未来是我们的目的地。所以，我们从未活过，但我们希望能活着，并总是努力快乐，我们永远不会快乐，这是不可避免的。”
>
> ——尼采

人类意识的另外一个方面——想象力，由思想和情绪组成。它使我们有能力做出最好的成绩，但有时也可能对我们造成伤害，就像上文中尼采描述的那样。

这个问题不在此深入讨论，其他学者已经讨论很多了。此处只是提醒读者注意，在人类发展和疗愈的过程中，必须考虑到意识的其他部分和功能。如果只有当下才有意义，那么我们需要一个方向和引导，换句话说，需要一个愿景。我们要达到的目标是什么？我们存在的原因和指导动机是什么？当下的力量并不仅仅意味着享受短期内我们的感官可以体验到的一切事物。

我们处在一个社交网络发达的时代，但很难说这是否真正增强了我们的集体或社会责任感（并且因此进化出了新迷走神经的高级功能）。

我们对过去的记忆，就算我们仔细回忆，也是特别有限的。我们专注于现在的生活时，就意识不到过去的事情并且它们也不会给我们带来负担。我们的大脑通过这样的方式构建记忆。大脑可以掩藏过去然后只在特定时刻让有用的经验觉醒，从而让我们弄清现状并更好地调节我们的行为。除此以外的回忆可能是没有意义的，可能会耗尽活在当下所需的能量。我们被过去的经验所充实，被目标明确的理想愿景所引导时，我们对当下的参与才是最佳的。神经科学表明，与这种状态绝对相反的是某些额叶痴呆症，痴呆症患者与任何过去的记忆隔绝，不仅对未来没有任何意识，甚至没有自我意识。

对生活的关注，如对我们意识的清醒认识，是我们存在并且能够正确参与行动的一个因素，它刻在我们短暂存在的时间轴上。我们现在要研究的就是这个因素。

4.8 社会参与：心灵的开放和创造性的礼物

> “一个人的真正价值取决于他在何种程度与何种意义上实现自我的解放。”
>
> ——阿尔伯特·爱因斯坦

神经科学最近表明，心脏有自己的“大脑”，是一个独立的神经系统，有大约4万个神经元与情绪大脑紧密相连，有复杂而密集的神经递质、蛋白质和支持细胞网络。这是一个真正的“心脑”系统，其中心脏对我们的情绪状态有相当大的影响。

当心脏协调运行的时候，它就像一个强大的振荡装置，推动身体的其他所有包括大脑在内的系统进入一个最佳的运作状态。

心脏似乎可以比大脑更快地感知、做出决定和独立地采取行动[11]，而且它有自己的记忆。

心脏与身体其他部位（包括大脑）之间有四种类型的相互作用。

- 神经交互作用：心脏向大脑传递的信息多于接收的信息。它能够抑制或激活某些大脑回路，从而调控我们对外部和内部条件的反应。
- 使用激素和神经递质的生化相互作用：研究[12]表明，哺乳动物心脏的心房是真正的内分泌腺，可以合成我们已经提到过的一种肽——ANP。这种因素对肾、肺、肝、肾上腺皮质和大脑有重要的血流动力学作用。目前的研究结果表明，它可能对细胞外容积和血压的内稳态产生中枢控制作用，并发挥一种整合作用，这一点尚待阐明。它的作用之一是抑制应激激素的产生，产生并释放催产素，即著名的“爱的荷尔蒙”。
- 机械的相互作用：通过与心肌收缩有关的压力波来实现。我们还没有完全掌握这些在体内传播的压力波的作用。
- 电磁相互作用：心脏的电磁场是人体中最强大的，比大脑的电磁场要强1000倍[13]。它的电流随我们的情绪状态而变化，并影响身体所有其他的电磁场（包括大脑电磁场）。这个电磁场可以拓展到人体周围4 m处。目前我们还未能掌握该电磁场的所有影响。

心脏的这种活动使我们重新回顾心率变异性的概念和其他衍生内容。在实践中，这种高级且微妙的心脏功能的活动与新迷走神经的活动相关联。这种关联并不完全准确，有时会与每个人都很容易经历的消极情绪相冲突。因此，在新迷走神经和交感神经系统之间存在着冲突的或不总是同步的活动，这种活动导致了现代人的许多症状，特别是各种各样的心脏疾病。

进一步讲，根据其他正慢慢被西方科学所验证的传统理论，至少有一个没有科学偏见的传统理论，就是与心脏有关的情感。在中医里，喜悦其实不是一种普通的情绪。喜悦是仅有的一种真正积极的基本情绪。它是一种特别智能的意识状态，是我们的意识开出的花朵。心脏允许一种直接的意识不经理性头脑过滤而直接进入，它是我们通往直觉的大门。

"那些对生命的意义和人类的命运进行推测的哲学家们并没有充分注意大自然已经不厌其烦地告诉了我们这些。它通过一个精确的标志告诉我们，目的地已经到达。这个标志就是喜悦。我指的是喜悦，而不是快乐。快乐只是自然界为了从生命体中获得对生活的维护而发明的一种假象；它并不指明生活的方向。但是，喜悦总是表明生命已经成功，它已经获得了地位，它已经赢得了胜利：巨大的喜悦拥有胜利的口音……我们发现，哪里有喜悦，哪里就有创造：创造越丰富，喜悦越深刻。"[14]

——亨利·柏格森

我们必须明确，这种喜悦既不是每天都能得到的，也不是每个人都能得到的。它是一种潜能，一个目标，一个承诺，它的体验往往需要努力和奋斗。它在等待着那些通过千百种不同方式，努力变得喜悦的人。更妙的是，它有时会在人无所求的情况下出现，作为一种馈赠，赠予那些向他人和世界敞开自己的人，以及那些奉献自己创造力成果的人。这就是我们所说的创造性的礼物。

"主动性和责任感、有用甚至是不可或缺的感觉，是人类灵魂的重要需求。"

——西蒙娜·韦伊

我们通常没有受过朝着这样的方向前进的训练和教育。在这成为可能之前，人类经历了不同的过程，Dane Rudhyar[15]总结如下：

1. 推动人类进入物质生活领域的冲动：这包括在情感和机体压力下的本能探索，在生理后代中繁殖他们的种族特征。这些冲动首先是无意识的。
2. "个人身份"的冲动：这些冲动促使个人保持和发展其独特的结构，并通过有意识的行为，在象征性的行为或现实中延续这种结构。这些冲动导致了对社会或政治权力、名声、艺术或科学成就的追求。这些冲动是有意识的活动。
3. 超个人的冲动：可以导致与前面的冲动相同的成就，但是动机超越了个人的意识，在不失去个人意识的情况下，被一种更大的责任所占据，并带有其所属的更大的整体的包容性概念。

应该指出的是，第二和第三过程之间没有明确的区分界线，而且过程可能是渐进的。正如Henri Bergson所解释的那样，当我们重视赞美、荣誉和"人们热烈的钦佩"时，我们知道我们是为荣耀而工作。这种对认可的追求也佐证了人们对真正成功具有深层的、无意识的疑虑。有把握创造出可用且可持续作品的人不需要荣耀，因为他发现了创造的喜悦，这种喜悦是一种"神圣的喜悦"。"如果在所有领域中，生命的胜利都是创造，那么我们是否可以认为，人类的生命有其存在于创造中的理由，与艺术家或学者的创造不同，生命的创造在任何时候和任何人身上都在继续：自己创造自己，通过努力扩大人格，从点滴中汲取更多，从无到有，并不断增加世界的财富？"[16]

这是很好的安慰，因为它意味着即便我们不拥有与生俱来的特殊天赋，也能成为一个更好的世界的共同创造者。要知道，每个人都有自己的贡献。

因此，进化、创造和疗愈与一个人赋予自己生存的意义是密不可分的。我们不是真理、道德或任何体系的代言人。简单地说，我们相信，心灵的品质和个人以某种形式对社会的参与，是让一个人成长最有力的杠杆。

在我们的实践中，如何不带偏见或评判地看待患者是一个问题。我们尽可能地以清醒的状态与患者见面，一方面意识到使患者的生活充满活力的激励和动机，另一方面判断患者是否在进化过程中陷入困境。然后，我们也许能够鼓励患者采取下一步行动。

在 McLean 的三脑模型（智人脑或新皮质、哺乳动物脑或边缘脑、爬行动物脑或脑干和小脑）理论中，这三个大脑在人体中同时在一起：大脑、心脑和肠脑。后者发挥着作用并且保持在意识的阈值以下，就像爬行动物的大脑一样，可以自主管理身体的重要功能。

4.9 意识的功能

荣格认为我们的意识至少需要四个基本功能来定位自己并采取行动："在定位自己时，我们必须有一种功能来确定存在某种东西（感觉）；第二个功能是确定它是什么（思考）；第三个功能是分析它是否适合我们，我们是否愿意接受它（感受）；第四个功能帮助说明它从哪里来，往哪里去（直觉）。当这一切完成后，就没有什么好说的了……理想中的完整是圆形或球体，它在自然中最小的部分是一个四分结构"（图 4.5）[17]。

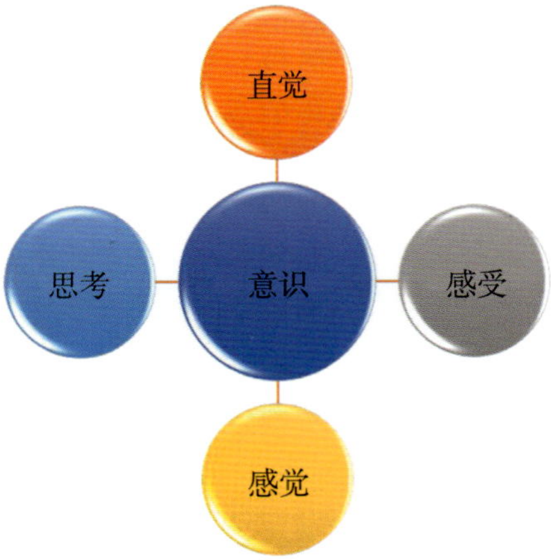

图 4.5　荣格所说的意识的两个轴

真正的直觉是缓慢进化过程的结果，需要其他三个功能协调合作。

一个想质疑自己情感支配地位的人的首要任务是发展思想。

思考是将感觉转化为情绪的手段，矛盾的是，它也是情绪升华和还原引导意识、评判事物和事件并赋予它们积极或消极价值的主要功能手段。然后，人类可以从自己的经历中学习成长并且更加渴望真、善、美。

而思考，是智力工作的原则，它进一步产生距离（或"不认同"），这使人们认识到其不仅仅是一个肉体，更是感觉、感知和体验的产物。在外部环境和后者在他身上造成的影响中，人们认识到自己：人们认识到自我是存在的，认识到自己是"我"。正是通过真正的深思熟虑（而不仅仅是通过善于分析的具体的智力），个人（低级自我）和超个人（高级自我）之间的大门才会打开。

良好心理健康的总体模式可以概括为从上到下清晰的能量流动（图 4.6）。我们假设，有一个跨人格的中心，它使每个人都充满活力，每个人的生命和意识都在寻求更完美的自我实现。这个过程的风险完全是人类经验的基础、困难、起源和目的。

我们认为，所有阻碍这种更高能量在人类不同部位清晰流动的东西，都是冲突、摩擦、拥挤、破坏的根源，因此也是任何

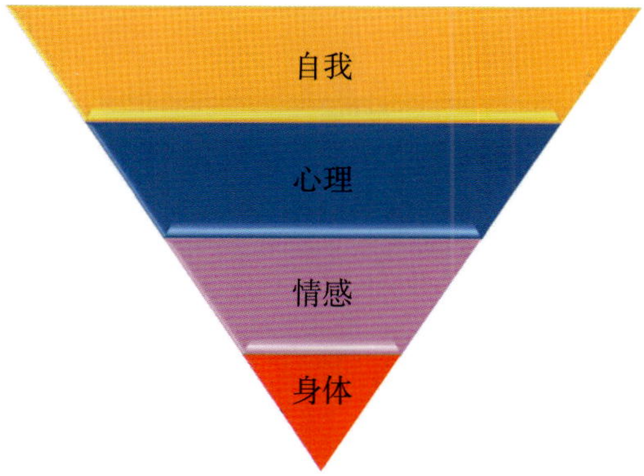

图 4.6　从上到下的能量流动

心理紊乱的根源。

重点是把这种从上到下的影响作为一种真正的健康因素。任何阻碍这一卓越影响的事物都会导致混乱和疾病。根据这一原则，我们可以看到，严格体现在身体层面上的东西是一种后果，如不良饮食的影响，是由更高层次的影响造成的。严格意义上的身体原因可以归纳为创伤、中毒和各种感染。

我们治疗身心疾病和 ANS 失调的方法将以这一原则为基础：膈上器官控制和调节膈下器官；新迷走神经控制和调节交感神经系统和原始迷走神经。

图 4.7 显示了为实现最佳功能而正常运作的控制层次结构。“–”号表示抑制作用，“+”号表示激活作用，“=”号表示适当的调节和适应平衡。

4.10　主要关系汇总表

图 4.8 整合和总结了 ANS、功能相关的内分泌腺、相关器官和人类发展的进化阶段之间的主要关系。我们根据意识和存在的原则来排列它们。在我们看来，这些并不具有任何绝对的价值，只是为了解和诊断我们的患者提供建议，并用于指导我们的治疗。

因此，读者可以根据自己的知识和理解模式，找到重新感受和研究的途径。

4.11　生理和创伤

在整骨疗法中，我们通常将生理性功能障碍和创伤性功能障碍区分开来。

生理功能障碍尊重正常的活动轴，每个解剖结构都能围绕它移动或被移动。流动性参数的不平衡可能是由各种内部和外部原因导致的。但在所有情况下，功能障碍都是适应过程的见证。只要一个人，作为一个整体或作为其身体的一个结构（如一个关节或一个器官）能够适应，其就是运动和生命力存在的见证。

创伤性功能障碍指的是外部力量将其动能转移到组织中，其中一些能量不能以功能性和适应性的方式消散或吸收的情况。骨科医生通常认为，创伤性功能障碍是指结构不再具有生理性运动的轴心。运动是扭曲的，而且往往运动范围低于正常情况，甚至不能移动。由于身体的结构无法适应，因此创伤性功能障碍是一种适应不良或不适应的功能障碍。

整骨疗法的一个重要原则是，总是从释放创伤性功能障碍开始治疗，因为它们改变了身体的适应性和平衡性。

但是，并非所有的创伤都会系统地导致创伤性功能障碍。根据受到创伤的个人体质、创伤程度、适应能力和复原能力之间的公式，产生的功能障碍很可能保持在适应的生理范围内。

学习生理性和创伤性功能障碍之间的区别，对理解身心现象是很有用的，也很有意义。

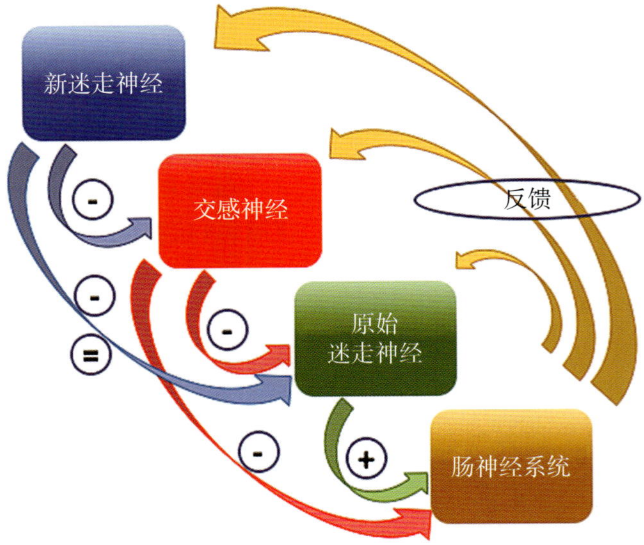

图 4.7　ANS 的功能层次

ANS	内分泌腺		器官	意识的原则	存在的原则
新迷走神经	松果体 胸腺 内分泌心脏	肾上腺	头 心 肺	直觉 怜悯的思考 智慧 分析性思考	存在 爱 自我表达 自我实现
交感神经	胰	甲状腺	肝 胆囊 胃	情感	人际关系、 冲突
原始迷走神经	肠道激素分泌	垂体 性腺	肾 肠 生殖器官	感觉	拥有 繁殖 活着 自我肯定

图 4.8　ANS、内分泌腺、相关器官和人类发展的进化阶段之间的主要关系摘要

4.12 心理－情感创伤

在治疗方法中，为了理解并明白如何处理人类遇到的大多数障碍和困难背后的情感包袱，我们认为有必要将生理影响与创伤区分开来。

创伤是强加在个人身上的事件或情况，它带有一定的信息和一定的影响，使得这个人无法通过正确地适应和发展意识来利用创伤并继续生活。个体的部分生命运动被阻断，这种“能量”像囊肿一样封装在体内的某个地方，在心里和身体里，或者某种意义上，在身边。创伤是一个外来的、摆脱不掉且不和谐的部分，具有自己的能量，能量的数量和质量可以从个人的生命力中减去。

我们所处的领域是心理－情感创伤，这是整骨治疗师身体－情感方法的目标。心理－情感创伤的一种主要表现形式是众所周知的创伤后应激障碍（post-traumatic stress disorder，PTSD）。

我们还认为，心理－情感创伤，如果存在的话，是一个需要首先治疗的方面，因为它改变了人的身心整体。

关于心理－情感创伤的文献很多，尤其是在心理学领域。此外，许多整骨治疗师使用“躯体情感释放”技术，试图“清除”体内淤积的创伤能量，让患者重新回到正常的生活轨道上。我们向读者推荐由 John Upledger 博士、Jean-Pierre Barral 博士及最近的 Pateick Varlet 博士开发的方法。

4.13 身心结构

需要花点时间和精力来认识和区分一个人的身心发展结构，即这个人作为一个个体的身份。在这里，我们要处理的是独特性——所有支配这个人的创造和特殊发展的成分，即特定的故事。人就像戏剧中的人物，演绎着其在每一时刻写下或修改的情节。正是这种结构决定了每个人如何适应或应对生活中遇到的不同程度的压力、冲突、挫折和损失。谁能解释每个人反应的巨大多样性，解释真正造成生病或发展为功能性障碍的“敏感度”？

掌握这种身心发展的结构，需要全面了解并接受前来就诊的患者。需要了解的信息包括既往史、患者的个性、制约患者的重要杠杆（恐惧、需要、动机、理想），以及身体、情绪和精神领域对患者的重要性及它们之间的相互关系。这些信息包含了根植于当下的运动和生命周期。也许我们可以模糊地了解患者的独特性，了解目前阻碍其进化运动的障碍，以及了解在他发展的哪个阶段陪伴他可能是明智的。

最重要的是，这里隐含着治疗师的全部理解，治疗师自己的人性和心理文化，支撑治疗师存在的概念模型，以及必须承认的是，治疗师自身的制约、偏见、限制和阻滞。因此，我们必须以谦逊、谨慎和敏感的态度来承担我们作为治疗师所担负的责任。

4.14 情结

在人类心理的底层，有一个我们称之为情结的东西。有一本书[18]讨论了情结的概念，我们在此提出基本要素。

情结是心理逻辑元素的集合体，它围绕一个核心，带有强烈的情感、精神或情感心理负担。

每个人的潜意识中都有许多由情感或精神主题组成的情结，但更多时候是两者的混合，这些让每个生命都有其独特性。

必须了解的是，每一个情结都会自动、机械和本能地发挥作用。它只是需要经常被滋养从而不断成长和加强。在这里，恶性循环的现象再次发挥了作用：任何复合体都决定了意识的焦点，以及对所有与这个情结产生共鸣的情绪和精神的敏感度。因此，这一点也在不断被巩固和加强。

大多数情况下，这种情结是无意识的。它造成了一种不恰当的反应，个体没有察觉到，但他的随行人员却察觉到了。有关个人试图用其认为合乎逻辑的理由来为自己的行为或言论辩护，这种情况我们称为“精心构建的防御系统”。有“情结”的人常唤起其“信念”来为自己的反应辩解。

情结可以包含三种不同的形式。

- 当一个反应系统不顾意识的意愿而产生时，这种情结是无偿的。即当个体想做什么、说什么或成为什么，与他们实际做什么、说什么或成为什么之间存在冲突时，因为受此困扰，所以个体更愿意尝试进化，并会接受一种或另一种形式的帮助关系。
- 当情结已经融入了所谓的个人性格时，该情结是补偿的（由于早期组织了一个防御系统）。即当自我已经将情结的特点和品质与其性格特征以一种僵化和固定的方式整合在一起时，其思想和信仰也被组织起来，为这个情结的后果提供充分的理由。没有经历过痛苦，个体也没有表现出改变的愿望。
- 情结有时会被过度补偿。个体的思想和行为几乎可以与情结相反。一个众所周知的例子是自卑情结，自卑情结有时会导致个体以一种荒唐的态度来表明自己是优越的。事实证明，过度补偿的心理生态往往比稳定和僵化的补偿的心理生态更脆弱。正如内部危机等生活事件会使这种情结回到一个更加表面且尖锐的位置。这可能是个人体验一些内在痛苦的机会，也可能是个人成长的起点。

4.15 内部对抗的力量

我们想向读者介绍的这个概念是一个全新的、迄今为止没有任何心理学流派研究过的关于人类的模型。令人惊讶的是，它的基础归功于一位数学家和哲学家，而不是研究助人关系的专业人士。因为，大多数教学都是以口头形式进行的，所以，没有可提供的参考资料。

有一个因素推动人类不断去进化、成长，发展他的意识、理解、创造行动的能力，打开他的心扉，并表现出所有宗教、哲学家和人文主义者之前提出的最美丽的品质。这一切的源头来自整合的中心因素，存在的中心，超个人的自我，或灵魂。它存在于人类的深处。还有另一个因素，在某种程度上与第一个因素是对称的。它以内卷和倒退能量的形式表现出来，阻碍了所有的向前运动、进化和治疗。正如 Lerne 描述的九头蛇一样：Hercules 徒劳地砍掉了她的九个头，但每个被砍掉的头又生出两个新头。Hercules 只有以谦卑的姿态，跪在地上，把九头蛇抬起来，把它带到光明中，才摆脱了自己的困境。

这对于想摆脱内心恶魔的人来说是一条值得深思的道路。

这些能量无疑是被人类最低级的倾向所滋养的：懦弱行为、退缩、对他人的失败和对精神的犯罪。它们阻挡着我们内在的充分表现。我们给它们一个通用的名字——防卫（图 4.9）。

真正的治疗过程想达到的目标和目的

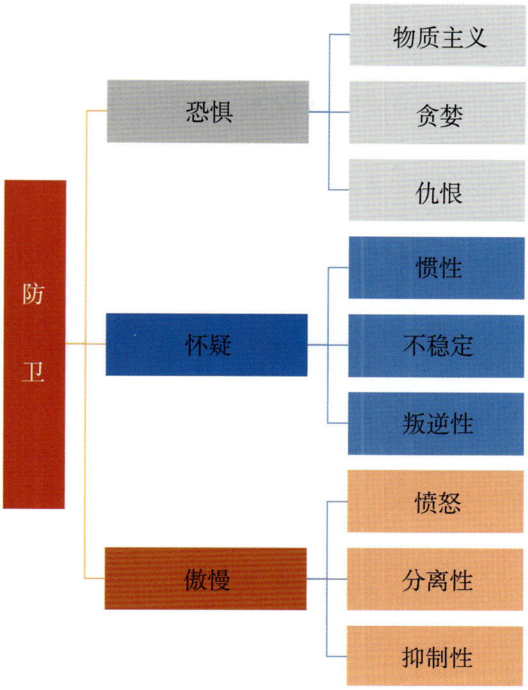

图 4.9　防卫的九种力量

是帮助一个人解放自己，重新获得生活动力，回归不断发展的成长。这是一种去了解自身能量，增减规律及表现的有用方式。

这里有三种能量，每种能量又分为三种次级力量或潮流。这就是九种与进化相悖的力量，就像九头蛇的九个头一样（图 4.10）。

请注意，这里使用的是广义的“唯物主义”一词。它不单纯是指物质财富的积累，而是对肉体死亡的普遍恐惧，这导致了一种倾向，即我们的自我就是我们的肉体。对身体的过度投资和在心理上以来自物质世界的一切为食，是对死亡的一种挣扎或否认。

现在我们对这九种力量的影响进行更详细的介绍。与情结一样它们可以以补偿、失补偿或过度补偿的形式出现在个体中。请记住，只要个人是以补偿的形式体验这种力量，可以暂不治疗干预，我们只进行缓解性工作。我们必须等待这个人遇到导致失代偿的触发因素，这是内心痛苦的来源，从而打开成长的大门。

代偿状态和失代偿状态之间的差别有时是很小的。在实践中，我们必须确定这种“缺陷”是否没有内部冲突的固定形式，个人是希望与这种倾向保持距离或是掩饰这种倾向，或者将其视为敌人。

读者可能对这些信息持怀疑态度。所有时期的男性和女性都有的倾向，怎么会与疾病有关？它们对治疗方法有什么意义？如果认真思考一下，就会发现无论是在个人层面还是在集体层面，这些基本的心理倾向是不幸、痛苦和冲突的根源。

当恐惧不能简单地导致审慎时，它难道不是许多抑制、失败、懦弱、退缩和暴力态度的来源吗？

对死亡的过度恐惧难道不妨碍一个人尽情地生活吗？

> “注意不要让你的休息和你的沉思看起来像屠夫窗前的狗。恐惧使它无法前进，欲望使它无法后退，它睁大了眼睛，看起来像一张大嘴。”
>
> ——弗里德里希·尼采

骄傲难道不是人类许多卑鄙行为的罪魁祸首吗？难道它没有阻止人类心灵必要且重要的开放吗？

> “不懂哲学的人把自己的不幸归咎于别人。那些开始学习哲学的人责怪自己。那些已经掌握了哲学的人不会责怪任何人。”[19]
>
> ——爱比克泰德

基本能量	次级分支	失代偿的表达	代偿的表达	过度代偿的表达
恐惧	物质主义	对死亡的过度恐惧，疑病症，对健康和身体的强烈关注，过度用药，对健康饮食和有机饮食的过度需求，都是由深深的恐惧所驱动的	认为身体是自身的终点，需要自我保护，死亡是人类的敌人。自恋的活动。运动是必需的	自我毁灭的倾向，危险的行为等 认为身体是不纯净的，不值得任何关注
	贪婪	害怕明天，囤积、积累物质财富，偏执地保护自己的财产	以任何形式“拥有”支配着生活 吝啬 寓言中的“蚂蚁”	拒绝任何形式的财产或占有的非社会理想主义者 认为富人都是坏人 寓言中的“蚱蜢”
	仇恨	对他人的恐惧，导致仇恨和排斥 仇外心理 其他人都是坏人	拒绝任何形式的财产或占有的非社会理想主义者 富人都是坏人。寓言中的“蚱蜢” 我必须保护我的人民不受外部世界的邪恶之徒的伤害。常见的种族主义	过度需要消除与他人的差异，以至于他人不再被视为他人 天真的天使主义
怀疑	懒惰	从未参与或被激励去追求一个目标。“这并不值得麻烦”。怀疑自己是否有能力完成任何事情，或否认自己对某件事的兴趣。 麻痹的懒惰	冷漠，缺乏一般的兴趣，长期懒惰。对自己和对生活缺乏信心。总是有借口什么也不做或不承诺	长期过度活跃，无法抽出时间进行建设性的消极活动。停止活动是可怕的
	不稳定	意志薄弱，从一个项目转到另一个项目，而不去完成事情。甚至在尝试之前就有失败的感觉	意志薄弱，但没有失败或痛苦的感觉。认为一事无成是由外部原因造成的，自己是受害者	固执地追求不切实际的目标。会从事项目或设定目标，但不具备能够执行的素质，或者说是遥不可及
	叛逆	怀疑世界上、人类中或自己身上存在善。因此，对生活有一种隐秘的反叛，而这种反叛的借口是没有把自己的优点发挥出来	愤世嫉俗、厌世 天真的理想主义，认为一切都很好，一切都有理由 风险在于被他人或不健康的意识形态所迷惑	天真的理想主义，所有事情都可以被合理解释 风险在于被他人或不健康的意识形态所迷惑

图 4.10　九种消极力量的作用

基本能量	次级分支	失代偿的表达	代偿的表达	过度代偿的表达
傲慢	分离	他人总是必须与之战斗或必须战胜他的对手。他人可以阻止我感觉自己像我幻想的那样伟大。极端的嫉妒心	为向他人隐藏自己黑暗和卑鄙的一面而进行的长期斗争，也有损害自我形象的缺点 自己的真实身份，对自己和他人具有长期欺骗性 虚假的“正常”	不能科学地承认自己比自己理想中的形象差，这导致痛苦、压抑或愤怒
	抑制	总是与他人竞争，总是将自己与他人进行比较，具有嫉妒的性质	对自己的想法或感觉没有控制或忍耐，导致从不考虑他人，一般来说缺乏尊重	自己的局限性导致对整个世界怨恨，认为怨恨是对自己所没有的或拥有的一切负责。不公正的感觉是对他人愤怒的原因
	愤怒	虚假的利他主义、牺牲主义，转化为不自觉的愿望，使自己与他人疏远。认为他人欠自己的而产生一种优越感		对自己的品质有不切实际的看法，导致能量和行为的混乱，以显示自己是个好人。这可能导致自我价值的严重贬低和抑郁

图 4.10（续）　九种消极力量的作用

当然，治疗师必须面对自己的恐惧、自己的疑虑，以及最困难的事情——自傲。治疗师在自己身上找到了什么，驯服了什么，这是一个不变的点，是其可以帮助患者理解自己的支点。然后，患者可能会开始获得一定程度的自由，克服那些无意识的力量，这些力量阻碍和禁锢了其内心的状态和行为，这些行为不利于生活，最终也不利于健康。因为正是这些内心状态和行为直接或间接地造成了许多情绪困难，从而影响了身心平衡。

更进一步说，我们可以察觉到三种能量和 ANS 的三个层次之间存在的类比：

- 恐惧与原始迷走神经：自我保护功能涉及原始迷走神经和爬行动物大脑，它们与恐惧直接相关。对死亡的恐惧、对他人的恐惧、对世界的恐惧，所有这些都被认为是敌对的。
- 怀疑与交感神经系统：这与活动、工作、战斗或逃避，以及在世界上的行动有关。怀疑可能对交感神经的活动有麻木作用，但另一方面，也可能把它变成一种有毒的能量。这种能量不是产生什么，而是引起狂热的激动，或把这种能量内化。这导致了阻塞和所有以“hyper（过度的）”开头的生理或病理状态，所有这些都是不稳定的、激动的和情绪化的状态。这里可以与边缘系统建立联系。
- 骄傲与新迷走神经、社会和关系：骄傲最终切断了我们与他人的良好关系，因为它将我们置于一切的中心位置——必须成为最强的、最值得的、最可嘉的人等。在这个中心位置上不可能有正义感。这里，我们可以认为新皮质的功能被卷入其中。

因此，在一个患者身上，对 ANS 功能的诊断可以给我们提供一些关于阻碍生命和自由变得更强大的力量的线索。当然，重要的是要非常小心，不要用预设的模式对患者进行分类。在对患者进行认真的评估和带有同理心的倾听之后，这些迹象应该只是有助于更好地塑造、记录和解码我们从内心深处产生的主观印象。

本章要点

每个人都会采用最符合他们对存在的理解的心理学和哲学概念。我们必须保持美好，使我们更自由、更有创造力、更有成就感。而远离不好的因素——那些使人分裂的因素，即认为自己掌握的真理比另一个人的真理更优越。

参考文献

[1] For a detailed explanation of psychological complexes, see Marlien é. *How to Beat the Stress Epidemic*. Palm Beach Gardens: Barral Productions; 2017.

[2] Related to this subject, see the account of Pierre Tricot on the life of Walter Russel in Comeaux Z. *Ostéopathie et médecine du futur. La vie et l'oeuvre de Robert Fulford*. Sully; 2005.

[3] Roustang F. *Il suffit d'un geste*. Odile Jacob; 2003. p. 38.

[4] Ibid, p. 39.

[5] Cyrulnik B. *De chair et d'ame*. Paris: Odile Jacob poches; 2006. p. 19

[6] See in particular:
Marty P. *Les mouvements individuels de vie et de mort*. Paris: Payot; 1976.
Marty P. *L'ordre psychosomatique*. Paris: Payot; 1980.
Marty P. "Mentalisation et psychosomatique." Synthélabo, coll. *Les empêcheurs de penser en rond*. 1991.

[7] Roustang F. *Il suffit d'un geste*. Odile Jacob; 2003. p. 76.

[8] Ma EL, Smith AD, Desai N, Cheung L, Hanscom M, Bogdan A, Stoica DJ, Shea-Donohue LT, Fadena AI. "Bidirectional Brain-Gut Interactions and Chronic Pathological Changes After Traumatic Brain Injury in Mice." *Brain, Behavior and Immunity*. Published online, November 2017 DOI:10.1016/j.bbi.2017.06.018.

[9] Thayer JF, Lane RD. "A Model of Neurovisceral Integration in Emotion Regulation and Dysregulation." *Affect Disord* 2000; 61: 201–216. DOI: 10.1016/S0165-0327(00)00338–4.
Thayer JF, Hansen AL, Saus-Rose E, Johnsen BH. "Heart Rate Variability, Prefrontal Neural Function and Cognitive Performance: the Neurovisceral Integration Perspective on Self-Regulation, Adaptation, and Health." *Ann Behav Med 2009;* 37: 141–153. DOI: 10.1007/s12160-009-9101-z.

[10] In reference to Eckhart Tolle's book, *The Power of Now*. New World Library; 1999.

[11] See the research done by the Heartmath Institute: www.heartmath.org/research.

[12] Cantin M, Genest J. *Le coeur, une glande endocrine*. Med Sci (Paris), 1985, Vol. 1, No 6; p. 294–299.

[13] Oschman, J.L. *Energy Medicine, The Scientific Basis*. Oxford: Churchill Livingstone; 2000.

[14] Bergson H. *L'énergie spirituelle*. Payot & Rivages: Paris; 2012. p. 52.

[15] Rudhyar D. *Le cycle de la lunaison*. éditions du Rocher; 1978.

[16] Bergson H. *L'énergie spirituelle*. Payot & Rivages: Paris; 2012. p. 53.

[17] Jung CG. *Memories, Dreams, Reflections*. Random House, Inc.; 1963.

[18] Marlien é. *How to Beat the Stress Epidemic*. Palm Beach Gardens: Barral Productions; 2017.

[19] Epictetus. *The Manual: A Philosopher's Guide to Life*.

第二部分　评估和诊断

诊断是迄今为止所有治疗过程中最困难的部分。我们无法完全确定任何诊断，因为总会有更多待发现的东西。

诊断非常重要，因为整个治疗过程以及相关的预后都取决于诊断。

但是，诊断是困难、不完整且粗略的，因为涉及的变量非常多，有时源于多个方面——我们知识的不足，我们理解能力的不足，更重要的是每个人都是独特的。

每个人都是其遗传、生命经历、敏感度和接受度的产物，特别与其遇到的事件，他每天做什么以及与他生活中每个层面有关。

我们了解了这一点，难道我们还感受不到简化的益处吗？即将症状和经历它的人放入一个过大或过小的心理或能量学的框架中。

当一个人有肝功能障碍时，认为或说它源自愤怒对治疗有帮助吗？有没有人天生愤怒，慢慢地自我毒害，甚至把这种情绪挂在脸上，并影响自己的心率变异性和整个神经内分泌系统呢？在这种情况下，愤怒不只对肝脏有害。另一方面，难道没有由正当原因引发的“义愤之怒”的情况吗？其能量可能通过更加关注公正而释放，这种释放的能量就不会储存在肝脏中导致肝功能障碍了。

无论诊断病因有多难，治疗师都有责任用最小的错误来确定诊断。这确实是一项巨大的责任，因为这至少在一段时间内将患者、患者的病理和特定治疗锁定在这项诊断中。

在接下来的章节中，我们将提出一些符号学的要素和数据，它们有助于治疗师更好地理解患者的 ANS 状态、功能水平和平衡，以及身心动力学。毫无疑问，这只是一个样本数据，但是这些数据必须包括在每个治疗师的一般和完整的诊断方法中。另外，这些可以与患者的回忆、常规临床检查和完整的骨科评估提供的所有因素相关。鉴别诊断至今仍然很重要。即便诊断心理情绪痛苦为影响 ANS 的疾病，也不一定排除更严重的潜在器质性病变。因此，本书向读者提供以下材料，以扩展和补充诊断技能。

接下来，我们将看到所记录的心率变异性（HRV）信息，以及这些信息如何更客观地突显交感神经系统和副交感神经系统的功能状况。然后我们将讨论 ANS 的临床评估，由于多层迷走神经理论，ANS 的临床评估可以得到新的阐释，最后我们讨论心理情感创伤。

第五章　心率变异性检测

5.1　1996 年工作组检测指标

科学界最常使用的软件之一是 Kubios HRV® 软件系统[1]，目前该系统有几种软件包可用，其中大多数面向的是健康和压力管理市场。通过 CODESNA® 和 CODESNA_HRV® 软件开发出的 Physioner® 分析系统所做的图如图 5.1 所示，该结果与 Kubios HRV® 软件的结果一样具有良好的可靠性，而且易于访问，速度更快[2]。

1996 年工作组提出，许多变量都是通过复杂的算法确定的（图 5.1）：

- 高频功率（HF）、低频功率（LF）、极低频功率（VLF）以 ms^2 为单位。
- HF+LF+VLF 以 ms^2 为单位。
- 相邻 R–R 间期连续差值的均方根（RMSSD）以 ms 为单位（显示了短期内 HRV 的变化）。

使用频谱分析反映 ANS 活动会存在许多实验问题，这些问题会使研究人员得出相互矛盾的结论。例如，运动锻炼期间的预期频率本应增加交感神经活动，但并不总是能实现，因为在这些条件下呼吸节律和呼吸容积的变化会减少 LF 的产生，从而显著影响结果。如今，CODESNA® 公司开发的新流程，解决了这些缺点。

5.2　Physioner® 系统的标记物

CODESNA® 系统开发了新一代算法，可以通过分析 R–R 区间的变异性来评估 ANS 的活动。它将记录时间从 5 min 缩短到 2 min，且对标准参数的分析结果具有相同的可靠性。此外，它还可以单独、实时

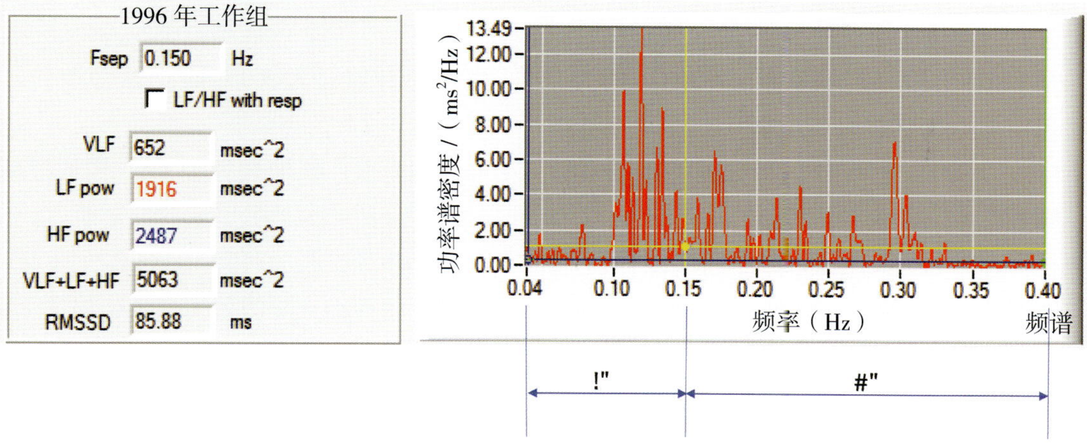

图 5.1　使用 CODESNA_HRV® 软件查看 1996 年工作组的变量

地分辨和测量 ANS 两个分支的活动水平。

我们需要将平板电脑上得到的结果与从 CODESNA_HRV® 软件中下载的数据区分开来。

5.2.1 在平板电脑上记录

有两种方法可供选择：

第一种方法为“基本测试”（图 5.2~图 5.4）。该测试在睁开眼睛的坐姿下进行，受试者必须跟随节拍器以规定的频率（通常 6 个周期 /min）呼吸 2 min。该测试可以在标准化条件下显示交感神经平衡和呼吸性窦性心律（RSA）的功率。吸气和呼气的持续时间相同，以便产生与交感神经一样多的副交感神经兴奋。对于两个系统的平衡来说，坐位也是最中立的。

- RSA：RMSSD、SDNN 和“总功率”三个值代表了心率变异性的幅度（功率），即受试者的生理和情绪适应范围。Physioner® 系统使用这三个值作为评估 RSA 的指标。由于 RSA 随年龄的增长而降低，该软件会根据受试者的年龄进行调整。事实上，RSA 就是 SDNN。“呼吸（R）”的意思是，与该年龄段的平均值相比，它是在六个周期的正常呼吸过程中计算出来的。
- 压力的总体水平反映 ANS 的失衡程度。以 100% 为中心：如果大于 100%，则为有压力（交感神经占优势）；如果小于 100%，则为无压力（副交感神经占优势）。
- 心肺对齐（cardio-respiratory alignment）：显示受试者呼吸与心率的加速和减速之间的关系（与受试者的呼吸相比，心率的加速和减速）。考虑到舌咽神经的传入通路、脑干的心肺调节中枢、来自边缘系统和皮质中心的更高影响以及迷走神经传出通路，这反映的是压力感受器反射的神经生理调节。对于焦虑的受试者，心脏对呼吸的反应有系统的早期（预期）影响。图 5.2 左侧的两条曲线显示的就是这种影响——一条表示跟随节拍器产生的呼吸频率，另一条表示 RSA 的变化。
- 心肺同步化：验证受试者是否遵循节拍器的节奏，从而验证得到的结果。它必须大于 70%。

以下列举了一些使用 Physioner® 记录的示例，显示了不同情况下的 ANS 概况。

第二种方法专业人员可以在规定条件下进行实时记录，并持续一段时间。通过这种方式，人们可以评估由刺激、技术等引起的变化。

ANS 的活动水平通过两条曲线（一条代表的是副交感神经，另一条代表的是交感神经）实时显示（图 5.5）。

5.2.2 CODESNA_HRV® 软件

该软件收集以下数据（图 5.6）：

- 总功率：单位为 ms^2。
- 标准差。
- 交感神经活动（以 ms^2、% 为单位，实时值）。
- 副交感神经活动（以 ms^2、% 为单位，实时值）。
- 静息因子 R，如果 R 大于 1.5，则通过副交感神经活动表达受试者的恢复能力。
- 由交感神经支配的时间。
- 由副交感神经支配的时间。
- 呼吸（周期 /min）。
- 交感神经和副交感神经系统的熵（两种系统之间的对立水平，单位为 %）。

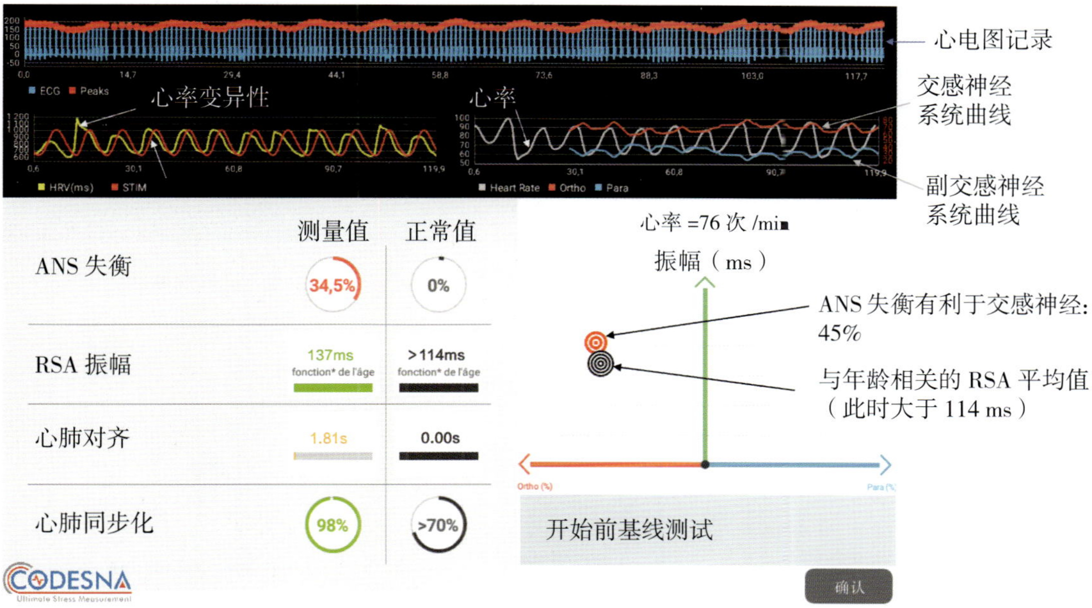

图 5.2　图为使用 Physioner® 系统记录的一个交感神经系统失衡患者，但患者有良好的 RSA（137 ms，与该患者年纪对应的 RSA 平均值是 114 ms），而且显示出良好的 ANS 适应范围。与副交感神经系统相比，交感神经系统占主导地位，因此 34.5% 的失衡有利于交感神经。ECG：心电图；Peaks：峰值；STIM：刺激；Heart Pate：心率；Ortho：交感神经；Para：副交感神经

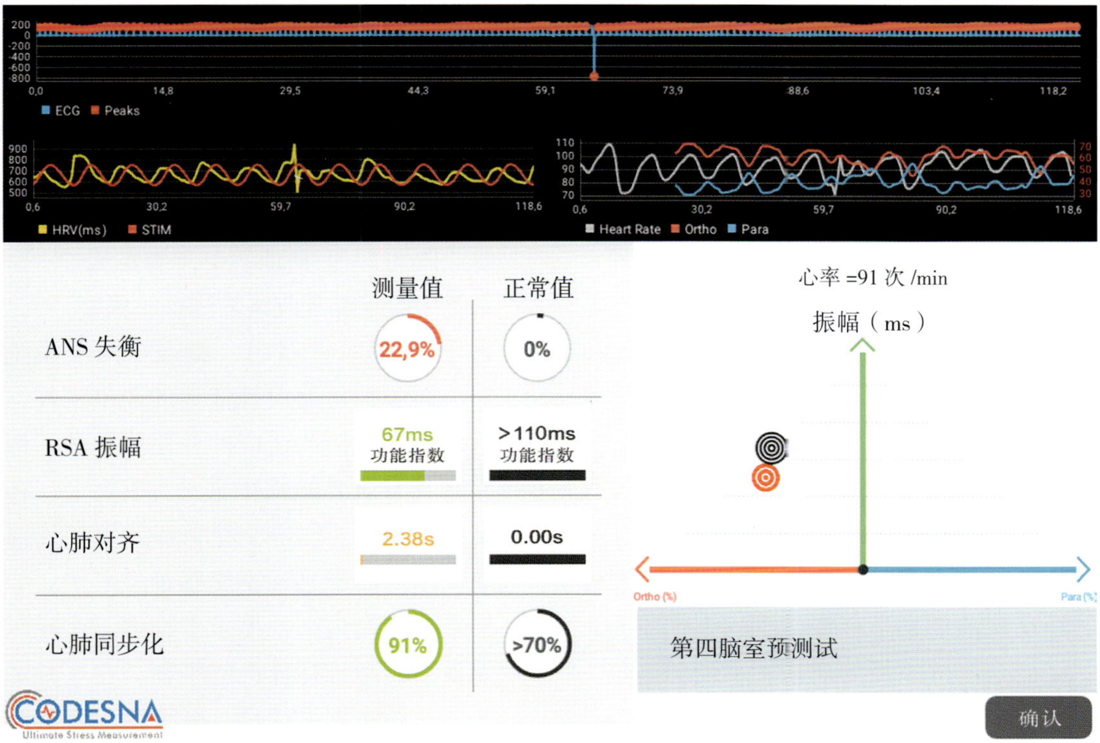

图 5.3　图为使用 Physioner® 系统记录的一个失衡利于交感神经系统的患者，但该患者 RSA 较低（67 ms，与该患者年纪对应的 RSA 平均值是 110 ms），因此显示了 ANS 的虚弱。ECG：心电图；Peaks：峰值；HRV：心率变异性；Heart Pate：心率；Ortho：交感神经；Para：副交感神经

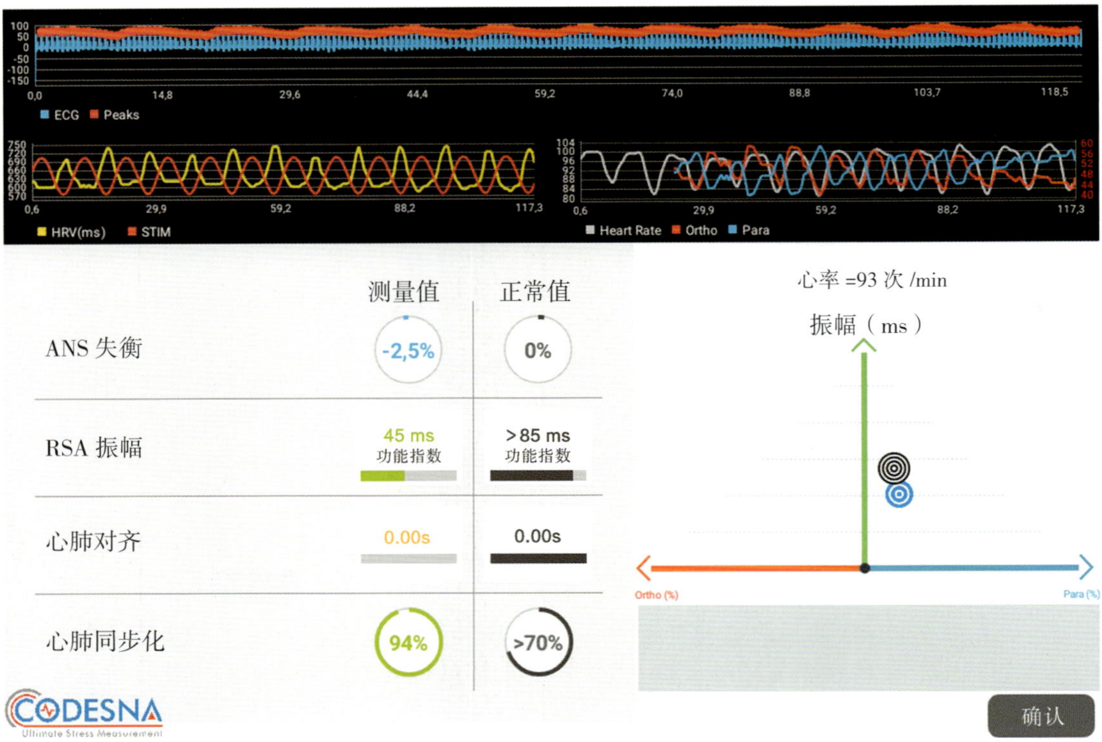

图 5.4　图为使用 Physioner® 系统记录的一个交感神经平衡的患者，但该患者 RSA 较低（45 ms，与该患者年纪对应的 RSA 平均值是 85 ms），因此该患者心脏迷走神经虚弱。RSA 与呼吸相关的变化阶段也完全是不同步的。矛盾的是，心脏迷走神经在吸气时减慢心率，在呼气时解除了对心率降低的抑制。这种现象主要见于焦虑患者。ECG：心电图；Peaks：峰值；HRV：心率变异性；STIM：刺激；Heart Pate：心率；Ortho：交感神经；Para：副交感神经

新的 HRV 记录系统第一次有可能实时展示交感神经和副交感神经系统的活动水平，以及它们对各种刺激、物理治疗、手法治疗、电磁治疗或心理技术（放松、可视化技术、催眠等）在时间、数量和质量上的反应方式。

- 时间：即时或延迟，以及交感神经或副交感神经对刺激反应的持续时间。
- 数量：基本活动或交感神经、副交感神经反应的功率。存在广泛的个体差异，可能是由所经历的场景、不同的体位、一天中的时间、与事件相关的特定时期，或特定的生物节律导致的。
- 质量：Physioner® 系统是唯一通过熵来评估交感神经和副交感神经工作方式的系统（图 5.7）。物理学中，熵表示“一个系统中组织混乱或缺乏信息的程度”[3]。对于 Physioner® 系统，熵表示两个系统的不同步，是巨大且低效的能量消耗，也是维持平衡和适应的补偿或斗争。研究其具有重要的临床意义。事实上，在某些情况下，标准测量可显示可接受标准范围内的交感 - 副交感神经平衡。如果系统的熵很高，提示生物体正在耗尽储备适应和维持体内的平衡。在这种情况下，要注意失代偿。系统紊乱者的熵不超过 10%。

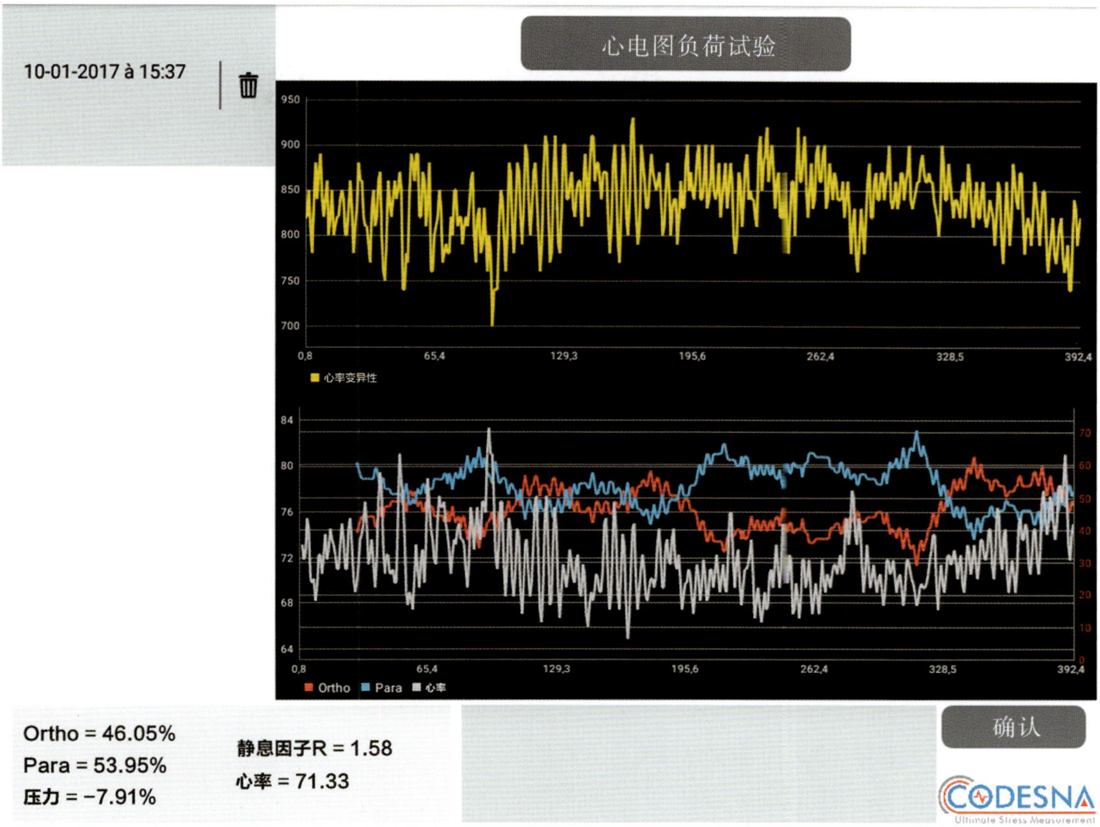

图 5.5　使用整骨技术时表现的实时记录（第四脑室受压）。我们可以看到副交感神经的活动（蓝色曲线）明显增加，正如该技术所预测的那样。Ortho：交感神经；Para：副交感神经

5.3　心率变异性检测的稳定性和可重复性

许多研究表明，在中等强度运动、服用快速起效的短效血管扩张剂、饮用一定量的咖啡等短期干扰后，HRV 测量值可以很快恢复到基线水平。

更强的刺激，如长时间有规律的运动或长效药物，可能导致在恢复基线值之前需要进行更长时间的改变。

在相同的条件下，每个受试者的 HRV 测量在几个月内都是稳定的，并且难以获得持续的变化。对于长期应激或情绪紊乱的个体，其负面情绪不断渗透到其心理领域，确定良好的 HRV 和正确的交感 – 副交感神经平衡是一项困难的任务，需要治疗和情绪管理干预。

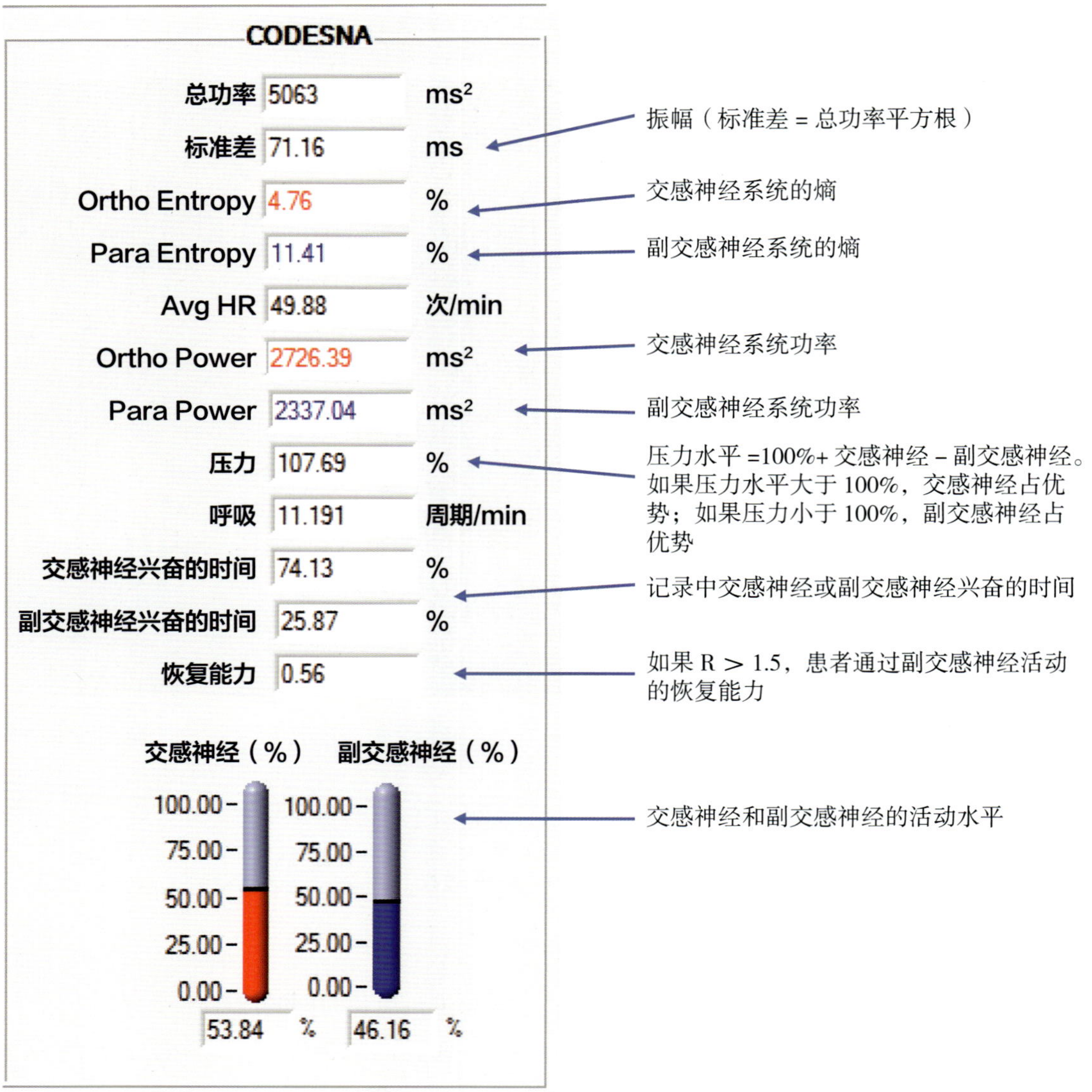

图 5.6　使用 CODESDNA_HRV® 软件分析 Physioner® 系统记录的数据时提供的数据

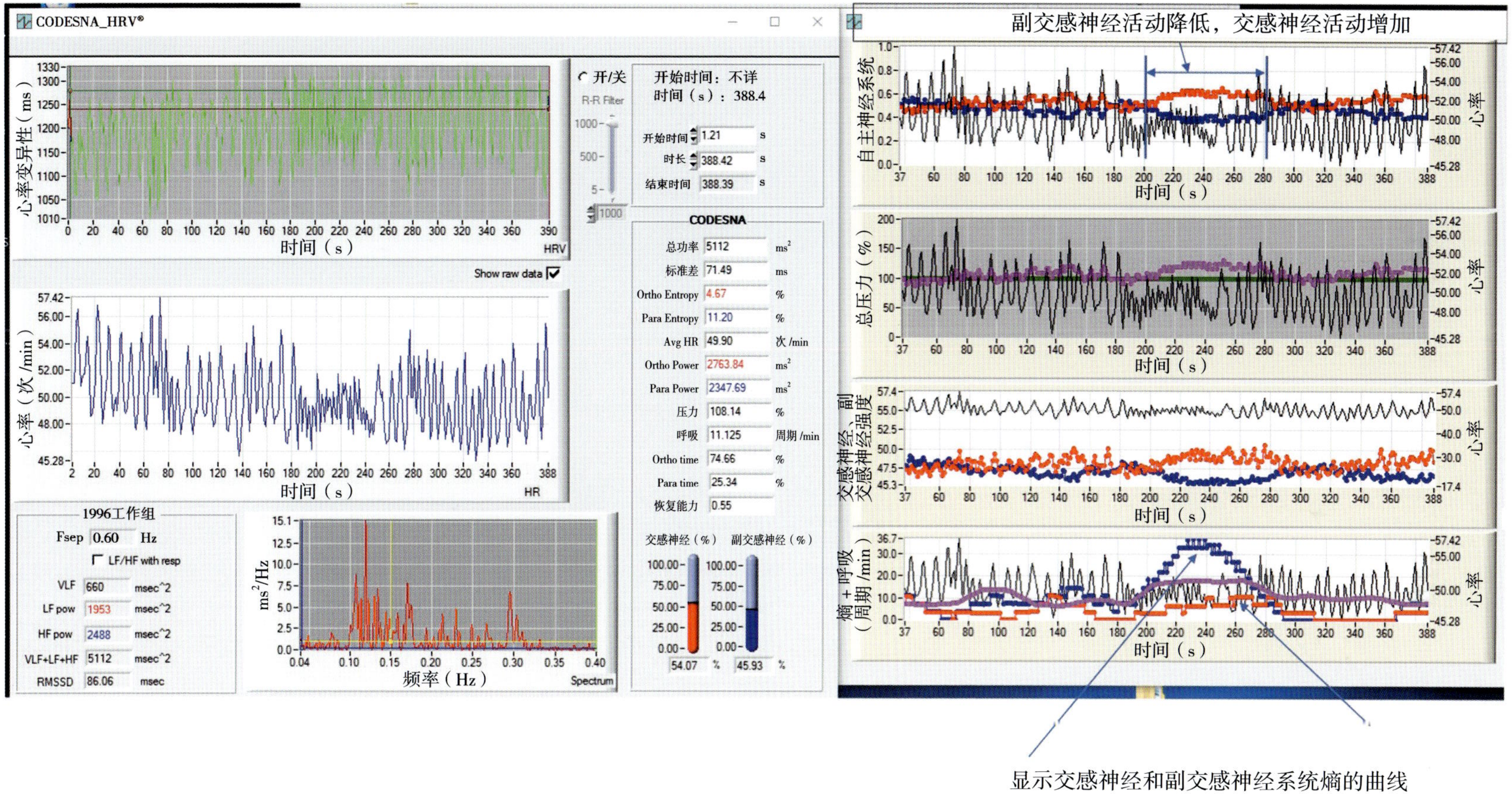

图 5.7　一个接受交感神经系统实验性刺激的受试者的数据。患者交感神经活动水平在增加，同时副交感神经活动水平下降（右上角曲线），尽管试图对副交感神经水平进行补偿（光谱分析显示）。熵的增加表明了这种低效的活动（右下角曲线）。这里熵的百分比大于 10%

参考文献

[1] Tarvainen, M.P., Niskanen, J.P., Lipponen, J.A., Ranta-Aho, P.O., Karjalainen, P.A., *Kubios HRV - Heart Rate Variability Analysis Software, Biomed Comput Methods Programs*, 2014, Jan., 113 (1): 210–220.

[2] Mourot L. "Comparaison des logiciels Kubios et Codesna pour l'analyse de la variabilité de la fréquence cardiaque." Département Sport/Santé, Université de Franche-Comté, Rapport d'étude, 2015.

[3] https://en.wikipedia.org/wiki/Entropy.

第六章　自主神经系统临床评估

区分 ANS 功能障碍引起的变化与肌肉骨骼、脏器和颅骶功能障碍引起的变化不总是那么容易。

单纯的创伤性功能障碍（如休克、事故、手术后遗症）应该优先得到救治。

诊断 ANS 功能障碍一直是一项棘手的工作。原因有很多，如与三个分支中的一个分支的功能亢进或减退相关的一些体征，可能不涉及 ANS。又如，一些人的 ANS 功能可能非常不稳定，症状可能会迅速变化或随着时间的推移而变化。

多层迷走神经理论使我们能够以接近的方式认识典型的 ANS 症状，传统理论只考虑了副交感神经系统和交感神经系统在亢进或减退方面的功能水平。

我们做出以下区分：

- 副交感神经功能亢进引起的真正的副交感神经高张状态。
- 交感神经功能减退引起的相对副交感神经高张状态（交感神经抑制）。
- 交感神经功能亢进引起的真正的交感神经高张状态。
- 副交感神经功能减退引起的相对交感神经高张状态（副交感神经抑制）。
- 两个系统功能同时亢进或减退引起的交感神经同调状态。
- ANS 紊乱状态，其特征是两个系统的无序的和不稳定的功能状态。

在我们之前用于评估 ANS 状态的资源中，我们的回忆有：

- 心率的变化：
  - 大于 80 次 /min 表示交感神经兴奋。
  - 低于 60 次 /min 表示副交感神经兴奋（受过训练的运动员除外）。
- 使用钝签或指甲进行外阴皮肤或皮肤划痕试验：
  - 常见的白色条纹是由于机械原因引起的毛细血管血液外渗。它在刺激停止后立即消失，其性质与体外压力现象相同。
  - 交感神经麻痹时，诊断性白色条纹可能在几秒后（最多 30 s）出现。在没有足够皮肤交感神经刺激等皮肤表面，这个时间可能会更长。
  - 一条普通的红色条纹是机械刺激引起的生理性血管舒张反射的征象（逆向反射）。
  - 交感神经兴奋时，诊断性红色条纹的出现会延迟——常见红色条纹之后的红色条纹表现为不规则的轮廓逐渐增宽，是伤害的组胺反应。

这种诊断性红色条纹对于定位兴奋的交感神经椎体节段特别有用。只需将两根手指从 C7 到 L2 的后正中线两侧划过，一个持久的不断变宽的红线就会在这几个连续的节段上频繁出现。图 6.1 显示的是 5~6

个节段的诊断性条纹，右侧较明显。若诊断性红色条纹出现在整个脊柱胸椎上，这是全身交感神经兴奋的迹象。

- 眼心反射（OCR）：轻微压迫眼球会导致心率下降。患者仰卧，压迫应循序渐进，持续时间为 15~30 s。正常反应是脉搏强度和频率会略有下降（每分钟减少 4~12 次），且潜伏期为 4 s。在眼睛压迫结束后的 4 s 内恢复正常。这是 OCR 阳性和张力正常的情况。
  - 交感神经兴奋时，心率不变或增快。
  - 迷走神经兴奋时，心率下降幅度大于 12 次 /min。
  - 其机制涉及三叉神经通路；但是，这种反射并不是绝对的，因为它是迷走神经兴奋和三叉神经通路共同作用导致的，并且过程中没有其他干扰。
  - 更灵敏、灵活的方式是用一只手的手指测量患者的脉搏，同时用另一只手的拇指和示指按压患者的两个眼球：正常反应是动脉搏动强度下降。交感神经兴奋时，脉搏保持良好；而迷走神经兴奋时，脉搏会很快，甚至增快，直到在某些情况下趋向消失。

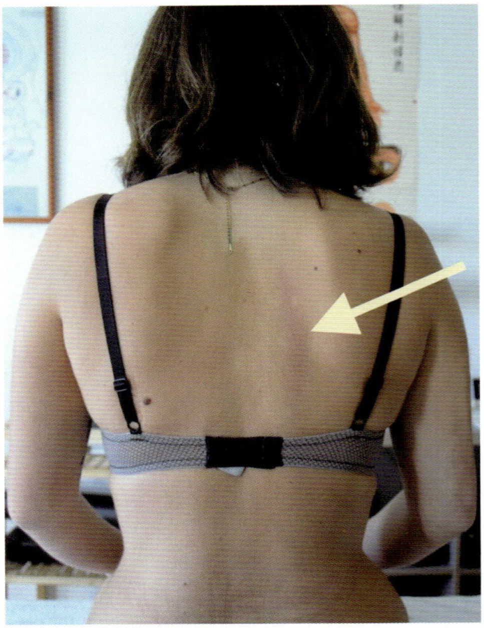

图 6.1　椎旁诊断性红色条纹

- 如果 Erben 反射发出迷走神经高张信号，当患者向前倾斜时脉搏减弱。
- Samogyi 反射表明迷走神经易激惹无力，表现为吸气过程中瞳孔扩张，呼气过程中瞳孔收缩。
- 腹腔神经丛反射（solar refler）：按压深部腹腔神经丛（避免挤压主动脉）会导致生理性的心率适度增快。
  - 当腹腔神经丛反射呈阳性时，也可以在肺部表现为短暂的呼吸困难伴血压升高。
  - 交感神经兴奋时，心率会急剧增快。
  - 迷走神经兴奋可导致心率不变或降低。

上述所有症状和测试也可能伴随许多其他因素，在确定诊断之前进行交叉检查很重要，这在所有诊断程序中都是常见的情况。

了解 ANS 三个分支的每一个分支的功能作用，并识别每一种分支功能占主导或次要作用所反映的身体和心理症状对诊断非常有帮助。

然而，应对措施和适应能力并不是非此即彼的。临床工作表明这三个系统的功能转换并没有明确的界限。因此，临床症状可能提示两个神经系统同时存在问题。

换句话说，有些问题可能有特定且明确的症状，而另一些问题可能是双重功能障碍或两个系统之间的某种矛盾。这可能是对每个系统在特定情况下一定会表现出来的功能性患病率的适应或过渡。因此，如果功能紊乱，两个体系可能同时崩溃，或者过度兴奋和制约失衡。对于一个遭受慢性压力或严重情绪障碍的患者，表面上有可能有一个大致正确的平衡，且只有轻微的症状。但是 ANS 的一个或两个分支的功能失衡可能很高，维持这种伪平衡的能量消耗非常大且协调不良。这种情况迟早会出现不良后果。

关于副交感神经对泌尿和生殖盆腔器官的调节，我们还不清楚如何将它们纳入多层迷走神经理论。骨盆器官属于与原始迷走神经密切相关的发育系统，并与寻找性伴侣的接近 / 回避行为有关。这种寻找方式无疑是一种原始的社会承诺形式，有性繁殖在物种进化的早期就已经出现。在脊椎动物中，只要性交持续，雌性就处于明显的副交感神经支配的固定抑制位置。对于雄性，副交感神经的功能是促进阴茎勃起，它总是与积极的甚至咄咄逼人的姿势有关。这里有一个悖论，可能是男性比女性分泌更多的血管升压素的解释——副交感神经的激活总是与交感神经的抑制结合在一起，它们共同参与勃起的生理过程。

尽管如此，我们还没有足够的知识将泌尿生殖临床体征纳入我们将要描述的症状学中。

6.1　ANS 三个分支的症状学

我们需要知道的是，每个人都是独一无二的，ANS 的三个主要分支为每个人提供了特定的“签名”。以下适应证不应用于将一个人归入某个类别，不是在我们用于分类疾病的“临床”框架里。分类疾病的临床框架只是粗略的预判，其忽略了个人特点及其特殊的痛苦。

在这里，我们给出了一般性指南，建议谨慎诊断，只考虑明确的迹象和提示以及它们的共性和关联性。当这种诊断系统可用时，心率变异性分析可提供有价值的帮助。

我们以列表的形式给出了症状学标准，但从业人员决不能忘记，这是一个全面的病史采集和临床检查（包括视觉和触诊检查），所有体征都需要收集。

6.1.1　与原始迷走神经主导有关的症状

当原始迷走神经占主导地位时，交感神经和新迷走神经通常相对虚弱。一般来说，交感神经功能低下是处于长期功能亢进后的衰竭阶段，有时是体质虚弱或早期获得性功能障碍的情况（如来自功能失调的家庭环境）。

- 血管舒缩和皮肤体征：
  - 流向大脑的血液减少。
  - “白色”偏头痛：就像发带在太阳穴上挤压一样。患者面色苍白，有黑眼圈，感到寒冷和不适。一般来说，偏头痛持续时间较短，但具有重复性。
  - 面色苍白。
  - 出冷汗。
  - 四肢发绀（略带紫色）。
  - 静脉曲张。
  - 皮肤病。
  - 油性皮肤。
  - 有息肉的倾向。
- 心理情绪症状：
  - 自闭。
  - 关系上的困难，避免眼神交流。
  - 回避外部世界的接触和逃避社会关系。
  - 绝望、厌倦、疲惫。
  - 悲伤，甚至忧郁。
  - 自我放弃。
  - 沮丧。

- 痛苦。
- 抑郁症。
- 解离症。
- 意志力缺乏。
- 疑心病。
- 嗜睡。

• 消化系统症状：
- 吞气症、结肠积气（吞咽空气）。
- 胃灼热。
- 胃食管反流。
- 恶心。
- 结肠痉挛。
- 痉挛性便秘与腹泻交替发作。
- 饭后经常出现消化问题。

• 心血管症状：
- 晕厥。
- 心动过缓。
- 呼吸困难。

• 一般症状：
- 有体重增加的趋势。
- 嗜睡，醒来时感到疲劳。
- 全身感觉和肌肉无力。

• 眼球运动症状：
- 疲劳时斜视，眼睛定向障碍，难以在现实世界中保持专注或集中注意力。

• 听觉症状：
- 对低频声音过敏，与在不安全环境的深度恐惧有关系。

• 泌尿生殖系统：
- 阳痿、阴道痉挛。
- 尿频。

• 心率变异性：
- 低呼吸性窦性心律振幅。
- 交感神经系统支配增加及心脏迷走神经支配减少。

6.1.2 与交感神经主导有关的症状

通常，当交感神经占主导地位时，新迷走神经处于相对弱势。它可以抑制原始迷走神经的活动。

• 血管舒缩症状：
- 汗流浃背。
- 四肢冰冷潮湿。
- 血液流向横纹肌。
- 水肿。
- “红色”偏头痛：与血管收缩有关，表现为始于太阳穴表面的搏动性疼痛。患者脸颊发红；以消化系统症状为主。偏头痛可持续数小时到数日。

• 心理 – 情绪症状：
- 紧张、易怒、对压力的敏感性增加。
- 紧张、情绪夸张、冲动。
- 防御性反应、具有攻击性、愤怒。
- 高度警觉。
- 多动。
- 躁狂状态、强迫症。
- 入睡困难、失眠、思虑过度。
- 精确的视觉接触，充满敏锐度，仿佛在评估可能的危险。
- 对他人缺乏同情心，认为环境具有威胁性。
- 对运动或体育活动的需求增加。

• 消化系统症状：
- 胃肠功能受到抑制，消化缓慢，肝胆功能活动迟缓。
- 餐后疼痛。
- 慢性应激引起的皮质醇升高导致胃炎和溃疡。
- 胃胀。
- 便秘。

• 心血管症状：
- 心率超过 80 次 /min，心动过速，心律失常。
- 收缩压增高。

- 一般症状：
  - 变瘦或腹部脂肪堆积。
  - 夸张的肌腱和毛发运动反射。
  - 关节、肌肉、肌腱和脊柱疼痛引起的肌肉过度紧张。
  - 牙关紧闭、磨牙症。
  - 高血糖。
  - 免疫力下降。
  - 细胞衰老加速。
  - 支气管扩张。
  - 呼吸浅而快，经常需要深吸气。
- 泌尿生殖系统症状：
  - 性冷淡。
  - 闭经。
  - 早泄。
- 心率变异性：
  - 交感神经的支配明显强于心脏迷走神经的支配。
  - 心率的变异性可能是混乱的。

6.1.3 与新迷走神经失衡直接相关的症状

除非另有说明，大多数症状都与功能减退有关。

- 与社交活动中脑神经和新迷走神经相互作用有关的症状：
  - 难以同时协调呼吸和进食。
  - 难以同时协调说话和进食。
  - 难以同时协调说话和呼吸。
  - 吃饭时打哈欠。
  - 说话时，感觉需要咳嗽或吞咽唾液。
  - 进食时，食物在口腔或喉咙中看起来很干或黏稠。
  - 恶心[1]、唾液过多：唾液往往从嘴角流出来（功能亢进的迹象）。
  - 难以控制眼球运动。
  - 耳鸣、眩晕。
- 心血管症状：
  - 心脏节律障碍、心律失常。
  - 低血压，低于 100 mmHg 或 110 mmHg。
- 呼吸系统症状：
  - 过敏、鼻窦炎、鼻炎、哮喘（免疫系统功能亢进的迹象）。
  - 呼吸急促。
  - 持续咳嗽影响言语或进食。
  - 胸痛。
  - 呼吸时感到缺氧。
  - 叹息样呼吸。
- 与胸腺有关的症状：
  - 累及关节、肾脏、心脏和血细胞的自身免疫性疾病（功能亢进的迹象）。
  - 疲劳、反复感染且恢复缓慢（功能减退的迹象）。
  - 一些白血病（功能亢进的迹象）。

6.1.4 新迷走神经的全方位活动

- 通过控制和协调交感神经和原始迷走神经的活动来调节生理状态。
- 充分而协调的呼吸。良好的整体健康，最佳的细胞修复，强大的免疫力——预防严重疾病。
- 通过促进催产素的分泌，促进社交互动和与他人的关系。
- 改善发音的多变性，感知人声及其调节的能力，促进面部表情、眼神交流、头部运动、流泪和眼睑运动。
- 与他人交流很容易，讲话质量很高。
- 冷静，良好的压力管理，易于平静和自我安慰。
- 有同理心、热情、信守承诺。

- 心率变异性：
  - 心脏迷走神经兴奋性很强并且交感－迷走神经的相互作用处于平衡状态。
  - 呼吸性窦性心律振幅非常好。

6.1.5 交感神经和原始迷走神经之间冲突或适应不良的具体迹象

这种人对压力非常敏感，认为环境和他人是危险的。其童年往往不是在安全的家庭环境中度过的；父母的爱可能是矛盾的，也可能表现得很差。有时是社会或国家背景不允许儿童在足够安全的环境中发展。

在心理和行为层面，人们会发现这两个层面存在混合的迹象，且混合比例不同，有时交替出现。

更具体的身体疾病和症状有：

- 由原始迷走神经支配的膈下器官疾病：肠道疾病（各种消化系统疾病、低氯血症、维生素吸收不良、结肠炎、腹泻和便秘交替、乳糜泻、溃疡性结肠炎、克罗恩病等）和肾脏疾病。
- 与胰腺和肾上腺功能障碍相关的症状：
  - 由于缺乏皮质醇而导致低血糖，身体无法对反复出现的压力做出反应，并会迅速筋疲力尽。
  - 身心衰弱、睡眠障碍（非恢复性睡眠）和性欲低下。
  - 轻度抑郁症，对社交接触和活动缺乏热情或渴望。
  - 有炎症和反复感染的倾向。
  - 脱水、口干。
  - 尿频。
  - 疼痛、肌肉收缩、肌肉无力、运动后易疲劳。
  - 食物过敏。
  - 血糖不稳。
  - 直立性低血压（液体引流）、虚弱、头晕。
  - 消化不良、对糖或过敏性食物的渴望会增加皮质醇的分泌。
  - 消化缓慢且伴有阵发性腹泻。
  - 肾上腺功能减退，通常与甲状腺功能减退有关。

通常，人们可以观察到原始迷走神经和交感神经的联合反应。这种反应与生物学或行为学无关，是由强烈的压力引发的，公开演讲前或考试前的紧张情绪就是证明。

原始迷走神经反应可能包括焦虑、尿急、面色苍白、绞痛、腹腔神经丛痛（神经丛痛）、分离感和下肢无力；交感神经痛的症状包括出汗、心悸、心动过速和口干。

以上情况，我们可以看到两个系统的紊乱，每个系统都在与另一个系统拮抗，并且都异常而无效地增加了它们的张力。

6.1.6 交感神经和新迷走神经之间存在缺陷或适应不良的特定迹象

这些人通常意识到他们对压力过于敏感，是负面情绪的受害者，他们希望进步和发展。

在心理和行为层面，属于这两个层面的迹象以不同的比例混合在一起，有时是交替的。对社交活动的需求很大，但关系很容易变得冲突。

身体疾病很容易变成身心疾病。以下问题尤其值得关注：

- 由原始迷走神经支配的膈下器官：心脏食管交界处（反流、裂孔疝）、胃（胃痛、胃炎、溃疡）、肝脏和胆管疾病。

- 心脏：心律失常、心绞痛、心肌梗死。
- 支气管：哮喘。
- 头部：头痛、偏头痛、耳鼻喉疾病、过敏。
- 免疫力通常很好，在压力或情绪波动时会有一段虚弱的时期。

6.2　与症状地形图相关的体征

回忆我们在第一章和第二章中讨论的关于 ANS 每个分支的运动和感觉影响范围（图 6.2），进行以下观察：

- 头部和躯干的膈上部分对应 C8~T5（脊髓节）以及 C1~T5（对应相应的椎旁神经节的椎体）之间的内脏交感神经区域。
- 躯干的膈下部分对应 T5~L2（脊髓节）和 T5~L2（对应相应的椎旁神经节的椎体）之间的内脏交感神经区域。
- 盆腔区对应 L3 以下内脏交感神经区域。
- 头部、上肢和躯干的膈上部分对应 C8~T5（脊髓节）和 C1~T5（对应相应的椎旁神经节的椎体）之间的躯体交感神经区域。
- 躯干的膈下部分和下肢对应 T5~L2（脊髓节）和 T5~L2（对应相应的椎旁神经节的椎体）之间的内脏交感神经区域。
- 头部和躯干的膈上部分对应内脏新迷走神经区域。
- 躯干的膈下部分对应内脏原始迷走神经区域。
- 盆腔区域对骶副交感神经有反应（如果骶副交感神经不存在，则对原始迷走神经区域有反应）。

因此，新迷走神经和 C8~T5 的内脏交感神经之间，以及原始迷走神经和 T5~L2 的内脏交感神经之间，都有一个完美的重叠区域。我们必须有保留地在骶副交感神经区域和 L3 及以下的内脏交感神经区域之间添加对应的关系（图 6.3，图 6.4）。

这些图谱可提示症状与 ANS 的哪一部分功能障碍是相关的：

- 影响四肢的问题只与交感神经有关。我们会看到，与慢性交感神经过度活动有关的周围神经功能障碍较常见。
- 影响头部和膈上器官的症状涉及新迷走

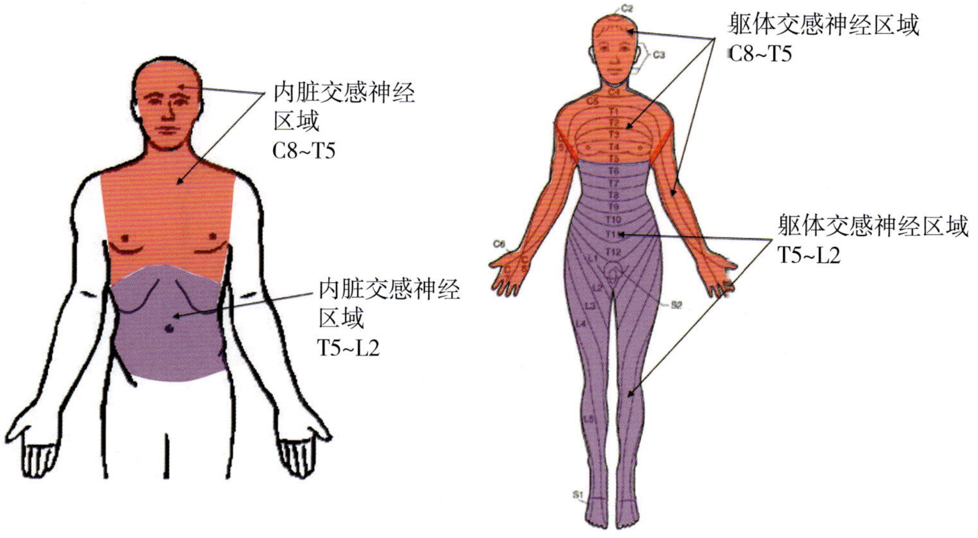

图 6.2　交感神经区域

神经和内脏交感神经在 C8 和 T5 之间的区域。这些症状可能与其中一种功能障碍有关，更常见的是与两者之间的拮抗和功能不协调有关。

- 影响膈下器官的症状涉及原始迷走神经和 T5~L2 之间的内脏交感神经区域。这些症状可能与其中一种功能障碍有关，更常见的是与两者之间的拮抗和功能不协调有关。
- 盆腔症状与骶副交感神经（或原始迷走神经）和 L3 及以下的内脏交感神经区域有关。

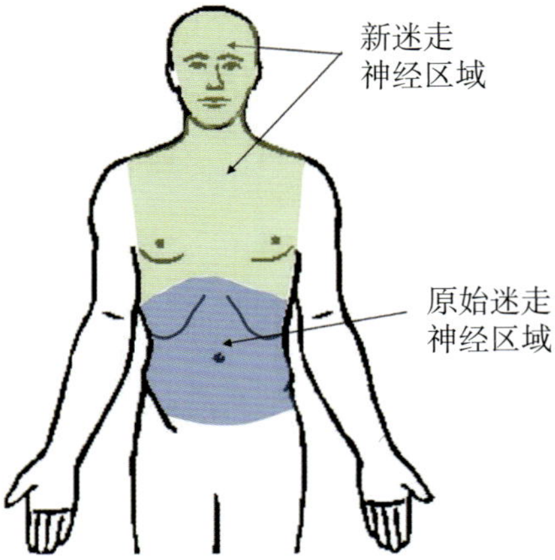

图 6.3　迷走神经分支区域

在实践中，对于自主神经的不平衡，通常需要协调控制相应区域的两个系统来调节相关的功能障碍。

6.3　与周围神经系统有关的体征

我们已将这些体征单独分类，它们没有在任何研究中被引用。我们提出这些假设是基于自己的临床经验，尽管它们仍然有待其他研究人员验证。

神经操作手法[2]在我们的治疗方法中占据了突出的地位。即使没有周围神经体征，我们也知道许多症状与神经系统的限制有关，我们系统地进行了一些测试，以一种精确和不可否认的方式突出它们。

我们经常看到神经系统在没有可识别的机械原因或代谢原因的情况下受到限制，尤其是在交感神经长期过度激活的情况下。这尤其涉及那些有大量交感神经纤维的神经，如正中神经（其中约 80% 为交感神经，而周围神经平均为 8%）和坐骨神经。

我们发现有显著限制时，严重的疲劳后就会立即有正中神经的释放，甚至在治

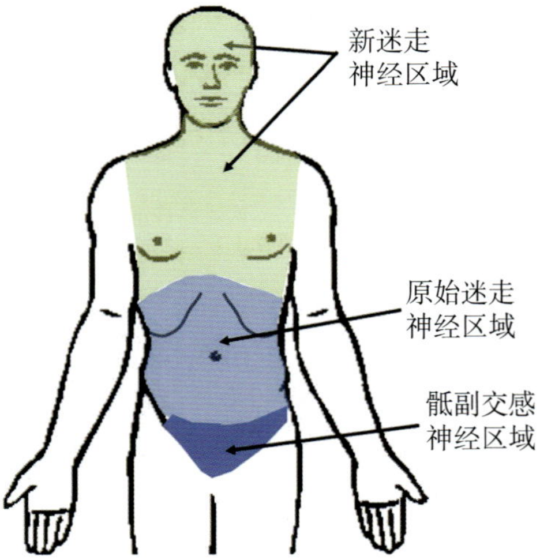

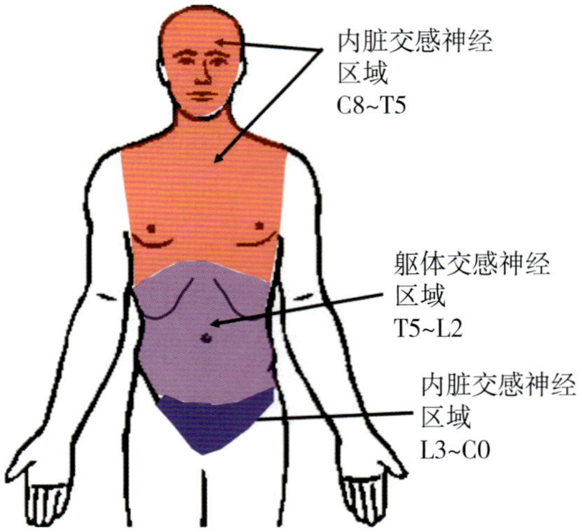

图 6.4　交感神经区域

疗后 1~3 天内需要大量睡眠。这些都是副交感神经代偿反应的迹象。

这就是为什么我们认为，许多神经根或神经干症状、假性肌腱炎、椎管综合征和其他限制性神经病会导致定义不清的关节疼痛，可能是交感神经张力障碍引起的 ANS 功能障碍。

6.4　ANS 问卷调查

我们起草了一份问卷，部分灵感来自 S.Porges [3] 设计的身体感知问卷，我们这份问卷考虑了更多的临床症状。该问卷使量化自主神经的三个分支所引起的症状成为可能。

我们可以在图表中看到一个人的 ANS 功能失衡的普遍程度。尽管我们在日常咨询中更喜欢使用临床的一些方法，但它也提供了一些信息，可能对一些患者的诊疗或进行某些研究有用。

左列列出了患者需要回答的问题及 0~4 的等级，中间列为一个患者的感知等级，右列表示问题所涉及的 ANS 分支。

每一个问题的回答都分为以下等级：不 / 从不 =0；一点 / 有时 =1；中度 / 经常 =2；很多 / 很长 =3；非常多 / 一直 =4	分值	ANS 分支
样例：		
我脸色苍白	2	原始迷走神经
我出冷汗	2	原始迷走神经
我感觉冷	0	原始迷走神经
我有静脉曲张	0	原始迷走神经
我可能有皮肤病	0	原始迷走神经
我的脸很油	3	原始迷走神经
我有息肉	0	原始迷走神经
我感觉自己没有情绪	0	原始迷走神经
我有社交困难，所以避免接触其他人	0	原始迷走神经
我宁愿不跟外界打交道，躲在家里感觉比较好	4	原始迷走神经
我感到绝望	0	原始迷走神经
我感到伤心	0	原始迷走神经
我喜欢一个人独处	0	原始迷走神经
我感到沮丧	0	原始迷走神经
我感到焦虑	0	原始迷走神经
我感到忧愁	0	原始迷走神经
我感到昏昏沉沉	0	原始迷走神经
我感到乏力	0	原始迷走神经
我害怕生病	0	原始迷走神经
我睡太多了，但没办法	2	原始迷走神经
我感到疲倦	0	原始迷走神经
我一直吞咽空气	0	原始迷走神经

续表

每一个问题的回答都分为以下等级：不 / 从不 =0；一点 / 有时 =1；中度 / 经常 =2；很多 / 很长 =3；非常多 / 一直 =4	分值	ANS 分支
我觉得胃灼热	1	原始迷走神经
我有胃食管反流	3	原始迷走神经
我有恶心感	2	原始迷走神经
我的肠子在抽筋或疼痛	2	原始迷走神经
我有腹泻	0	原始迷走神经
我饭后觉得消化有问题	0	原始迷走神经
我放一堆屁	1	原始迷走神经
我感觉要晕倒	3	原始迷走神经
我感到极度虚弱	2	原始迷走神经
即使运动时，我也觉得心跳非常慢	2	原始迷走神经
我感觉自己好像呼吸不到空气	4	原始迷走神经
我想要增肥	4	原始迷走神经
我早上起床觉得很累不想出门	1	原始迷走神经
我平常感觉肌肉无力	3	原始迷走神经
我对低声音很敏感	4	原始迷走神经
我有阳痿或阴道痉挛	4	原始迷走神经
我经常急着上厕所	4	原始迷走神经
我经常汗流浃背并觉得热	4	交感神经
我手脚冰凉、颤抖	4	交感神经
我肌肉一直很紧张	4	交感神经
我容易水肿	3	交感神经
我容易神经质或易怒	4	交感神经
我情绪紧张且反应大	2	交感神经
我在外面非常警惕	2	交感神经
我可以非常疯狂	2	交感神经
我反应过度	3	交感神经
我固执	0	交感神经
我很难入睡且失眠	0	交感神经
我感觉环境或人人都有威胁性	4	交感神经
我需要运动或参加一些活动来感觉良好	0	交感神经
我对压力敏感	4	交感神经
我冲动	4	交感神经
感到威胁时我会好斗	4	交感神经
我到晚上也在认真考虑问题	4	交感神经
我胆囊有问题	4	交感神经

续表

每一个问题的回答都分为以下等级：不 / 从不 =0；一点 / 有时 =1；中度 / 经常 =2；很多 / 很长 =3；非常多 / 一直 =4	分值	ANS 分支
我饭后会腹痛	4	交感神经
我被胃炎或溃疡折磨	4	交感神经
我消化慢	4	交感神经
我便秘	4	交感神经
我的心率总是高于 80 次 /min	0	交感神经
我血压高	0	交感神经
我心律不齐	0	交感神经
我的心跳得很快而且我能感觉到	3	交感神经
我胖不起来	2	交感神经
比起身体其他地方，我的肚子非常胖	2	交感神经
我的肌肉过度紧张，我的关节、肌肉、肌腱或背会痛	2	交感神经
我感觉我的牙关紧闭或下巴紧绷	3	交感神经
我的血糖太高	1	交感神经
我常出现病毒或细菌感染	3	交感神经
我睡觉会磨牙	3	交感神经
我的呼吸短且浅，经常需要深呼吸	2	交感神经
我无法对性行为感到愉悦或者我有早泄	2	交感神经
我无法边吃饭边呼吸	1	新迷走神经
我无法同时调节吃饭与呼吸	4	新迷走神经
我无法同时调节吃饭与说话	0	新迷走神经
我吃饭声音大	4	新迷走神经
我在讲话时经常咳嗽或吞口水	4	新迷走神经
吃饭时感觉食物很干会卡在嘴里或喉咙里	4	新迷走神经
我感觉口水一直在嘴角	4	新迷走神经
我很难控制眼球运动	4	新迷走神经
我有耳鸣或眩晕	4	新迷走神经
我有过敏、耳鼻喉问题、鼻炎、鼻窦炎	4	新迷走神经
我很容易喘不过气	4	新迷走神经
我有影响讲话或吃东西的慢性咳嗽	4	新迷走神经
我有胸痛	4	新迷走神经
我感觉呼吸的时候吸不到氧气	4	新迷走神经
我有哮喘	0	新迷走神经
我有自身免疫性疾病	0	新迷走神经
我感觉疲惫	0	新迷走神经
我有反复的感染且需要很长时间才会治愈	4	新迷走神经

续表

每一个问题的回答都分为以下等级：不 / 从不 =0；一点 / 有时 =1；中度 / 经常 =2；很多 / 很长 =3；非常多 / 一直 =4	分值	ANS 分支
我有心脏问题，如心跳过快	2	新迷走神经
我血压低，而且常低于 100~110 mmHg	1	新迷走神经
我的头皮痒	1	新迷走神经

上述调查问卷完成后，我们得出以下结果（这个结果也见图 6.5）：

ANS 分支	分值	结果的百分比
原始迷走神经	53	34%
交感神经	91	65%
新迷走神经	57	68%

注：与原始迷走神经相关的问题为 39 个，与交感神经相关的问题为 35 个，与新迷走神经相关的问题为 21 个。每个问题的最高分值为 4 分。每个分支的总分值为问题数 ×4。例如，与原始迷失神经相关的问题总分值 =39×4=156。患者分值除以相关分支的总分值即得出结果的百分比

6.5 临床个案

6.5.1 示例 1：ZS 女士

ZS 女士，50 岁，她描述了过去 4 年左右出现的症状，表现为两组不同的症状。两组症状从不会同时发生，而是在不规则的周期中交替出现，持续几周到两三个月。

第一组症状有强烈的腹痛、腹胀、膈肌紧绷感和胃痛。这些症状通常与腰痛有关。

第二组症状为颈椎和斜方肌疼痛，这会引起相当程度的紧张。

所进行的检查（结肠镜检查）只是检测到其有一个良性息肉和巨结肠。

就她的病史而言，慢性便秘可以追溯到童年早期，这可能是第一次固定在肠道和原始迷走神经上的迹象。

ZS 女士的情绪病史显示，其出现症状的潜伏期约为 18 个月。ZS 女士的儿子患

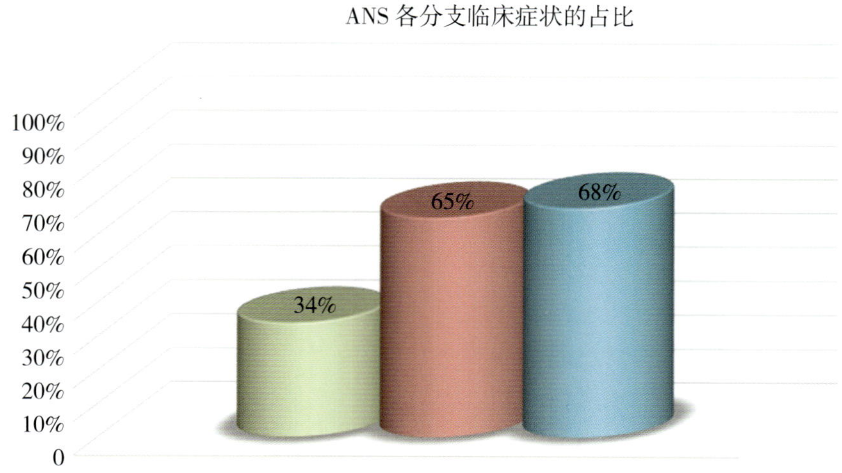

图 6.5 图表化呈现 ANS 平衡

了严重的厌食症，在此期间他的生命垂危。在这几个月里，主导ZS女士意识领域的情绪一直是她对失去儿子的一种严重而无法忍受的恐惧。这种强烈的恐惧是最主要情绪的一部分，但不是全部的最主要情绪。因此，它是原始迷走神经功能的一个重要触发器，然后原始迷走神经只负责调节消化系统，而没有来自新迷走神经的任何协调调节。

在这一事件中，ZS女士并没有保持被动，她动员了自己很多力量来帮助她的孩子。现在她这样说："我知道你必须努力摆脱困境。"在这里，我们看到了交感神经系统的特征。

目前，ZS女士儿子的情况已经恢复正常，她的生活一切都很顺利。不幸的是，她的中枢神经系统似乎并不这样认为，而是继续被激活。她的恐惧仍然根深蒂固，她的边缘回路总是处于警惕状态。她的恐惧，现在完全无意识地注入了她大脑的神经递质，并对原始迷走神经产生积极主动的作用，导致了她的消化症状。ZS女士有一个足够发达的交感神经系统；这个系统经常收到拮抗和抑制，并且由她的痛经引起的暴力情绪进入了整个斗争系统。现在表现为上半身过度紧张——必须紧张起来才能战斗和反击。

图6.6显示了ZS女士自主神经问卷的三个ANS支路相关的功能。

6.5.2　示例2：PR女士

PR女士是我们在实践中经常看到的患者的例子。

PR女士在8年前开始运营自己的公司，她每周工作70个小时。她说，公司就是她的"孩子"——一个优秀且可以培养她对社会和个人成功的渴望的孩子，但养育这个孩子的代价是几乎精疲力竭。她已经成了公司的奴隶，现在她正打算卖掉公司。

与此同时，她的情感关系将她拖入了另一种形式的奴役：她与一个自恋的男人生活在一起；几年来，这个男人让她产生了一种错觉——成为一个优秀而不可或缺

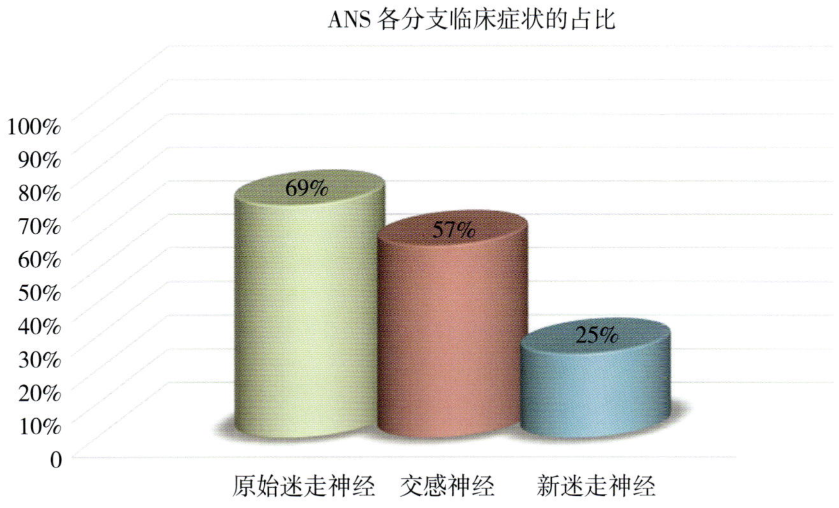

图6.6　ZS女士原始迷走神经占优势。注意，有很大比例的信号来自交感神经，反映了两者之间的冲突或交替功能

的女人。在多次尝试之后，她成功地结束了这种疏远的关系。

我们见到 PR 女士时，她正开始彻底地转变心理，并决定重新获得自主和自由。她的整个神经系统都在过度承受非常多的情绪压力。

幸运的是，她的 ANS 水平还没有达到完全衰竭的阶段，她的交感神经系统仍然具有功能，仍然占主导地位，如图 6.7 所示。

PR 女士与这种自主失衡直接相关的症状并不多。她表现为疲劳、明显易怒、睡眠障碍、大量出汗、腹胀和便秘。

对她心率变异性的分析显示有许多心律失常。

她的周围神经系统仍然带有压力的痕迹。她实际上有一些与神经性疼痛直接相关的症状：

- 在 18 个月的时间里，她感到左脚外侧表面疼痛，并因站立和行走而加重（PR 女士每天站立工作 12 个小时）；X 线片显示骰骨和第 5 跖骨底部之间有积液。骨科评估显示有明显的功能障碍，即腓肠神经损伤和左坐骨神经整体功能障碍。第一次治疗中这些功能障碍的疼痛即减轻了 90%。
- 在她分居 12 个月后，她的右颈部、右肩和右手腕感到疼痛。我们判断此为臂丛神经和正中神经的神经限制，松解它们对缓解疼痛有效。

6.5.3 示例 3：MJ 先生

这位 50 岁的患者从 42 岁开始就因季节性花粉过敏咨询了我们。这种类型的病例似乎已经变得非常常见：许多没有明显过敏史的人突然变得如此。如果不是乳制品或面制品导致的过敏，那么可能是污染加剧或现代食品缺乏矿物质和维生素，以及过多的有害和致敏食品添加剂导致的这一情况。

根据我们自己的观察，也许因为我们有一个坏习惯，错误地相信主流趋势，一旦它们成为流行，我们就问自己一些问题，是不是这些突然发生的过敏症状是发生在个体开始或试图部分解决其内心困难的时候？而到那时为止，这些困难已经干扰了

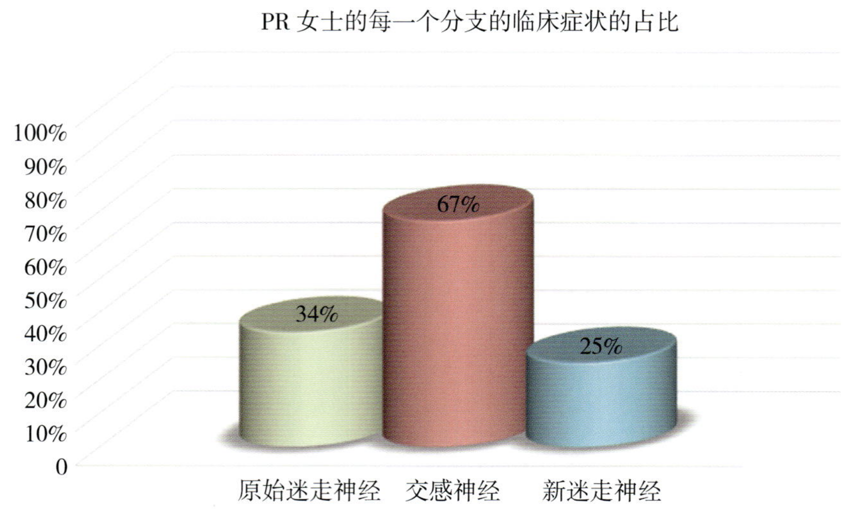

图 6.7 一个承受情绪压力的受测者的交感神经主导的症状

他的人际关系。当个体开始意识到其已经把自己的痛苦、缺点和幻想投射到别人身上时，个体就把投射转向自己，并试图拥有它们。这激活了新迷走神经的功能，但是，新迷走神经并不能立即完全发挥作用。一段与交感神经斗争的时期可以激起一个尚未适应的新迷走神经。它的功能中存在着一种紊乱，也就是说，它并不总是在正确的时间工作，或者它以太多不必要的强度工作。这种紊乱的过度亢进可能是导致MJ先生过敏（免疫变化）的原因。

除了季节性过敏，MJ先生几乎没有其他症状。MJ先生每年两次感冒，在每个月不到一次的严重工作压力下会出现一些头痛，以及不规律的耳鸣。

MJ先生具有强烈利他主义价值观，他希望通过治疗来改善与他人的关系，更好地管理自己的情绪。

MJ先生的ANS问卷（图6.8）显示，新迷走神经占优势，但也具有相对强大的交感神经系统。奇怪的是，除了那些在短期内有症状的人，这些人对治疗并不敏感。一个人调节自己的能力越强，他对外部因素（如化学疗法、顺势疗法或手法训练）的敏感性就越低。但随着他继续厘清他与世界和他人的关系，原始迷走神经的力量越来越强大，他的过敏症状每年都在减轻。

参考文献

[1] According to S. Borges, nausea can just as well be linked to the primitive vagus as to the newer vagus.

[2] Barral J-P, Croibier A. *Manual Therapy for the Peripheral Nerves*. Palm Beach Gardens: Barral Productions; 2007.

[3] Porges SW. *Body Perception Questionnaire*. Laboratory of Developmental Assessment, University of Maryland, 1993, https://www.stephenportes.com/body-scales.

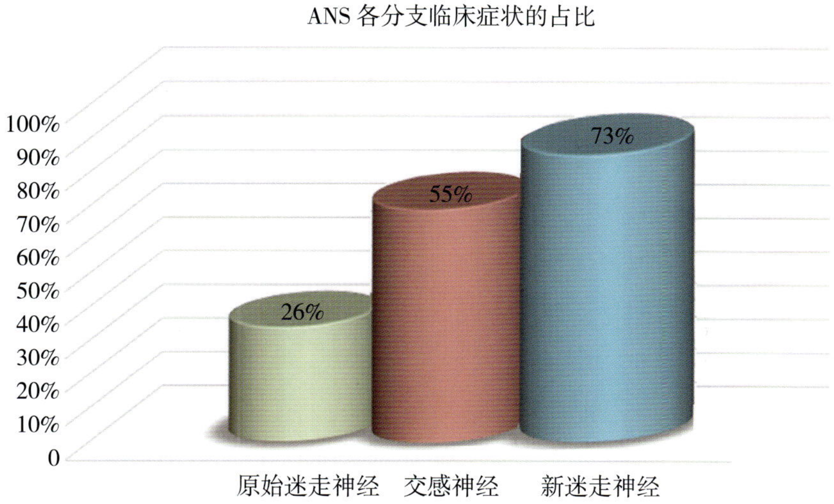

图6.8 MJ先生症状的分布提示了新迷走神经主导，伴随强交感神经系统

第七章　心理-情绪创伤诊断

有时诊断是显而易见的。患者自发或犹豫地向我们讲述他的创伤及随后出现的临床症状，这些症状通常在事件触发后有一段延迟。

在这种情况下，根据我们稍后概述的程序询问患者的身体是合适的。因为询问是为了寻找以前的创伤，这种创伤有时被患者压抑在潜意识的某一层。最近的事件可能只是一种再现，或者仅是埋藏的早期伤痛的发作或显现。

如果患者没有自发地透露创伤，我们需要确认患者没有被压抑的精神情感创伤。如同身体系统一样，必须把创伤作为优先事项系统地对其进行治疗，因为创伤代表了一种令人不安的能量，而这种能量无法循环或为整体所用。

7.1　量子视角

寻找心理-情感创伤的过程是基于量子物理学原理进行组织对话方法的一部分，如 Patrick Varlet 博士[1]所描述的那些原理。物理学家 François Martin[2] 详细而大胆地阐述了这些原则。

总而言之，量子物理学已经表明人类的意识直接参与了评估和观察现实的过程。对象和观察对象的主体之间没有真正的分离。因此，在量子世界中，不存在客观现实；一个物体拥有无限多个可能的状态。其中之一的真实性取决于环境，也取决于试图观察环境的意识。

研究界的普遍倾向是将整个世界或虚拟现实看作是量子的，物质和事物的固定外观，只是一种幻觉。意识是这个世界的一部分，因此它也是量子性质的。

正如两个量子、粒子之间存在相互关联的状态一样。无论它们之间的距离有多远，以及分隔的时间有多长，两种意识之间都存在关联，相互作用可能不受时空的制约。J. Grinberg-Zylberbaum[3] 所做的实验已经证明了这一点。实验记录了锁在法拉第笼的受试者远距离的脑电信号的同步变化。这些相互作用不能以电磁的方式来解释。

从量子的角度来看，人的心理也是虚拟和“真实”状态的所在地。一方面，它包括整个可能性领域——虚拟潜力；另一方面，它又包含现实的状态，偏向于特定的意识状态。

François Martin 提出了两种量子场的存在。第一种场是个体的，或多或少是“区域化的”，以单独一个人的身份为中心。它排除了所有其他人。第二种场与人心灵的普遍性有关，包括集体无意识。它可以包含其他个体的意识。获得一般的个人信息并不是通常状态，但这种信息可以通过诱导或意外的方式获得。

该场并非物理场，而是信息场。它引起脑细胞兴奋，以及我们所能体验到的意识，这是一种假设。Eccles[4]提出了“心理单位”假说，这是一种心理场域量子，能够在不使用神经能量的情况下与“树突”或大脑单位交换信息。François Martin倾向于心理场和大脑之间相互交换的概念；Eccles所描述的电磁相互作用涉及神经能量的使用。

Patrick Varlet博士在他的诊断模型中提到的正是这个共同的领域。这种诊断不再严格以组织为基础，因为它包括了从患者身上发出并围绕他身体的能量场。

7.2　临床工作的测试

每个临床工作者设置特定的沟通模式和代码是必要的。问题是如何在我们的大脑意识中感知从患者的信息和能量场中发出的未实施的信息。因此，我们有必要逐渐对其变得敏感，提高我们的脑细胞对通常难以察觉的刺激的感知能力。这些信息可能会以不同的形式出现在我们面前，这取决于我们是更倾向于动觉、视觉还是听觉。后两种情况，我们可以感知到需要解释的图像或文字。它们与梦境的体验性质相同，其意义有时会造成严重理解偏差。因此，谨慎的做法是不要从字面上理解每一件事。

动觉信息可能更容易使用。可以使用“是－否”类型的二进制代码。对我们来说，我们提出一个问题，并试图感知“是”或“否”。我们把手放在患者颅骨两侧。“是”通常为颅骨右侧向下运动的能量。“否”要么没有运动，要么是从右到左的横向运动。我们不知道为什么会这样。通过多次测试，每个人都可以找到自己的代码。

通过缩小问题的范围，我们有时可以找到一个具体的、有日期的创伤。

下面是一个问题的例子。

- 目前的痛苦是否与情感创伤有关？
- 如果“是”，我们开始按时间轴进行询问。假设我们患者的年龄是40岁：

创伤是发生在30~40岁之间的吗？答案是“否”。

是发生在20~30岁之间的吗？答案是“是”。

是发生在20~25岁之间的吗？答案是“是”。

是发生在23岁时吗？答案是“否”。

是发生在22岁时吗？答案是“是”。

- 然后，我们尝试确定在创伤发生时占主导地位的情绪　恐惧、愤怒、悲伤、厌恶等。可以使用Plutchick情绪图（图1.18）来确定情绪的强度。例如，是愤怒还是仅仅是恼怒。有时会有两种主要情绪。
- 这样就有可能发现更多关于创伤的细节：如果创伤被压抑或否认，那么所涉及的人是谁；现在的处境有几个原因。治疗师提出的错误和预测的风险要高得多，而所发现的信息，即使被证明是准确的，对患者也可能是侵入性的和创伤性的。最好对患者不要提起这件事，但可以向他核实关于日期和情感的信息是否在他心中产生了共鸣。如果是这样，让患者选择是否深入谈论这件事。尊重患者所表现出的任何防御都是至关重要的。没有什么能比提出一个心理上已经努力抛弃或还没有准备好面对的原始真相更具有治疗作用的了。如果提供的信息是假的，那就更糟糕了。许多心理治疗师报告的错误记忆就是一个很好的警告。

许多患者指控他们的家人涉嫌性侵，而这些性侵除了在他们治疗师的幻想之外，从来就不存在。在这个方面，必须注意不要把自己的幻想看得太重。

治疗师还必须听从自己的经验和直觉。即使没有将信息带到患者的客观意识中，真正的治疗进展也是可以发生的。当治疗师在意识中觉察到患者和他的痛苦，然后通过沉默的理解来启发患者时，量子相互作用已经起到了治疗作用。另一方面，有一些释放身体情绪的技术，这些技术既不需要说话，也不需要情感宣泄。

参考文献

[1] Varlet P. *Ostéopathie somato-émotionelle, bases scientifiques et applications thérapeutiques.* Sully; 2009.

[2] Baaquie BE, Martin F. *Psyché Quantique, Théorie Quantique du Champ Psychique*. Laboratoire de Physique Théorique et Hautes énergies, Universités Paris 6 et 7; December 2004.

[3] Grinberg-Zylberbaum J, Delaflor M, Attie L, Goswami A. 1994. "The Einstein-Podolsky-Rosen Paradox in the Brain: The Transferred Potential," *Physics Essays* 1994;7(4):422. In Baaquie BE, Martin F. *Psyché Quantique, Théorie Quantique du Champ Psychique*. Laboratoire de Physique Théorique et Hautes énergies, Universités Paris 6 et 7; December 2004.

[4] Eccles JC. "Comment la conscience contrôe le cerveau." Fayard; 1997, presented by Françis Martin, *Psyché quantique*, at the Congrès de la FEMMO, Dijon, France, 2010.

第三部分　自主神经系统的支持

第八章　自主神经系统的整骨疗法

8.1　概述

> "在所有需要研究的身体部位中，大脑一定是最吸引你的部位；这就是你必须从大脑和头部开始治疗的原因。"
>
> ——Andrew Taylor Still

整骨学创始人 Andrew Taylor Still 的这句话在各种整骨学课程中并不经常被提及，甚至常常会被遗忘。他的优秀学生 William Gardner Sutherland 在着手研究颅骨整骨学的时候，一定想到了这一点。我们在 Jacques A. Duval[1]的书中读到了这句话，这令人欣慰，因为它支持了我们设想的 ANS 失衡和身心起源障碍治疗的整体理念。

我们希望使用整骨疗法来治疗这些失衡和障碍，虽然在有些人看来这些失衡和障碍似乎与现代整骨学相去甚远。尤其是在法国，整骨疗法越来越被"循证医学"所限制。

当然，我们要远离这种整骨学概念。它唯一的现代性是其声称是"循证医学"，这实际上削弱了整骨学一些最美好的根基。

从科学上讲，它的许多概念可以在现代知识的基础上进行检验，包括那些来自物理学的概念。大量关于整骨学的早期概念，以及许多后来被采纳的概念（没有人知道是谁提出的，每一代学生都认为是理所当然的，只是因为上一代老师重复了这些概念），并没有通过简单理性分析的检验。

以肌骨功能障碍的概念为例，其诊断和治疗曾被误认为是治愈所有疾病的方法。似乎关节活动的定性或定量差异本身是一个独立的原因，并不依赖关节囊 - 韧带系统的内在变化、跨关节肌肉的张力变化、整个本体感觉系统的紊乱或者血管系统的失衡。幸运的是，一些人已经开始丰富对功能障碍及其治疗方法的理解[2]。

第二个对颅骨整骨学的未来概念有重要意义的例子是颅骨的骨骼运动和主要呼吸机制。目前看来，颅骨概念的提出者 William Gardner Sutherland 在他生命的最后时刻，已经深刻地改变了自己对这一现象的理解。他当时使用的术语——固有潜力、初步火花、生命之息、潮汐，确实与 H. Magoun 所传达的机械概念几乎没有关系，而这些概念仍继续在整骨学校中被传授。P. Varlet 教授[3]是一位支持科学论据的骨科医生，与 Rollin Becker 和后来的 James Jealous 的方法一致，他拒绝了主要呼吸运动的机械性概念。相反，他引入了量子场的概念，用来传达患者的组织信息和情感。

在整骨学的经典根源方面，许多杰出的前辈都意识到了，结构（整骨学词语）

是一个掩盖更微妙原则的术语。例如：

- “生命是一种普遍的、无限的物质，它充满了宇宙的每一个原子和每一个空间。生命是万物的智慧、力量和运动的源泉。”

——Andrew Taylor Still

- “为了达到这种尚未被人类书写的平衡，需要保持静止和让内在的生理功能表现出绝对的力量，而不是盲目使用来自外部的力量。”

——William Gardner Sutherland

- 根据 Rollin Becker 的学生 Jacques A. Duval 的说法，当谈到“组织”时，它具有“深刻的内涵，涉及词源和一般意义上人所有的‘编织物’——包括身体的、功能的、能力的和精神的层面。”
- 当然，我们不能忘记 Robert C. Fulford，他既是 William Gardner Sutherland 的学生，也是他的朋友。他是著名的颅骨整骨学院的院长，在他的整个职业生涯中，他基于以太体的概念实践了一种公开深奥的整骨治疗。与 William Gardner Sutherland 一样，Robert C. Fulford 在他对人类的概念和实践中融入了 Walter Russell 的思想，Walter Russell 是一位艺术家、作家、雕刻家、新柏拉图主义哲学家。以下是来自 Walter Russell 的陈述：
  - “身体是一个更大过程的反映。”
  - “创造是一系列更高能状态下的逐步下降。”
  - “光是已知的最高元素。”
  - “身体是一种接近结晶的能量。”
  - “物质是在一种形式出现时靠引力组装起来的光，在形式消失时被彻底分解。”[4]

我们实践的整骨学已经打下基础，但终点还遥遥无期。

我们要努力跟上最前沿的科学进展，构建我们不断演变的整骨治疗概念，完善它们，重新表述它们，让其尽可能地接近事实（或尽可能地合理。我们真的能接近事实吗？），并无悔地抛下错误概念。有些技术坚决遵循“机械主义”，而有些技术则涉及一种叫作以太的能量体。这些技术在“原动率”的水平上进行工作，我们的本体感受器无法对其做出可监测的运动。这里更适合说触诊和能量工作。James Oschman 的书[5]总结了很多书，这些书籍目前都阐述了一个拒绝能量维度的人更像是一个保守的人，而不是一个理性的人。

此外，以太的概念，可能会使先前表述不明确的概念变得顺畅，这是整骨学问答的原理：结构决定功能。我们试图通过这样的说法解决这个问题：根据观察事物的角度不同，反之，功能也决定结构。目前，我们已经不可能像 A. T. Still 那样，用他当时所能获得的知识说明结构决定功能，即机械堵塞和运动的丧失会导致所有的问题。J. Martin Littlejohn 在很早的时候就质疑了这个概念，他最先看到了生理和功能的优势。

当然，结构的原发性损伤可能会损害功能，但这主要发生在创伤、手术或感染后遗症的情况下。在这些情况下，首先要做的是对结构进行调整，以恢复正常的功能。我们可以增加一些情况，结构发育不正常时，事实上不能有正常的功能。我们现在知道，对于神经组织，不同的入口可以通过分泌一种物质，即脑源性神经营养因子（brain-derived neurotrophic factor，BDNF）[6]，来增加神经元的突触、加速神经元的生长，从而重启结构的发育。无论对细胞本身有影响，还是改变观察事物的方式，还是环境变得让人安心或充满爱意，这些都会导致 BDNF 的分泌。因此，我们仍然以大脑为中心使用某些颅骨整骨技术，因为我们知道可以通过共振或有待识别的直接效应，对结构产生影响从而激发功能。

正如 Jacques A. Duval 所说："如果有必要，可以解释的是功能与结构相互依赖甚至统一，因为它们本身就是从一种原始形式衍生而来的。"[7] 另外需要补充的是，我同意生物动力性整骨学创始人 James Jealous 的观点，这个原始形式就是一种"艺术性创造"的基质，一种源于有结构和功能的身体的能量网。

长期以来，一些传统主张声称以太体是真正的身体，是构成并激活身体的致密物质的纬度和基质。而身体只是对真实形态的再现，是对通过以太体传递的各种影响的简单自动反应。

8.2 基本概念

> "移大山始于运小石。"
>
> ——孔子

8.2.1 治疗的顺序和等级

了解 ANS 的功能障碍模式和身心现象，会为系统和结构的治疗顺序制订一个特定的治疗方案。

这是构成我们治疗立场基础的基本方面，符合人类组织和进化的原则。

我们简要回顾：

- 在生物层面上，生命形式和功能系统的进化是逐层进行的。因此我们发现早期代表原始物种功能本质的系统会被近期的进化系统限制、超越、取代和调节。最古老的系统仍在底层中自主运行。它遵循自己的规律，有自己的惯性，但会受上方系统的影响从而进行调节。我们发现人类存在三个层次或功能层。
  - 这是 McLean 三位一体大脑模型，包括爬行动物大脑、边缘系统和新哺乳动物大脑。
  - 这也是 ANS 的三个分支。
- 在本体论层面，我们假设人类所有的心理功能都有一个整合中心、一个核心、一个吸引中心。我们谈到了自我、更高的自我的概念，以避免提及"灵魂"这个具有宗教含义的词汇。荣格曾说："自我是先验的事实，是自我形成的。它以某种方式预先形成了自我。不是我创造了我自己，而是我达成了我自己。"[8] 根据荣格的说法，自我是源头，引导人类成为一个独特的、不可分割的、完整的人。这是个体化的过程。

从这些概念中必须记住的是，进化在所有层面上与生命是不可分割的，一旦这种进化运动被阻止，疾病就会发生。乍一看似乎不明显的是，进化是生命表达的完善 / 出现，沿着垂直轴从上到下呈现。

唯物主义的概念采取的是截然相反的观点：生命（随机产生？）是从底层向上建立的，一砖一瓦地根据演化自行决定如何改变并叠加起来。

我们的观点（如果愿意可以称为我们的假设）显然是属于精神层面的，我们持有一种与之前不同的观点，即存在一种本质的吸引力驱使每一个进化的存在，并且始终向着更高级的生命形式迈进。就像太阳吸引行星围绕着它旋转，而太阳本身在星系中心又随轨道引力旋转一样，超个人的自我吸引不断地整合和重建自己，成为一个更有效的系统来表达生命和意识。这就是为什么每个人都可以感受到内在的动力，驱使自己不断向前。这也是人类从类动物状态进化成越来越复杂形态的原因。

回到我们所关心的问题，即理解和治疗身心症状。我们认为治疗必须沿着这条从上到下的轴，促进、刺激或释放力量和功能资源。简单来说，当症状涉及层次比较低的身体结构或功能系统时，治疗必须先释放上一级的功能。

我们可以从神经学中额叶综合征的例子中理解所涉及的机制。当负责社交和“文明”人际关系的额叶出现损伤时，人会变得完全不受约束，并采取非社交行为。在这种情况下，一个受过良好教育或有非常严格的道德准则的人，也会表现出较为野蛮的一面。问题不是来自他的边缘系统或大脑，而是来自其额叶调节功能的丧失。

当问题是心理上或身心上的，与其过度关注问题中涉及的神经症状或负面情绪，不如努力寻求更高方面的进化资源，唤起克服问题所需的品质，并培养这些负面情绪的积极对应物。我们在之前的书中提到过这个想法，谈到了情结的概念。这也是“解决方案导向”心理治疗的方法，如后面我们将讨论的催眠疗法。

就 ANS 的生理病理问题而言，我们使用同样的原则。

为了使原始迷走神经（以及所有依赖它的器官和功能）正常运作，要保持交感神经处于平衡、正常张力状态，尤其是新迷走神经已经完全运作。交感神经具有优化调节原始迷走神经活动的能力。因此，为了“器官的沉默”，我们的腹部必须在低于我们的意识阈值下正常工作。当原始迷走神经没有来自进化的迷走神经调节时，特别是当过度活跃的交感神经参与时，它的活动可能变得过度和无序。

在所有情况下，不管采用哪种治疗方法，第一步也是最重要的一步是加强进化的迷走神经，激活它，并让它发挥所有适应能力。这是重新平衡 ANS 的关键，无论它最初是处于交感神经过度活跃状态还是原始迷走神经过度活跃状态。至少某种程度上只有达到这种状态时，我们才能将注意力集中在其他的症状和功能障碍上。我们的临床经验表明，一旦自主平衡的力量足够强大，许多症状和功能障碍在没有任何直接干预的情况下会消失或减轻。而剩余的症状和功能障碍更容易理解，也更容易治疗。

为了实施这种从上到下的垂直治疗过程，需要了解本书中概述的 ANS 三个分支的层次、功能和症状学。

另外，读者可能会对我们当前关于肠道微生物群及腹部“第二大脑”重要性的理念上的矛盾态度感到惊讶。这些理念既存在于对抗疗法，也存在于其他补充和替代方法中。我们知道我们的想法可能不太被主流所认同。

我们没有更多的证据来支持这些想法，因为除了 Porges 关于多层迷走神经理论的研究，我们没有进行过相关研究工作。但是，一项研究[9]提供了有趣的证据，显示创伤性脑损伤会导致肠道变化，如结肠黏膜层增加和平滑肌增厚，这些形态改变都与系统性炎症状态的增加相关。

在这个问题上，我们引用 20 世纪 50 年代出版的一本书中的一段话：

“人体在所谓身体水平的更高和更低以太层之间有一个美妙而独特的象征。它就是膈肌，它将包括心脏、咽喉和头部，以及肺部在内的部分与身体其他部分分开。从生命的角度来看，所有这些都非常重要，因为这些部位决定头脑，指挥心脏，支撑呼吸，支配咽喉，决定了人的本质。

膈下器官虽然很重要，但有更加客观的目的。虽然每个器官都有自己的生命和目的，但它们的存在和功能是由来自载体上部的活动和节奏所激发、决定和制约的。这并不容易理解……但是，在膈肌上方的任何严重限制或身体疾病都会对膈肌下方的任何部分产生制约和严重影响。相反，膈肌下方的疾病并不会产生如此严重的后果。”[10]

这段文字以其独特的方式指出了生命、意识、存在和表达的重要性。它将我们带回到人类的进化和发展、心灵的开放和创造力。

8.2.2 整骨治疗的一般原则

在尊重我们上面提到的顺序和等级的同时，整骨治疗的一般原则有两个方面。

8.2.2.1 释放功能异常的解剖结构

- 只要有可能，释放那些在解剖学上所有属于 ANS 的相关分支（大脑和脊髓中枢、自主神经、脑神经或周围神经、含大量自主神经纤维的躯体神经及肠神经系统）。
- 松弛那些由于功能异常而限制每个 ANS 分支效应器的血管或神经循环。主要的效应器包括：代表新迷走神经的头、心和肺；代表交感神经的脊柱和四肢；代表原始迷走神经的腹部（和盆腔？）器官。此外，正如我们所指出的，为了中断通过迷走神经传递的外源性伤害反馈环路，释放这些效应器结构本身也很重要。

8.2.2.2 刺激、抑制，或更常用的说法是，调节 ANS 的控制中心及其相关结构（脑中枢、神经丛、神经节和某些内分泌腺）

这可以直接通过使用原动性技术或引导技术，或间接地通过反射刺激和能量技术来实现。在这里，我们不再关注结构的躯体功能障碍或是引导我们身体组织的机械性感知。我们需要在生理学、病理生理学、身心学和直观理解的指导下来决定要做什么。

在我们测试这些反射刺激和能量技术的多种方法时，逐渐显现出它们对 ANS 具有极强的影响。它们采用了比针对一个或几个解剖结构的技术更高的调控。事实上，避免专注于特定的功能障碍，而是关注皮肤投射区和某些点，ANS 的反应会更加明显，不仅局限于局部，而且在中枢水平上进行调节。这正是我们希望引出的，因为这是增强机体固有自我调节、获得持久效果的关键。

值得注意的是，我们在这里提到的技术与传统反射技术和刺激或抑制交感神经节的传统技术是不同的。这些将在下一章介绍。它们在其形态、位置和目的上非常不同，并产生了新迷走神经的反应。

经过多次试错之后，逐渐出现了一种方案和方法，来反映我们的主要目标：加强新迷走神经的力量和作用于主要的身心平衡。

我们建议读者以这种我们一直致力于改进的方式工作，但是这种改进可能不会在一本书的范围内呈现，我们对此表示歉意。为了获得预期的结果，它需要一个循序渐进的学习期，在课堂实践中进行指导和监督，更重要的是不加重患者的症状。

另一方面，对整骨治疗师和手法治疗师来说，运动性和诱导技术易于理解和使用。这就是为什么我们在下一章提供了很多关于这些技术的例子。

8.2.3 睡眠的重要性

确保患者有好的睡眠非常重要，这必须是主要目标。焦虑、精神上的痛苦和各种压力往往会扰乱睡眠，减少睡眠的持续时间，甚至降低睡眠质量。不同的睡眠阶段会被打乱，特别是对于神经内分泌功能非常重要的深度睡眠阶段。这会形成恶性循环，对健康是极其有害的。如果没有充足高质量的睡眠，就没有办法恢复 ANS 平衡。除了已知的生理功能，睡眠还允许整合一个人的生活经历，避免它们在意识和潜意识的心理器官中“停滞”。它可以重启大脑和整个神经系统，激活副交感神经功能来促进身体细胞的再生。睡眠质量不佳会加速身体衰老、产生神经退行性疾病。目前在预防阿尔茨海默病方面，睡眠是一个研究领域[11]。

治疗睡眠障碍可以采用以下合适的手段：整骨治疗、中医疗法、顺势疗法等。如果这些方法都无效，那么处理轻度安眠药带来的不良影响比处理睡眠障碍的影响要好得多。两害相权取其轻。

8.2.4 整骨治疗期间的心理护理

当一个人遭受像恐惧、焦虑或抑郁这样的心理困扰时，其很容易认识到自己需要改变内心的某些东西，并有动力这样做。这些症状是导致不适、限制和沮丧的根源。但是对于身心症状来说，情况就不那么明显了。身体上的痛苦自然会让他寻求物理治疗专家的帮助，因为他们有能力让他摆脱痛苦。当然，这是完全合理的，尤其是因为我们和心理功能障碍之间的联系并不总是很明显。但与此同时，很容易忽视动员的需要和对自己负责的需要。惰性也是人心理的组成部分之一，我们最好能够清醒地认识到它。

正如已经说过的，和其他人一样，生命的关键在于运动和适应。我们的整个机体，特别是我们的 ANS，都是通过运动和适应建立起来的。对于动物来说，这种适应是自然的、自动的和本能的。这种适应肯定是通过试错的方法发展起来的，同时也受到自然选择的淘汰或奖励。对于能够思考的人类来说，事情稍微复杂一些。让我们听听 François Roustang 告诉我们的话：“作为一个有生命的存在，人类与其他生物的根本不同之处在于，人类可以与自己的行为保持距离。人类与自己的周围环境不是一致的。人可以保持距离，花时间做出应对，切断与外部的联系，拒绝其所需的东西。他的自负和宏伟，以及对它们的吟唱，构成了一种裂变。但是，人必须为这些好处付出高昂的代价，因为对环境和他人的适应，是一种不断征服的过程，而不是被赋予的。”[12]

因此，我们需要理解并感受患者如何对生活环境和与他人的互动做出反应和适应。根据这种反应是合适还是不当，我们将能够辨别患者在适应和心理演变过程中的固定点和障碍。

在生理学方面，我们要能够判断交感神经系统功能是缺失还是过度活跃，或是需要发展新迷走神经的社会参与资源。这样，我们能更容易地向患者解释他的身体症状与他本身之间存在的联系，以及他与世界的关系如何发挥作用。除了整骨治疗，我们可以邀请患者进入有时可能需要额外治疗管理的内在路径。

每个治疗师都必须根据自己的专业背景和生活经验，识别自己的心理干预和帮助关系的局限性。无论如何，任何文凭都无法防止产生可疑预测和反转移情感，也无法防止滥用权力。在这个行业中，不评判别人、治愈患者的渴望，以及让患者听从理性，都是最基本的前提条件。

参考文献

[1] Duval JA. *Techniques ostéopathiques d'équilibre et d'échanges réciproques*. 2e éd. Vannes: Sully; 2008.

[2] See in particular the works of our excellent colleagues: Barral J-P, Croibier A. *New Manual Articular Approach: Upper Extremity*. Palm Beach Gardens: Barral Productions; 2013.
Barral J-P, Croibier A. *New Manual Articular Approach: Lower Extremity*. Palm Beach Gardens: Barral Productions; 2016.
Barral J-P, Croibier A. *New Manual Articular Approach: Cervical Spine*. Palm Beach Gardens: Barral Productions; 2019.

[3] Varlet P. *Ostéopathie somato-émotionelle, bases scientifiques et applications thérapeutiques*. Sully; 2009.

[4] Russell W. "The Universal One." *Ostéopathie et médecine du futur. La vie et l'oeuvre de Robert Fulford*. Sully; 2005. p. 63.

[5] Oschman JL. *Energy Medicine, The Scientific Basis*. Oxford: Churchill Livingstone; 2000.

[6] Olié JP. "De la neuroplasticité à la clinique de la dépression." *Culture Psy-Neurosciences* 2005; (1).
Cyrulnik B. *De chair et d'ame*. Paris: Odile Jacob poches; 2006.

[7]Duval JA. *Techniques ostéopathiques d'équilibre et d'échanges réciproques*. 2e éd. Vannes: Sully; 2008. p. 37.

[8] Jung CG. "Le symbole de la transubstantiation dans la messe." *Les racines de la conscience*. Paris: Buchet-Chastel; 1971. p. 281.

[9] Ma EL, Smith AD, Desai N, Cheung L, Hanscom M, Stoica BA, Loane DJ, Shea-Donohue T, Fadena AI."Bidirectional Brain-Gut Interactions and Chronic Pathological Changes After Traumatic Brain Injury in Mice." *Brain, Behavior and Immunity*. Nov. 2017. doi:/10.1016/j.bbi.2017.06.018.

[10] Bailey AA. *La télépathie et le corps éthérique*. Lucis Trust Ltd; 1958. p. 161.

[11] Dauvilliers Y. "Sommeil et cognition – partie 2. Interaction entre sommeil et maladie d'Alzheimer: rôe du système hypocrétine." *Journées de Neurologie de Langue Françise*, Marseille, 31 March–3 April, 2015.

[12] Roustang F. *Il suffit d'un geste*. Odile Jacob; 2003. p. 76.

第九章　整骨治疗技术在自主神经系统的应用

所有整骨治疗师，更广泛地说，所有手法治疗师，无论所用的技术，技术敏感性及技术风格如何，都会影响 ANS 并引起反应。由于身体的自我调控能力较强，任何影响都能迫使它做出自我调控适应。虽然很多时候这是一种短暂、无后果的反应，更是临床工作者不希望看到的副作用。有时，我们会在治疗后的几天内观察到副交感神经系统被过度激活时的强烈反应，在此期间，这种反应会引起恶心和严重疲劳等不良感觉。

不能因为可以通过在身体上应用技术活化 ANS，就以为我们可从长期重新平衡它。这些短暂的影响就像一个沙堆，随时会被体内下一次平衡调控的浪潮冲走。

需要考虑在没有以 ANS 为目标的整骨治疗过程中，临床工作者可能会使用不同风格的方法、个性化的触诊及治疗技术。

使用快速治疗技术肯定不会产生肌肉能量技术或筋膜技术引起的相同的 ANS 顺序，无论多么简短。

除了内脏操作有不同的方式之外，临床人员互相练习 ANS 技术时，相同的技术可能会产生相反的结果。一个人极轻的触碰可能会对另一个人产生强烈的反应，导致伤害性的冲动涌入，这可能会非常刺激患者的交感神经系统，而患者意识不到这一点。

这项工作的目的是为 ANS 的再平衡提供准确和持久的方法。或者更准确地说，维持其三个分支之间更好的协调和平衡。基于这一个意图，我们希望用可持续的方式改善或缓解所有医学临床就诊的主要原因——症状和身心失衡。

9.1　针对 ANS 的整骨特异性手法技术

传统整骨疗法教授对 ANS 产生影响的技术。其中最为著名的是颅骶技术和作用于椎旁链的交感神经节技术。

9.1.1　肌肉骨骼整骨技术

9.1.1.1　脊柱整骨技术

有一些可以刺激椎旁交感神经节的拍打手法和关节治疗技术；反之，也有减少其影响的抑制性技术。

在试图验证不同类型的整骨技术对自主神经功能的影响的研究中，发现了相互矛盾的结果。有些研究显示这些技术会增强交感神经活性[1]，而有些研究则显示这些技术会降低交感神经活性[2]，还有些研究发现这些技术对自主神经功能没有影响[3]。不幸的是，在这种类型的研究中，很难确保临床人员之间和内部的可靠性。

稍后我们将讨论治疗师的具体影响，以及我们如何认为这是重要的，尤其是当我们试图了解 ANS 的功能时。任何系统化带来的障碍，患者的反应类型也取决于治疗师带来的影响和触碰的类型，因此不太可能明确地进行分类，也许这样反而会更好。

稍后我们会描述其中一些技术，记住它们只是反射技术。因此，这项技术影响范围有限，持续时间短暂，其主要适应证是处理急性症状，如哮喘发作、心动过速、结肠炎发作或痛经。

骶骨技术旨在重新平衡调控盆腔区域的副交感神经，实践证明其对盆腔区域的疾病非常有效。但是，如果骶部副交感神经没有解剖生理学的实际特性，那么如何解释这些治疗结果呢？所有人类的理论，包括整骨疗法理论，都充斥着错误、假设和信念。因此，结果并不足以让人毫无保留地坚守它们。出现积极或预期结果的原因可以用不同方式去解释。我们经常会忽略安慰剂效应，这可以通过临床工作者或患者的参与所产生的力量和能量来解释。

若有争论，我们不会提供声称可以刺激或抑制骶骨副交感神经的技术，但会提供一种骶骨自主中枢反射平衡技术（无论其属于交感神经还是副交感神经）。

9.1.1.2 挑战疼痛

让我们回想一下，感觉和身体的神经冲动，特别是痛觉，只要它们足够强烈或持续时间足够长，就会导致交感神经张力增加，从而会导致副交感神经张力下降。这里涉及所有的伤害性神经冲动，无论是通过膜和器官包膜的体感神经（通过膈神经和腰神经）传递的，还是通过肌肉骨骼结构传递的。因此，治疗运动系统疼痛区域仍然是前提条件，无论是通过经典的整骨手法还是在其无效时采用的其他方法。

9.1.1.3 改善通路

当然，自 A. T. Still 时代以来，传统整骨理念仍然是有效的。它指出，“动脉规则至上”和“每个神经必须没有限制且发挥其自身功能”。由于 ANS 各个神经的受压和限制从而导致的脆弱区域是众所周知的，如有必要，必须进行检查和治疗。在临床中，特别是在身心障碍中，神经压迫很少是问题；相比之下，神经压迫经常影响外周神经系统。

我们发现，发生某些心理冲突时，特别是交感神经兴奋会直接影响外周神经功能。在这种情况下，我们可以找到一个或多个功能失常的神经，其全部或部分通路出现了功能障碍。这种功能障碍导致神经的黏弹性降低，神经内部压力增加（微循环障碍），甚至结缔组织（尤其是神经外膜和神经间膜）出现硬化。

下面列出了整骨治疗师熟知的一些 ANS 的脆弱区域。

- 交感神经系统脆弱区域包括：
  - 节前神经元：腰穿、脊髓麻醉或任何影响脊髓的创伤引起的硬膜粘连。
  - 椎间孔汇合处：
    - 由于椎体小关节功能障碍或过度移动引起的刺激。
    - 椎间盘突出引起的刺激。
    - 退行性骨性关节炎引起的刺激（神经根压迫）。
  - 椎旁神经节：肋骨头功能障碍，合并的椎体功能障碍。
  - 内脏神经：通过内侧弓状韧带、主动脉开口或膈肌裂孔之间的通路。
  - 腹腔神经丛：胃肝关系，小网膜。
  - 尾骨交感神经节。

- 迷走神经易脆弱区域包括：
  - 颈静脉孔。
  - 颅颈连接处。
  - 颈部血管鞘：颈部腱膜、舌骨、胸锁乳突肌。
  - 胸腔入口：锁骨、第1肋、胸骨、颈胸交界处、胸膜顶。
  - 纵隔：胸骨、纵隔胸膜、胸椎。
  - 食管胃接合部。
  - 胃小弯。

9.1.2 颅骨治疗技术

H. I. Magoun 根据 W. G. Sutherland 的教学，描述了一系列颅骨液体技术。液体是指脑脊液（cerebrospinal fluid，CSF），它浸润着大脑和脊髓。

脑脊液分布在两个不同的空间：

- 蛛网膜下腔：中枢神经系统外部的空间。
- 脑室系统：大脑内部的空间。

脑脊液由脉络丛分泌，位于脑室系统（在侧脑室、第三和第四脑室的顶部）。随后，脑脊液通过正中孔和外侧孔流入脊髓蛛网膜下腔。然后，脑脊液通过位于上矢状窦和蛛网膜颗粒沿途的局部结构重新被吸收。

9.1.2.1 脑脊液的作用

脑脊液具有保护功能，使中枢神经系统处于稳定的物理、化学和电环境中，通过阿基米德原理，同时使其表观重量减少90%以上。它吸收和缓冲可能损害大脑的运动或冲击。

脑脊液还参与神经组织的营养输送，具有运输激素、营养物质、神经递质、抗体和淋巴细胞的生物学功能。它具有排除和清除废物的重要功能。

最后，脑脊液也是传播感染或肿瘤细胞的可能途径。

9.1.2.2 整骨技术分级

在颅骨整骨学中，假设脑脊液有两种类型的波动：

- 与意识形态相对应的前后波动，是交感神经的活动。
- 与睡眠状态相对应的侧向波动，是副交感神经的活动。

基于这一点，颅骨整骨提供了五种不同的技术来影响脑脊液的循环和波动。

- 第四脑室（CV4）加压：整骨主要技术之一，其发明者是 W. G. Sutherland。根据他和 H. I. Magoun 的说法，该技术适应证非常广泛，能够解决渗透性——释放次生功能障碍，影响第四脑室底部的生理中枢，从而具有广泛的代谢和激素调节作用。从脑脊液层面上来讲，这种技术可以减缓脑脊液的波动，从而增强其所有有益作用。在 ANS 水平，这种技术很可能会刺激副交感神经功能，并抑制交感神经的过度兴奋。一些人认为，无论治疗前状态如何，它首先具有调节和平衡 ANS 的效果。
- 加速颞骨交替旋转（RAT<）：目的是通过增加横向波动来增加副交感神经活动（或间接降低交感神经活动）。
- 减速颞骨交替旋转（RAT<）：目的是通过减少横向波动来减少副交感神经活动（或间接增加交感神经活动）。
- 加速颞骨同步旋转（RST>）：目的是通过增加前后波动来增加交感神经活动（或间接降低副交感神经活动）。
- 减速颞骨同步旋转（RST<）：目的是通过减少前后波动来降低交感神经活动（或间接增加副交感神经活动）。

我们在 Avignon Ostéopathie 学院（IFO-

GA）接受最后一年的培训中，由四名学生进行了一项临床研究[4]，尽管实验中存在一定偏差，但某些结果是有趣的（每种技术应用于约 40 个受试者）。

- 对于第四脑室加压技术，唯一显著的结果显示最初处于副交感神经紧张状态的受试者，副交感神经活动有所下降。我们注意到，许多最初处于交感神经紧张状态的受试者并没有察觉到这种不平衡得到了改善。但是，我们对这种技术并未做出最终定论，因为毫无疑问，两个重要的偏见对这项研究起了不利作用：缺乏经验的临床工作者自身往往处于紧张状态（我们将在下面看到治疗师状态的重要性），以及技术过于标准化且持续时间太短。实际上，应该根据患者组织的反应进行调整和适应。另一项研究确实证明了增加副交感神经活动的效果[5]，但被测试的患者数量非常少。
- 加速颞骨交替旋转（RAT>）没有发现明显的效果。
- 对于减速颞骨交替旋转（RAT<），我们注意到最初表现为副交感神经紧张状态的受试者中，副交感神经活动下降，正如第四脑室加压一样。因此，这些效应是符合预期的，前提是被测试者已经处于副交感神经亢进状态。
- 对于加速颞骨同步旋转（RAT>），我们注意到交感神经活动增强，前提是被测试的受试者最初处于副交感神经亢进状态。
- 对于减速颞骨同步旋转（RAT<），我们注意到交感神经活动增强，前提是被测试的受试者最初处于副交感神经亢进状态。

通过本研究，我们注意到几个要素：

副交感神经亢进的患者更容易对这些技术产生反应。问题是，我们更常见的是交感神经紧张的患者。

- 额颞部位刺激的方向比速度更重要：不管使用何种节律，同步旋转可以刺激交感神经。因此，它既可以用于重新激活过度活跃迷走神经张力的患者，也可以用于减轻易感患者的过度迷走神经反应。
- 增加副交感神经活动似乎并不容易，尽管第四脑室加压技术仍然声称具有该作用。这并没有排除第四脑室加压的其他所有有益效果，成千上万的从业者和患者都已经通过实践看到了这一点。

Christophe Cordonnier 在其整骨学的最后一篇论文中观察到了不同的效果[6]。

- 在近 70% 的情况下，颞骨交替旋转技术可刺激迷走神经活动。
- 在近 75% 的情况下，颞骨同步旋转技术可以抑制迷走神经活动。

然而，他的研究样本仅分别为 11 个和 12 个受试者，这样的样本量不足以得出可应用的结论。此外，他没有考虑技术应用前受试者的交感 – 迷走神经平衡状态。

临床工作人员应该牢记，“特别针对交感神经或副交感神经系统的技术很容易产生反弹效应。此外，它们的效果显著取决于每个人特定的平衡和交感 – 迷走神经反应”。

正如我们所指出的，其他“经典”的整骨、肌肉骨骼、内脏和颅骨技术也会对 ANS 产生间接影响。我们将针对每种技术进行简要介绍，并在重新平衡 ANS 的框架内具体说明这三个指标。

在重新平衡 ANS 背景下，神经和血管操作技术是非常有趣的方法。我们会简短说明这方面的内容。

自身的治疗经验引导我们尝试其他治疗方式，并使用鲜为人知或更新的技术，稍后我们会更详细地描述这些技术。

9.1.3 内脏整骨技术

在内脏整骨疗法中，往往认为只需治疗器官功能障碍即可改善其功能。这里我们再次发现了著名的“结构决定功能”原理。临床上的事实迫使我们承认，情况并不总是如此，甚至相反。虽然它对于与局部创伤、手术、炎症或感染后遗症相关的功能障碍有效，在治疗活动度和器官间滑动平面的限制方面显示出出色的效果，但当自主调节能力差是功能障碍和症状的主要原因时，效果远不能持久。不幸的是，这种情况经常发生。

像整骨治疗师一样，整脊治疗师也考虑到了脊柱通过节段神经节和交感神经途径与内脏之间的体征－内脏关系。但是，这种方法只对交感神经产生影响，忽视了我们之前概述的副交感神经的主要作用。

内脏的反馈影响副交感神经系统的调节，但对交感神经系统的影响较小。这就是为什么我们坚持高度重视缓解影响内脏系统的功能障碍，特别是在感染、创伤或手术后遗症的情况下。尤其是粘连的存在，或各种器官腹膜覆盖之间的简单非严重性和滑动丧失问题，是产生异常伤害性和本体感觉输入的来源，会干扰迷走神经的调节。值得注意的是，大多数这种伤害感觉都在患者意识的阈值之下，并不会被感知为疼痛。

治疗的目标是实现内脏的“沉默”，根据已知的内脏操纵技术可以证明具有重要帮助。我们倾向于使用轻触引导技术，这将确保肠道神经系统发出的信息尽可能精确和协调。

除了针对腹部内脏的技术，治疗胸腔内脏和颈部内脏复合体非常有用，因为它们对迷走神经具有间接作用。

9.1.4 颅骶整骨技术

我们非常重视神经硬脑膜平衡和放松。我们已经放弃了经典颅骶概念——其声称颅骨的运动传递到骶骨，反之亦然，尤其是初级呼吸机制的运动。最近的研究[7]和脑膜组织的机械特性不再支持这种推理。

但是，其他数据支持我们使用脑膜、脊柱和颅内压及它们的相互依赖进行工作：

- 硬脊膜存在张力平衡，特别是其近端和远端附着点之间，这种张力在某些反射作用下会有所变化。应该记住，硬脊膜由来自 Luschka 脊神经的脊膜返支纤维支配。这个神经与交感神经椎旁链交换许多纤维，因此参与了许多躯体－内脏和内脏－躯体反射。周围、关节和内脏神经功能障碍与硬脊膜节段性反射相关（向前或向后），但也会对脊柱远端产生影响。
- 颅内硬膜也有丰富的神经支配，主要由三叉神经的返神经、迷走神经、舌下神经和颈丛神经的分支支配。颅缝的功能障碍可能与起源于覆盖这些缝内表面的硬膜反射有关。每当神经穿过关节或缝时，它会为该关节或缝提供纤维（希尔顿定律）。
- 关于髓质牵张力（medullary traction force，MTF）的概念[8]，我们在这里不详细介绍，但所有整骨治疗师都应该意识到它的重要性。脊髓中存在一种永久性的垂直张力，由终端丝固定在骶部，对脑干及大脑半球有影响[9]。这些器官位于小脑幕，后者作为缓冲器吸收从脊髓施加的垂直压力。当 MTF 异常强时，它可能导致各种病理变化，如特发性脊柱侧弯、蛛网膜下腔囊肿、小脑扁桃体下疝畸形、颅底角度增加（平底头）、扁后脑、第四脑室变形和脑积水。但是，如果是轻微紧张，仅脊柱平衡被打破，可出现脊柱曲度（在三维空间中）的增加和简单椎体功能失衡。这种情况无法平衡交感神经冲动。但是，脑干的受压可以影响脑神经核的功能。

最后，由两个滑动面组成的真正的神经脑膜关节的存在，使得脊柱在不同位置都可以承受脊髓与椎管和硬脑膜之间存在的不同延展程度[10]。

基于这些原因，在许多情况下，神经硬脑膜的垂直平衡是治疗的首要任务；如果我们希望治疗额状面和水平面的功能障碍和失衡，这也是一个先决条件。这将消除可能对自主神经功能产生干扰的结构性问题。

9.1.5 神经整骨技术

在我们的实践中，我们使用许多神经操作技术，目的是对 ANS 产生调节作用。

最初，我们针对颅神经进行操作的原因有两个。①其中一些神经携带大量副交感神经纤维，包括副交感神经的典型代表，迷走神经。②第五对脑神经（三叉神经）、第七对脑神经（面神经）、第九对脑神经（舌咽神经）、第十对脑神经（迷走神经）、第十一对脑神经（副神经）和第十二对脑神经（舌下神经）组成了社交系统。新迷走神经平衡和激活功能意味着我们要对组成社交系统的这组脑神经进行干预。

一般而言，迷走神经的优先访问点位于颈静脉孔外侧，在颈部血管鞘（颈动脉三角）中，通过喉上神经（在甲状舌骨膜水平），以及在胃小弯水平和胃的前表面。

其次，我们在周围神经使用的技术也被证明非常有效。它们都包含一组副交感神经纤维，而有些比其他神经包含更多交感神经纤维。正中神经尤其如此，其含有超过 80% 的交感神经纤维，坐骨神经也如此。

因此，它们必须参与这种交感神经功能，即从环境中收集信息以适应环境，这实际上影响了一般的体内平衡。根据我们的临床经验，慢性压力往往会削弱这些神经，使其活动性降低、弹性降低，更容易出现功能障碍。

当神经功能失调时，其弹性会降低，其一致性变得异常坚固（通过微循环障碍和其结缔包膜的纤维化改变）。因此，它对延展、横向和纵向活动变得比较敏感，这些因素是使神经通路适应关节局部活动所必需的因素。接着，伤害性放电率（一旦超过某个阈值，患者就会意识到代谢紊乱和神经炎症，否则患者不会注意到这些放电）增加并开始恶性循环：电流输入增加不利于体内平衡，会进一步增加 ANS 的不平衡，更有利于交感神经。

对周围神经的治疗影响这些交感神经纤维，可以减少它们放电。更少的伤害性冲动最终使副交感神经重新获得更多控制。

这就是在周围神经（如正中神经）的主要功能障碍解除后观察到的情况：立即出现的迷走神经高张状态会持续一两天。

我们仅具体描述神经技术的适应证，不详细说明测试和治疗方式。向读者推荐 Jean-Pierre Barral 和 Alain Croibier[11] 的著作和培训课程。另一方面，我们将阐明已经调整或扩展的某些技术，以便在平衡 ANS 方面获得更有针对性的效果。

9.1.6　循环系统整骨技术

在Jean-Pierre Barral和Alain Croibier[12]发展的血管技术中，对ANS产生影响最大的是调节心率和血压的技术，具体包括以下几种：

- 颈动脉窦和颈动脉小球技术：颈动脉窦和颈动脉小球是参与心脏和血压调节的压力感受器和化学感受器。传入神经属于舌咽神经（舌咽神经颈动脉窦支）。
- 颈总动脉技术：操纵这条动脉一方面会导致强烈的交感神经反射，另一方面与迷走神经有密切联系。
- 主动脉弓技术：这是另一个重要的心搏和血压调节区域，其Cyon神经加入了舌咽神经（第九对脑神经）。
- 心脏技术：更加专注于心房的副交感神经支配产生的影响。

这些血管技术可能非常有趣，但难以执行。它们需要充分的研究、良好的培训和对禁忌证的了解。

9.2　ANS反射技术

我们重申，有不同类型的反射技术。接下来是传统的针对交感神经系统的整骨疗法或整脊疗法。

9.2.1　椎体侧面神经丛治疗技术

在应用这些传统的交感神经系统刺激或抑制技术时，我们必须时刻记住，反应有时可能与预期相反。我们必须考虑反弹效应和患者的反应状态。出于此因，不要立即使用这些技术，明智的做法是先充分了解患者，因为我们都知道有些患者对我们的治疗过敏或反应过度。

另一方面，如果读者记得关于交感神经系统途径组织的介绍，就应想到有合理性问题：这些技术对神经节的影响是否相同，取决于治疗师是作用于T5以上的节段还是作用于T5以下的节段。事实上，只有头和胸部器官的纤维在神经节中传递，而那些专用于膈下器官的纤维从脊髓到椎前神经节，也就是说神经丛，是不间断的。我们想知道，试图验证整骨技术的躯体－内脏效应的各种研究是否考虑到了这一特点。

9.2.1.1　激活技术

激活胸椎神经节段（图9.1，图9.2）

患者俯卧，治疗师站在一侧。把上手的拇指放在2~3个棘突的近侧，指向下方。下手的拇指或豌豆骨接触下方关节或由上方拇指接触的椎骨的横突。然后，有节奏地向上和向前推动，使小关节面发生关节运动。节奏大约是每秒推一次。治疗师根据该技术所针对的症状或器官的不同，改变手的位置，以对相邻的节段产生影响。这项技术可以是单侧的，也可以是双侧的，共持续1~2 min。

刺激星状神经节（图9.3）

星状神经节的投射范围很广，从头颅器官到胸部器官。因此，它的适应证非常多。

患者侧卧，患侧朝向天花板。治疗师站在患者面前，用一只手支撑患者的头部。患者颈部侧屈和向对侧旋转。治疗师示指根部的桡侧靠在C7的横突上，在患者头部和脊柱支撑之间施加一定力矩的同时，对关节进行松动。节奏与持续时间与上一个技术一样。

9.2.1.2　抑制技术

胸神经节抑制（图9.4）

有几种变化。我们将描述一种针对T3的技术，T3是一块似乎对血管系统有强大

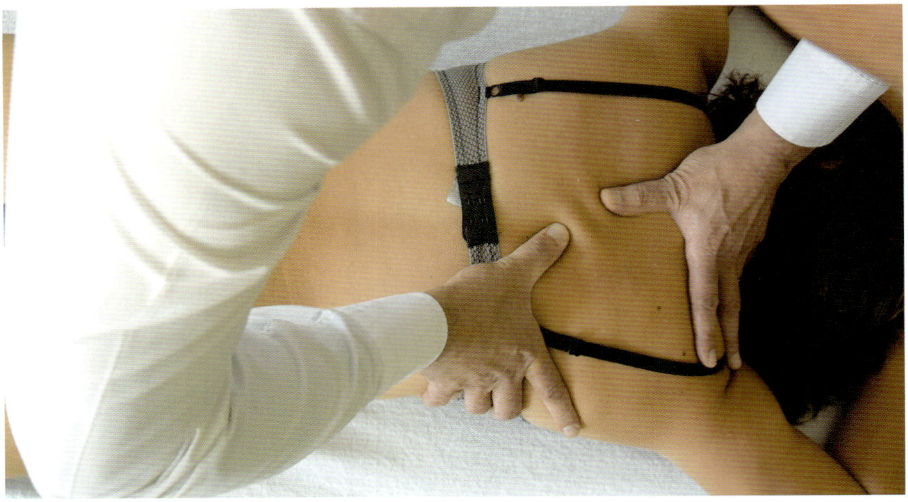

图 9.1 胸椎神经节刺激技术

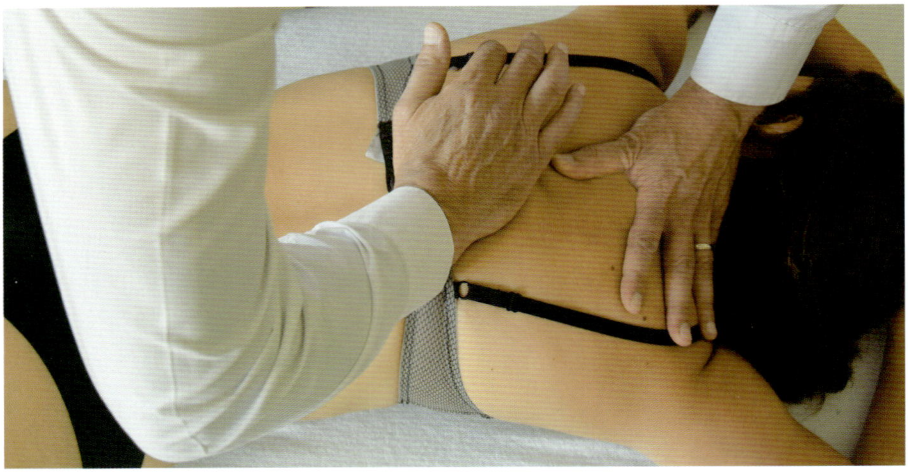

图 9.2 变化过程

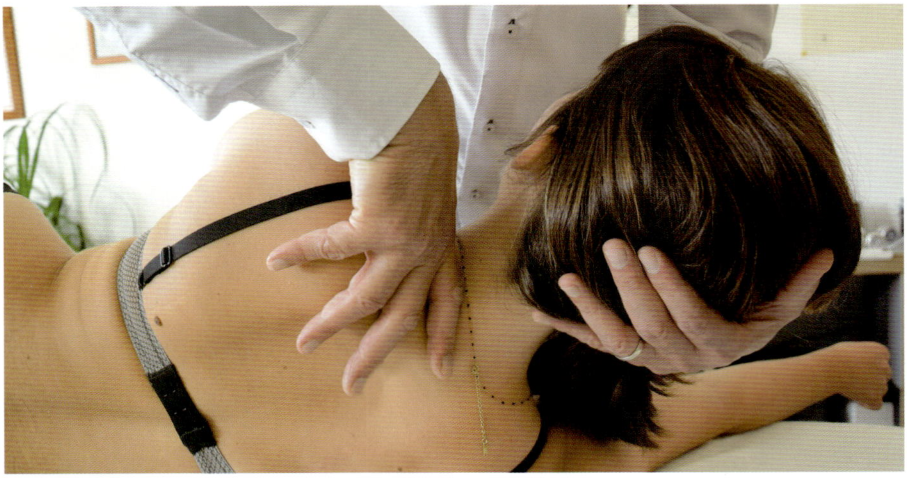

图 9.3 刺激星状神经节

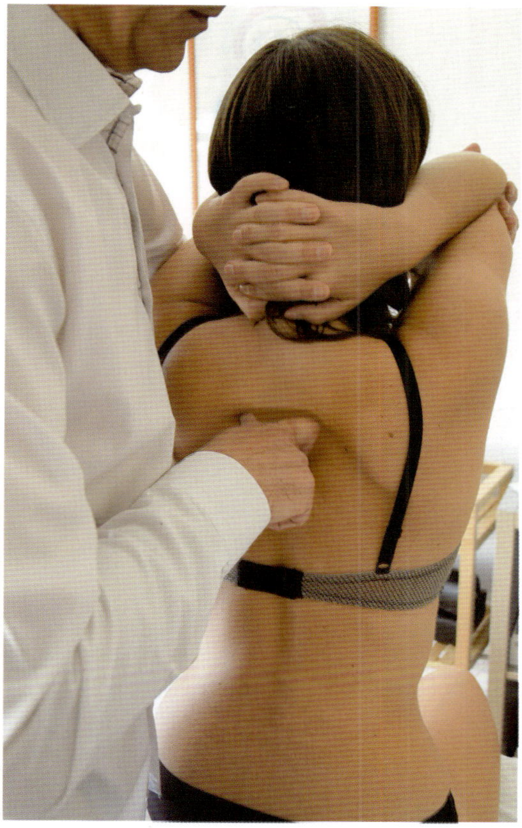

图 9.4　T3 水平的胸神经节抑制

影响的椎骨，在高血压病例中尤为明显。

患者坐位，双手交叉放在颈后。治疗师站在患者后外侧，一只手握住患者的肘部，另一只手在横突水平从两侧轻推 T3。为了达到这一点，治疗师需要使用拇指和弯曲的示指（蝶式握法）。然后，向前和向头部方向支撑横突，同时鼓励患者身体伸展，压力必须保持大约 90 s。

星状神经节抑制

星状神经节又称颈胸交感神经节，位于 C7/T1 水平肋横突胸膜窝内。它位于颈交感神经链的下端，与第 1 胸神经节融合（图 9.5）。

大约 3/4 的星状神经节位于 C7 横突前方和第 1 肋颈部，C8 神经根位于其后面。1/4 位于第 2 肋上缘的下方。患者取坐位或仰卧位。治疗师将拇指放在第 1 肋骨颈处，超过斜方肌前缘。在神经节周围的组织上保持 90 s 的轻压力，同时注意组织的反应，以便进行局部诱导，以增强该技术的效果（图 9.6）。

9.2.1.3　肋骨提高技术（rib-raising technique，RRT）

在美国整骨学文献中，RRT 被认为是影响 ANS 功能的主要技术[13]。

有一些研究[14]试图客观评论其结果，主要结论是，RRT 最初刺激该区域节段性连接器官的交感神经传出活动，但长期效应是治疗区域交感神经流量的持续减少[15]。

Henderson 的研究结果表明，在应用该技术后，交感神经活动可能会立即增加，但下丘脑 – 垂体 – 肾上腺轴和副交感神经的活动不受影响。建议手法[16]的机制是肋骨头的向前运动使与神经节位于同一位置的筋膜处于紧张状态。这种手法旨在刺激神经节的张力反而会导致神经节的机械性变形，刺激涉及快速和非常快速的传出纤维，但这种反应相当局部化和短暂。在短暂的延迟之后，慢速和非常慢速的纤维被依次刺激，这将引起交感神经系统的抑制性反射。最初的反应发生在 30 s 后，而长时间的抑制在 16 h 后才被观察到。

一些人已经证明，这样的躯体 – 内脏反射不可能通过如此温和、无害的机械刺激而发生[17]，但是，与许多其他技术一样，RRT 仍在继续被广泛地传授和实践。

对临床人员来说，观察到的临床效果和治疗结果可能比相互矛盾的研究结果更可信。

该技术是一种直接的软组织技术，有几种传统适应证：

- 降低胸椎的肌张力。

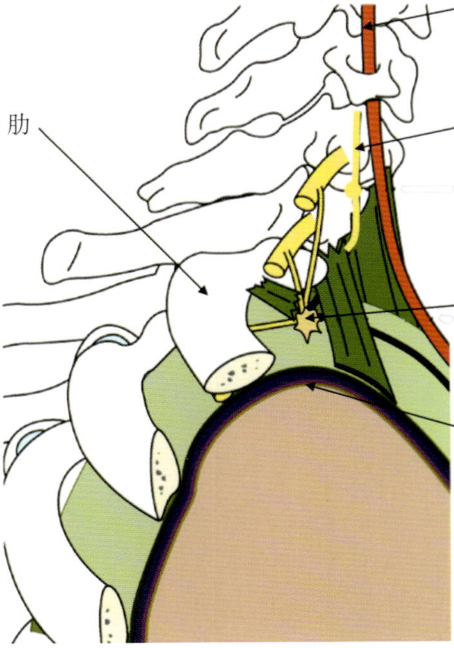

图 9.5　星状神经节的解剖位置

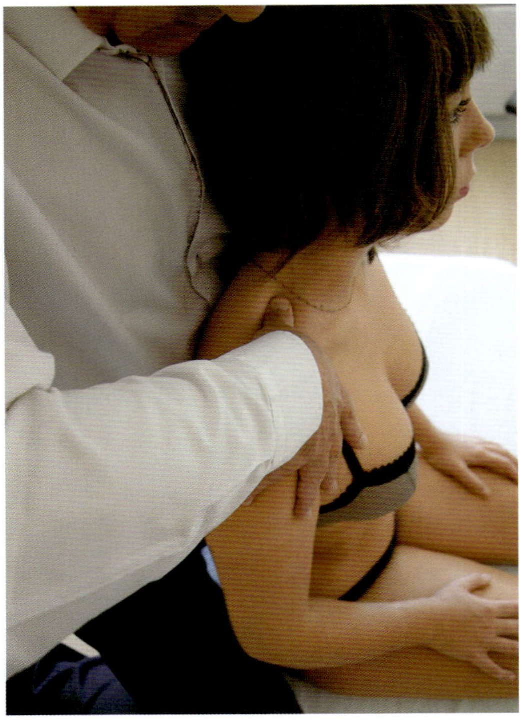

图 9.6　星状神经节抑制

- 改善肋骨活动能力和肋骨或胸部功能障碍。
- 促进淋巴引流。
- 改善支气管和肺部的功能与液体交换。
- 平衡（抑制或刺激）[18]交感神经链。

这项技术通常只在胸椎上使用，但也可以像下述的“RRT 变化 1”一样用于腰椎。

RRT 变化 1（图 9.7，图 9.8）

患者仰卧在治疗床上，治疗师坐在患者一侧，指尖放在患者肋骨角后侧和肋横突关节之间。通过这种方式，手指的推力会影响到肋头，从而间接影响到位于肋头前面的椎旁神经节。

手法包括向前和向外推指尖接触的第 5 或 6 肋。对于治疗师来说，这个动作从肩膀开始，然后沿着上臂和前臂传递，手腕放在治疗床上，作为手臂的支撑，起到杠杆的作用。

如果目的是刺激交感神经，该动作以相当快的节奏重复（每次压迫大约 2s，两次压迫之间有相当的停顿），以刺激所有想治疗的脊髓节段。

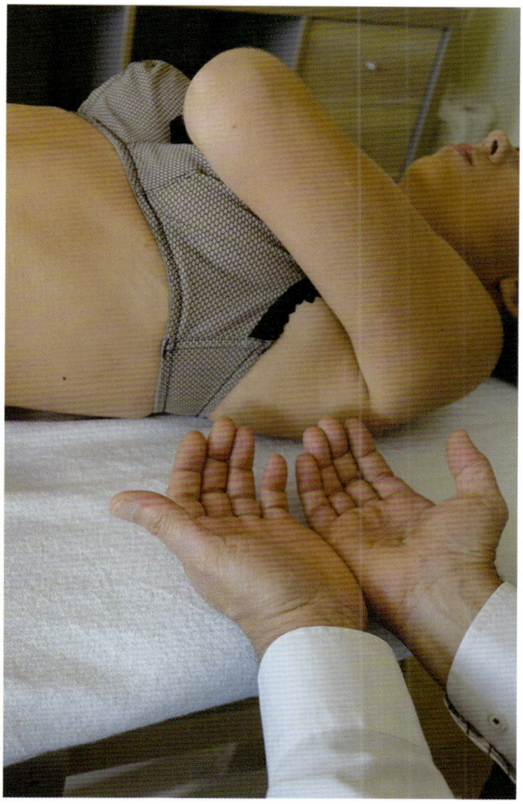

图 9.7　RRT 的手部位置，患者仰卧位

如果这个动作是为了抑制交感神经（这似乎是这个技术最有可能的效果），必须保持压力 15~30 s，每次都在一定程度上释放张力。

在所需的节段重复操作 2~3 次，支持阶段之间的放松时间为 10 s，双侧操作。

RRT 变化 2（图 9.9）

该技术仅处理前六根肋骨。患者坐在治疗床上，双臂交叉放在胸前，额头靠在手臂上。治疗师面对患者。治疗师的手穿过患者的前臂下方，以接触背后肋骨角。由于患者稍微向后倾斜，可使患者胸椎轻微伸展。治疗师在肋骨角施加前外侧压力。

与 RRT 变化 1 的技术和节奏相同。

注意：根据患者的症状和预期的结果，只在一侧进行该技术是有用的。参考第一章 1.2.3.2 所提供的适应证：“迷走神经和交感神经对心脏神经支配的不对称性”。这一精确度也适用于所有与椎旁神经节相关的技术。

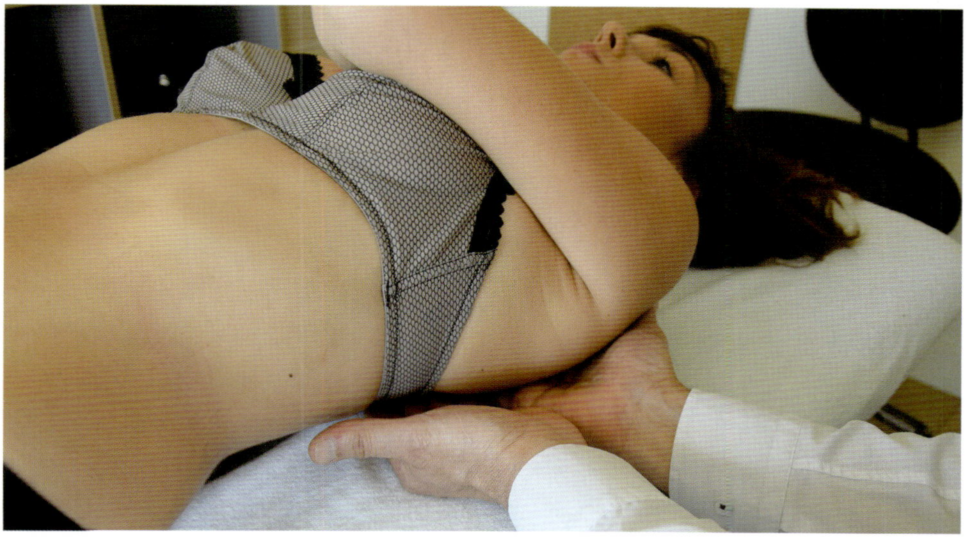

图 9.8　RRT 的实际操作，患者仰卧位

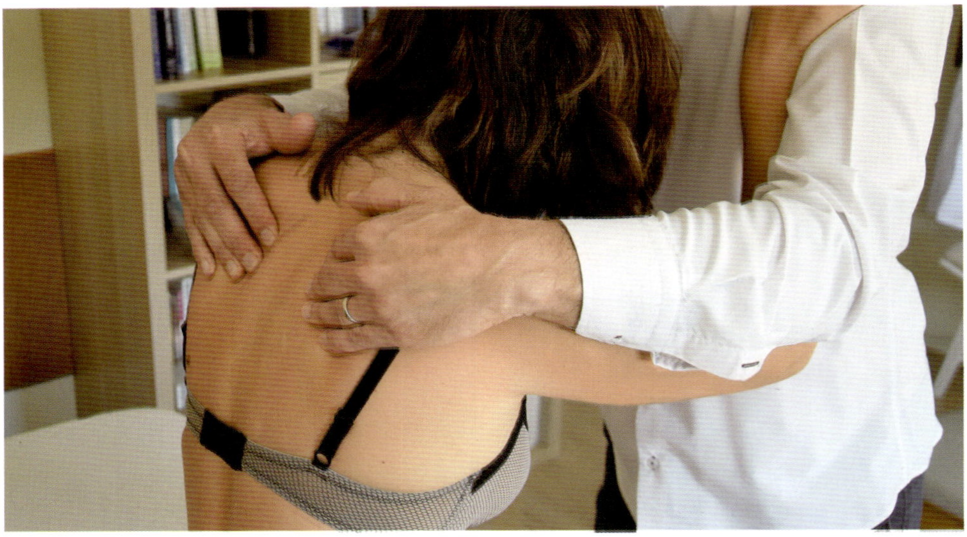

图 9.9 RRT 变化 2，患者坐位

9.2.2 骶骨 ANS 平衡技术

该技术类似结缔组织的反射技术，似乎对骶骨 ANS 有平衡作用，无论是交感神经系统还是副交感神经系统。它适用于女性或男性生殖道的所有症状和功能障碍，对减轻急性痛经非常有效。如果有骶骨皮痛症，即盆腔营养性疾病的迹象，那就更有必要了。它还可以缓解某些腰痛。

患者俯卧，治疗师用双侧拇指按压骶后孔，从骶管 S1 处开始向下至骶管 S4 处（图 9.10）。

每一次的压力都是缓慢的，保持 10 s 到 20 s 不等，强度逐渐增加，但结束时相当强烈。治疗师可以感到手下的结缔组织软化了。移动至每一对骶孔处，从 S1~S4 重复这个循环，操作 3~4 次。

9.3 优秀的整骨技术对改善 ANS 具有很高的潜力

现在，我们将介绍在我们看来最强大的技术，其直接效果是影响 ANS 的平衡，无论是针对整体还是针对部分产生作用。这些技术对一般的内稳态表现出深刻而持久的影响。

这里，我们不提供要使用的技术的方案或顺序表，尽管实践似乎表明，某些结构应该首先被放松，或某些功能应该首先被激活，以增强一般内稳态的再活化。我们在前一章讨论了这些原则。

在我们的实践培训课程中，我们教授了一个当时似乎与我们最相关的方案，但研究和实验仍在继续，我们调节 ANS 的方法可以改变和完善。

唯一对我们来说似乎是基本原则的是：优先加强新迷走神经。

9.3.1 颅颈交界处

在我们看来，这是大多数患者平衡和放松的重要部位之一。首先使这一区域正常化符合我们之前在第八章中解释过的治疗的一般原则，即沿着从上到下的轴刺激或释放力和功能资源。这样，神经、血管、激素和能量信息可以尽可能自由地从头部传递到身体的其他部位。此外，躯干和四肢的信息和反馈也可以更好地传递到头部

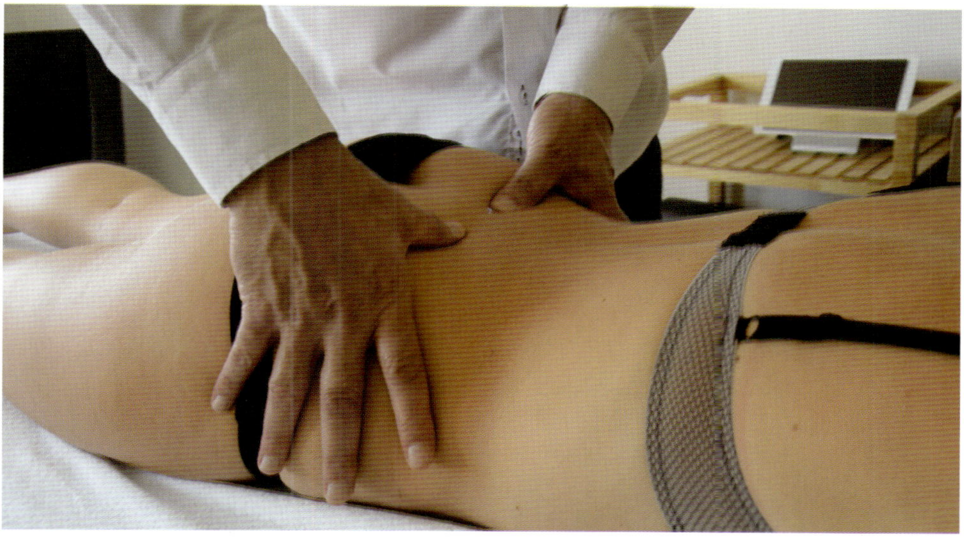

图 9.10　骶骨后孔的技术

调节中心。

下面列举的论据无疑是不完整的，但它们都支持这一结合点非常重要。

• Littlejohn 力线：枕骨大孔是力线和地心引力的起点或终点。

根据力学的概念，枕骨在寰椎上的功能障碍适应于从脚或骨盆的上升链，或与颅骨起源的下降链相适应。即使在这种情况下，尽管我们不同意这种观点，但在这一层面上功能障碍的后果的重要性，将证明我们的干预是合理的。我们认为理所当然的是，不像目前脊柱指压治疗思想的某些概念，寰椎的功能障碍几乎总是后天的。这个椎体在功能上是一个缓冲，其适应的位置允许保护通过枕骨大孔或非常接近枕骨大孔的重要神经血管元件。

• 过渡区：是垂直的脊柱和水平的颅骨底之间的过渡区，表现为由典型脊椎到寰椎的形成与被认为是改良椎骨的颅骨结构的形成，有显著胚胎上的差异。

• 姿势区：在姿势水平上，四对枕下肌肉的本体感受器（图 9.11）代表基本的信息来源，其重要性仅次于前庭器官、眼和足底外感受器这三个主要的姿势输入。一旦前两个椎节出现功能障碍或出现影响这一肌群的痉挛，由抵抗重力肌肉的张力维持的整个姿势就会立即失衡。

• 神经区：除了脊髓通过枕骨大孔外，还必须注意到邻近的三对脑神经通过枕骨大孔从颅骨中出来（寰枕关节的前方）。它们是迷走神经、副神经和舌咽神经，它们之间也有重要的吻合（图 9.12）。

经右侧或左侧迷走神经的输入可受局部筋膜张力的干扰，这种张力是由枕部与寰椎之间或寰椎与枢椎之间的关节活动功能障碍引起的。

枕下神经（C1）、枕大神经（C2）、第三枕神经（C3）和枕小神经（C2~C3）也必须考虑在内（图 9.11）。

这些神经的含义很多，也很重要，我们以后会讲到。

最后，可见第一交感颈神经节及其许多连接（图 9.13）。

• 社交活动的战略区域：头颈关系与枕下

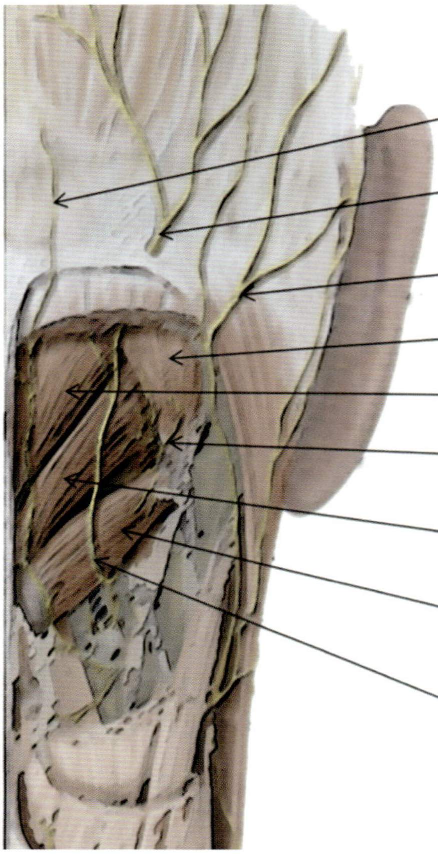

图 9.11　枕下神经和肌肉

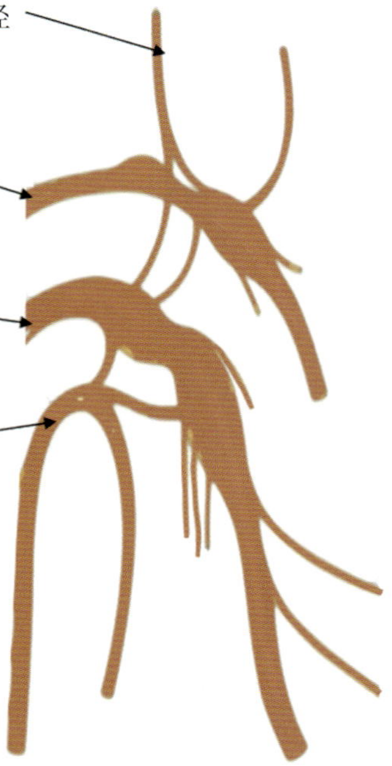

图 9.12　裂孔下方第九、十、十一对脑神经吻合[19]

肌的紧张性和相位的依赖性依赖于单一的神经，即第 1 颈神经。这条神经是纯运动神经，保护枕下肌的原始功能免受任何通过皮肤传播的感染。有一个神经环路，称为头眼反射。它决定这些肌肉的运动控制，使头部可以在颈部的微妙位置不断调整，以满足视觉跟踪（定位和跟踪移动物体）和声音的空间位置需要。这对我们在第二章中解释的社会参与功能有特别的响应：定位危险因素，或者相反，通过视觉和声音（从环境噪声中识别并提取友好的人类声音）定位熟悉和友好的面孔。这就是为什么当新迷走神经的高级功能（假设与其他相关的脑神经完美结合）不是最佳的，并

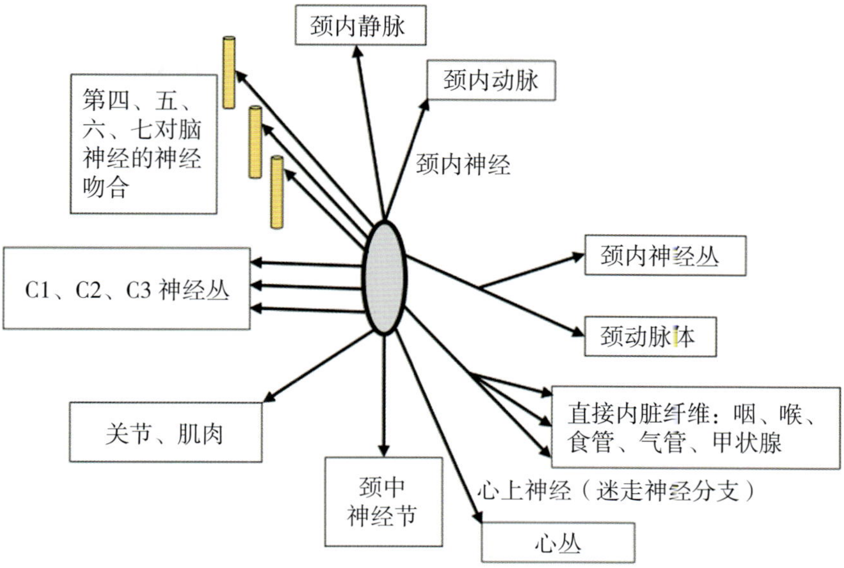

图 9.13　颈上神经节的连接

且与焦虑和情绪不安全的背景有关时，总是会出现颅颈交界处的活动受限和功能障碍。事实上，任何情绪障碍，就像ANS 的任何功能失衡一样，除了影响身体的其他结构或器官，也会显现在这一水平的组织中。

- 血管区：是椎动脉的通路，对于脑干和其他所有生命中枢和颅后窝的脑血管是必要的。这些动脉在进入椎管和枕骨大孔时被硬膜鞘包围。从整个颅骨回流的静脉从颅骨裂孔穿出，在那里它们可能受到压迫，即使是最小的压迫，也会造成轻微的颅内静脉充血。
- 硬脑膜区：颅硬脑膜位于枕骨大孔边缘。外层成为椎管内的骨膜，而内脏层成为硬脊膜本身。因此，在骨膜和单一硬膜层之间形成了硬膜外间隙。

颅颈硬膜附着非常牢固，附着在齿状突和枢椎后表面，使寰椎自由发挥其保护适应作用。

硬脑膜上附着体的张力和活动限制总是与颅后窝的颅内硬脑膜相关。这种关系也是由硬脑膜这部分的神经支配所介导的，它来自前三条颈神经、迷走神经和舌下神经分支之间的吻合。这表现为存在于迷走神经功能障碍、前两三个颈椎功能障碍和硬脑膜限制之间的紧密纠缠。

以上陈述足以让我们相信，有必要尽可能多地调查和正常化颅颈交界处及其邻近的所有结构。有很多方法可以做到这一点。在本书中，我们只介绍三种技术作为示例。

9.3.1.1　枕下肌群放松

其原理是通过接触肌肉的近端和远端附着点从而形成放松（图 9.14）。

- 主要位于肌肉肌腱交界处的机械感受器的接触抑制。
- 肌肉拉伸。

当然，有必要知道这些肌肉的起点和走行方向（图 9.15）。

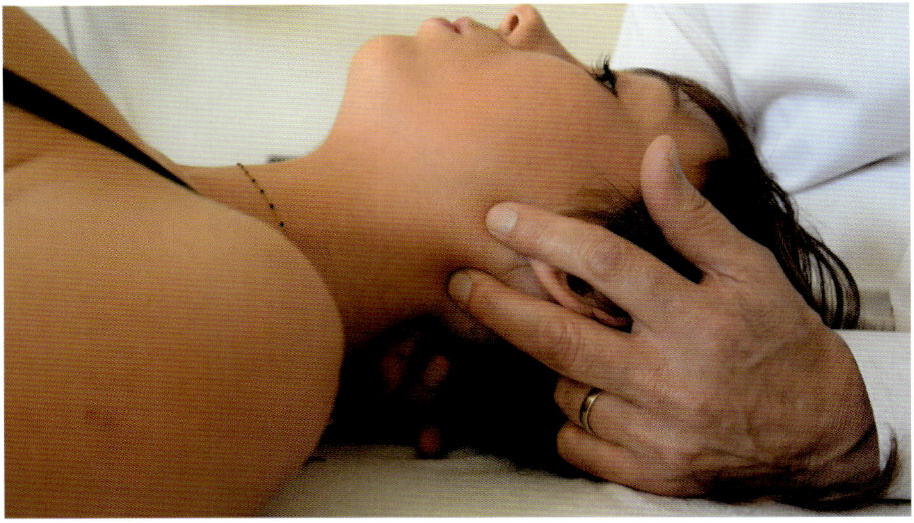

图 9.14　放松枕下肌群

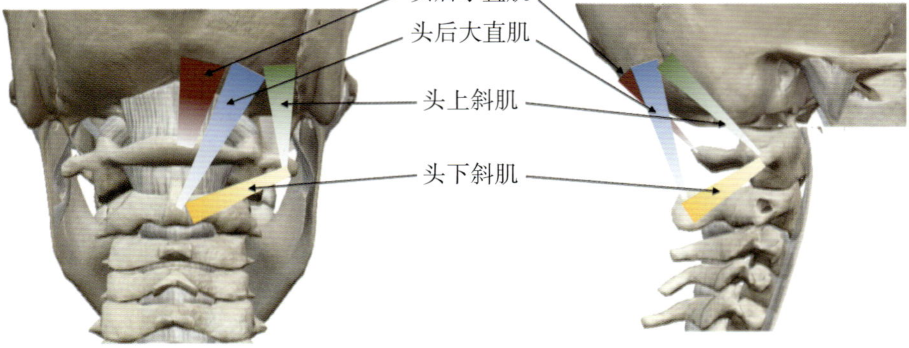

图 9.15　枕下肌群的走行

- 头后小直肌（RCPMinor）：起于寰椎后结节，斜向后上，止于枕骨下项线以下。
- 头后大直肌（RCPMajor）：位于头后小直肌外侧，起于 C2 棘突，斜向后外上方，止于枕骨下项线以下。
- 头上斜肌（SOC）：位于头后大直肌外侧，起于寰椎横突，斜向后上方，前 2/3 几乎水平，止于枕骨下项线以下。
- 头下斜肌（IOC）：起于 C2 棘突，斜向前上外方，止于寰椎横突。

9.3.1.2　枕大神经放松（图 9.16）

枕大神经常见的功能障碍是：

- 继发于斜方肌和胸锁枕乳突肌共同筋膜鞘的椎体移位或压迫。
- 原发或伴有眼神经（V1）功能障碍，眼神经是三叉神经的一个分支，在冠状缝附近交换吻合，其功能障碍必须治疗。

这条神经的固定导致了许多颈部疼痛、Arnold 神经痛和源自颈部的头痛。

治疗师需要寻找神经受限制的地方：C1 和 C2 之间神经穿出的地方，以及枕部水平穿过筋膜鞘的地方。这里很容易辨认，在枕动脉外面就可以感觉到脉搏。在发现该节段受到硬化限制后，检查其轻微肿胀（Jean-Pierre Barral 和 Alain Croibier 称之为神经芽），其可能缺乏横向移动性。然后，治疗师使用轻支撑进行引导技术，刚好足够感知神经的黏弹性。

9.3.1.3　硬脊膜上附着物松解（图 9.17）

为了评估硬脑膜附着物的固定程度，治疗师可把两个环指放在患者枕骨边界下，在枕骨和寰椎之间的空间，与头后小直肌水平。

有一个称为肌膜桥的硬脑膜结构，在寰枕间隙，连接这些肌肉的前表面和硬脑膜的后表面，为硬脑膜提供了一个特殊的通道。

测试时轻压这些肌肉，就像我们想要通过他们。测试包括缓慢地将枕部置于头侧张力状态，并感受一侧硬脑膜僵硬的程度。重要的是将手指放在非常靠近中轴的位置，否则可能测试的是枕髁和寰椎小平面关节之间的关节功能障碍。

治疗包括维持非常轻微的头侧张力，而不试图比限制“更强”，并鼓励伴随自发性“颅骶节律”（craniosacral rhythm，

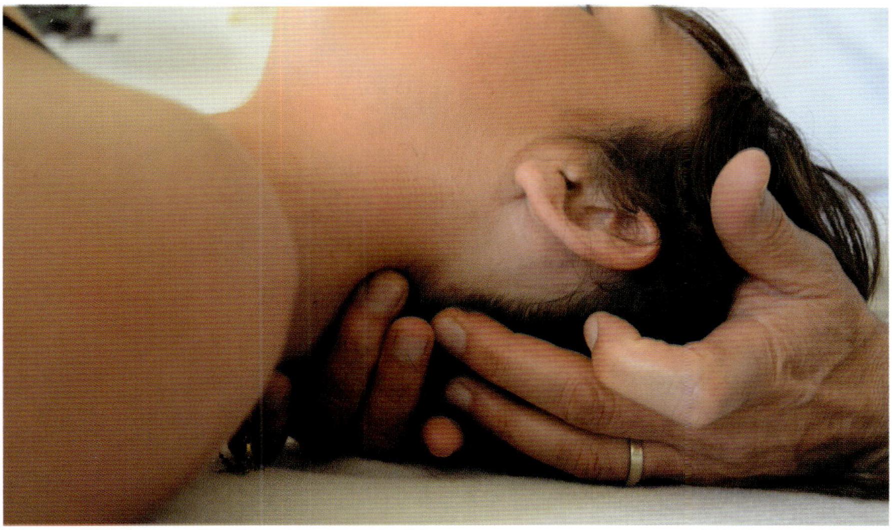

图 9.16　枕大神经放松技术

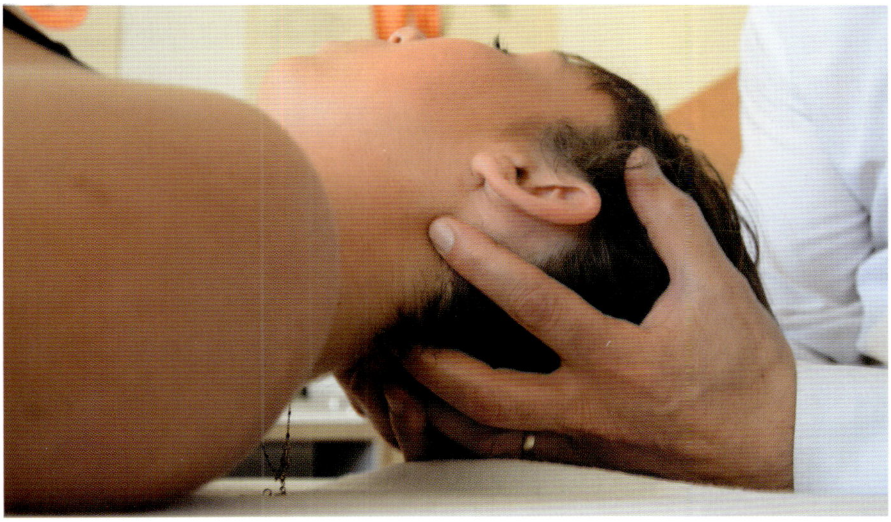

图 9.17　松解硬脊膜上附着物

CSR）收缩期的少量释放增量。在扩张期，感知到硬脑膜轻微收紧时，用手指最低限度释放其张力，然后在下一个“收缩期”变得松弛。张力必须在几次循环后获得非常清晰的释放，而且比用力量拉伸结构释放得更快、更彻底。

9.3.2 三叉神经技术

三叉神经在生理上非常重要。

它有四个核，包括一个运动核和三个感觉核。其主要功能如下：

- 一般感觉功能（一般身体传入成分）：这是头部（包括面部、牙齿、口腔、鼻腔和头部前部）（皮肤和黏膜）一般感觉的主要神经（图 9.18）。它也为大部分颅硬脑膜（幕上硬脑膜，包括颅前窝和颅中窝、大脑镰和小脑幕）及位于该硬脑膜排列的颅缝提供感觉输入。三叉神经也支配颅骨的血管。
- 运动功能：只出现于下颌神经（V3）分支。这些运动神经纤维支配咀嚼肌、下颌舌骨肌、二腹肌前腹、腭帆张肌和鼓膜张肌，这些肌肉都源自第一咽弓。
- 内脏和分泌功能：虽然它们不包含任何来自中枢神经系统的突触前副交感神经，但四个颅部副交感神经节与三叉神经的分支有关。源自神经节的突触后副交感神经伴随三叉神经的感觉神经和运动神经连接不同的分支并到达效应点。

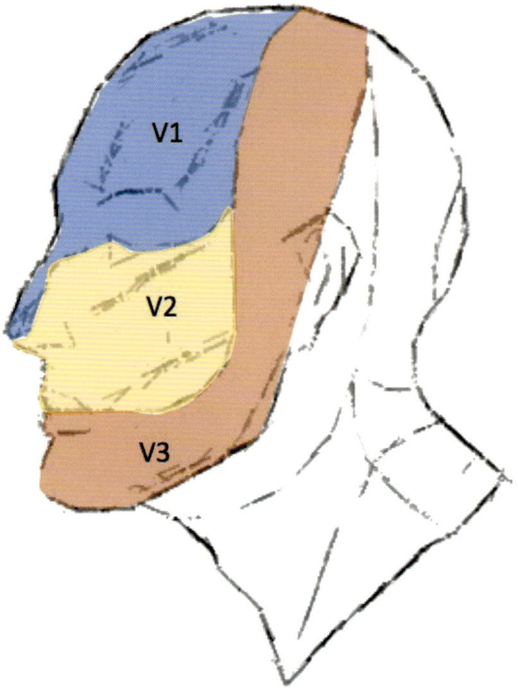

图 9.18　三叉神经三个分支的感觉区域

三叉神经与痛觉密切相关，无论疼痛是来自牙齿、硬脑膜，还是脑血管。刺激半月神经节（Gasser 神经节），会导致与疼痛有关的物质如 P 物质和某些神经肽的释放。因此，该神经与许多偏头痛和头痛有关。但是，痛觉阈值也会因其他因素而降低，这些因素可能是遗传（家族性偏头痛）、激素、消化、食物过敏、天气、电磁和心理情绪。磨牙症的例子说明了后一种情况。在压力、焦虑、刺激或愤怒水平增加的情况下，磨牙症会显著增加，这与网状活化系统对三叉神经运动系统的 α 运动神经元的轰击有关，后者受边缘系统的大量影响。

除了这些重要的生理功能，三叉神经在脑神经系统中也起重要作用，该系统参与了与迷走神经相关的社会交往功能。三叉神经占据了一个非常特殊的位置，可以把它称为新迷走神经和原始迷走神经之间的中介。

呼吸时，刺激胸椎迷走神经传入神经和呼吸道传入神经激活，可能促进迷走神经的运动传出神经，从而产生良好的 HRV。此外，刺激三叉神经的感觉感受器会干扰面部感受器，特别是口腔和鼻腔感受器。

感觉神经传导到脑干的三叉神经感觉

核，并与控制迷走神经的神经核交流。

当呼吸是深的（但不是强迫的，没有太多鼻内空气乱流）、自由的、有节奏的，会刺激三叉神经感觉受体，促进新迷走神经的良好活动，调节交感神经的活动，以及膈下原始迷走神经的活动。

从系统上讲，三叉神经系统提供了防御和攻击模式（咬人攻击或自卫）。

当受到适当刺激且功能正常时，它会阻断原始迷走神经防御系统的触发及其对生理和行为抑制的反应。

因此，它的功能是维持交感神经在一个最佳的功能状态，以响应环境的需要和控制原始迷走神经。

在这种情况下，它对新迷走神经的功能有良好的影响，特别是在吃饭时的咀嚼、分泌唾液、吞咽和儿童吸吮的现象。但如果出现异常，它会以强有力的方式调动交感神经。疼痛程度增加（因此它在痛觉中起重要作用），或者情绪状况或压力达到一定阈值时，就会如此。

整骨治疗师知道磨牙症对颅颈功能障碍的病理作用。这甚至是他想要取得长期效果的最大敌人。这就是为什么对三叉神经的研究在 ANS 的平衡中起着重要作用。因为似乎它的三个部分最终都发挥了作用。

例如，当三叉神经受到过度刺激时，交感神经的激活和原始迷走神经的抑制将导致复发性消化问题。而这种问题很难用其他方式解决。

由 Jean-Pierre Barral 和 Alain Croibier 描述的技术在三叉神经的不同分支上是完美适用和有效的。也可以通过外耳道技术对下颌神经（V3）产生影响，我们稍后会介绍这一技术。

除了通过触诊发现各种功能障碍的神经释放技术（或用于缓解某些特定症状的神经技术），我们为三叉神经分支提供了一种双侧神经诱导平衡技术，应用于三叉神经分支在面部水平的出现点。这些点的

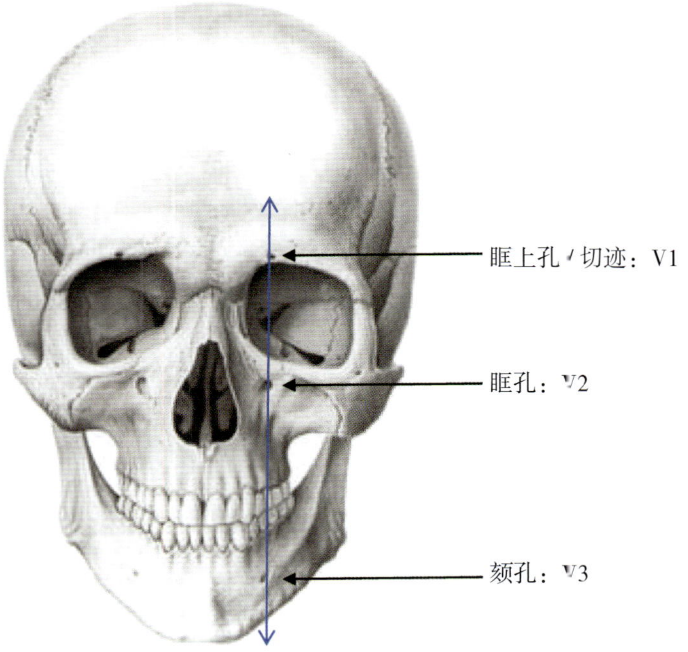

图 9.19　面部三叉神经突起的对齐

特点是几乎垂直地排列在面部的每一侧（图 9.19）。

诱导平衡是一种应用于神经的原动律技术。这种神经就像任何内脏结构一样，受一种有节奏的（通常以每分钟 7~8 个周期的扩张－收缩）“原动律”影响。扩张是向远端方向的运动或流动，是神经胚胎生长的方向，而回缩则代表被动的返回。我们之所以将原动律一词置于引号中，是因为在我们目前的知识状态下，原动律背后的解释是纯粹假设的。不管这种运动性是否与胚胎移动有关，在其起源时使人体所有组织与充满活力的胚胎学运动联系在一起，并通过将其与组织中的能量概念联系在一起，因而与它们的生命力联系在一起[20]；还是它起源于另一个来源，并且不管许多整骨疗法认为他们感觉到什么，这种运动都不可能是纯粹的身体活动。也就是说，它无法定量测量。在这里，它同样可以很容易地成为一个波、一个电磁流或者一个能量流。

对于这种诱导平衡的工作，其原则是鼓励移动或感知的流动。无论方向如何，直到一个人获得每个端点平衡并具有足够强度的有节奏的流动回归。如果最初感觉不到移动，则是一种缺乏活力的功能障碍，这项技术包括向远端扩张方向的直接诱导。

9.3.2.1 双眶下神经平衡技术（图 9.20）

在 ANS 的范畴，适应证可能与交感神经的高反应性及其各种局部原因有关，如呼吸困难（充血、过敏）或上颌牙齿疼痛感过度，以及颞下颌关节（temporo-mandibular joint，TMJ）的不平衡。颞下颌关节对面部和上颌神经的技术往往比对作用于其本身的常规技术反应更好。

无论一个人是否想要平衡颌神经的两个出发点（V3）或两侧的额神经（V1），使用的都是相同的原则。

9.3.2.2 V2 和 V3 平衡技术（图 9.21）

这种技术尤其适用于 ANS 不同分支之间的不一致或不适应的情况，以及磨牙症或牙齿咬合的问题。

9.3.2.3 V1 和 V2 平衡技术（图 9.22）

这种技术尤其适用于不同分支之间的适应冲突、适应性差、上呼吸道问题和头痛。

9.3.2.4 三叉神经三个分支平衡技术（图

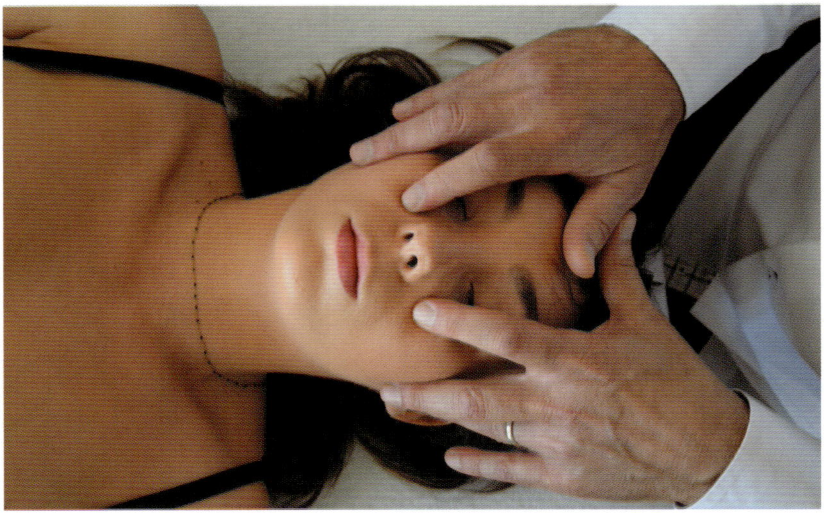

图 9.20 双眶下神经平衡技术

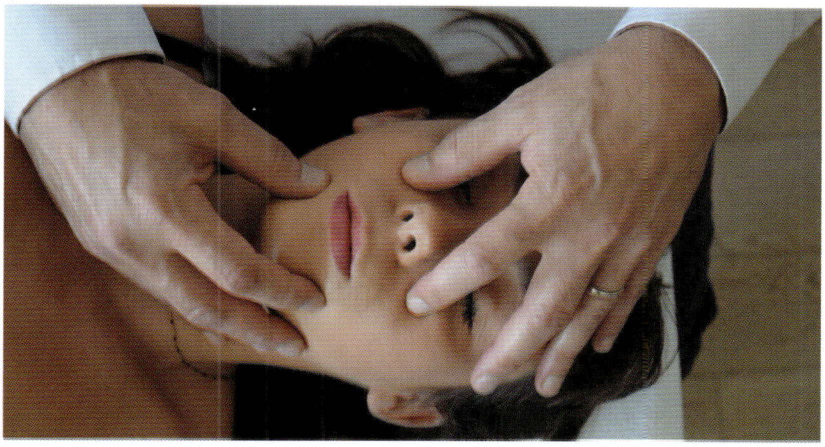

图 9.21 V2 和 V3 平衡技术

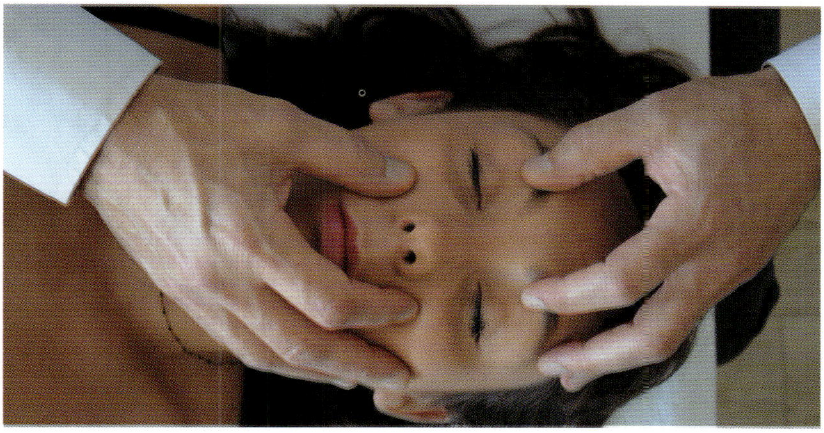

图 9.22 V1 和 V2 平衡技术

9.23）

该技术可用于纠正特定问题和功能障碍后 ANS 的整体协调。

9.3.3 面神经技术

面神经是社会参与系统中的另一个主要参与者。

它在脑池段，以及在内耳道水平与前庭蜗神经伴行。其颞骨岩部包括迷路段、水平鼓室段和通向茎乳孔的垂直乳突段。在这个孔的出口，它与迷走神经和舌咽神经交换神经纤维。

这是一种混合神经，有很多功能：

- 运动功能支配面部表情肌（上睑提肌除外）、颈部肌肉、镫骨肌和眼轮匝肌。
- 内脏功能（传出分泌通路）包括一组去往泪腺和口鼻黏膜的副交感神经细胞，以及另一组去往舌下腺和下颌下唾液腺的副交感神经细胞。
- 躯体感觉功能对应 Ramsay-Hunt 区，包括外耳道、耳郭和耳后区。
- 感觉功能是通过舌索传导舌前 2/3 和上腭的味觉。

在社会交往功能中，重要的一点是这条神经负责镫骨复位。从生理学上讲，这种“耳”是用来保护内耳的。这种复位引起了镫骨肌的不自主收缩。这种收缩使听骨链变硬，降低了传递到内耳的声音水平。

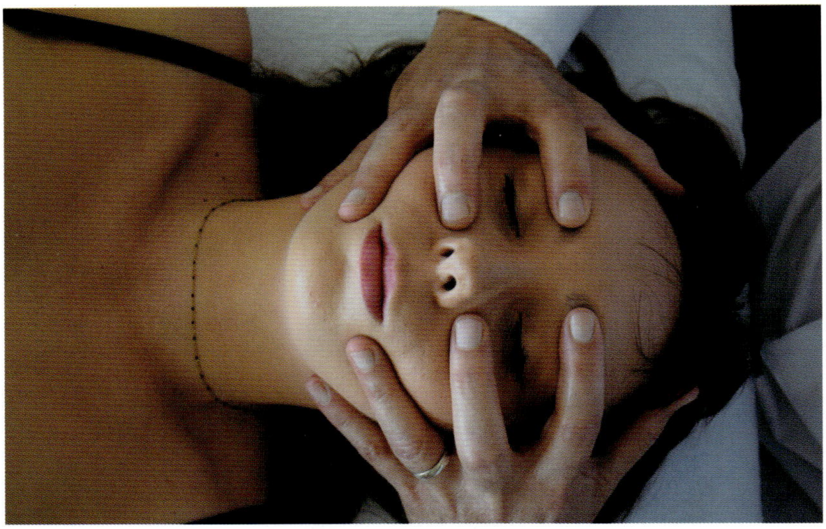

图 9.23　三叉神经三个分支平衡技术

它是一种由四个神经元组成的多突触反射，以蜗神经为传入神经，以面神经为传出神经。放松应在双侧进行，即使只有一只耳朵接收到很大的声音。

耳蜗的主要功能是保护耳朵免受响亮声音的伤害，尤其是对内耳结构有害的低沉声音。平均而言，它的干扰约为 80 dB，但这取决于频率。它不能单独地延长；镫骨肌消耗很快（100 dB 时15 min，强烈声音时几秒）。

它也会在说话前介入，可能是为了避免被声音淹没。

我们对此很感兴趣，它允许产生掩蔽效应。我们的耳朵只能感知16 Hz（非常低的音调）到20 kHz（非常高的音调）之间的声音。人的声音在 80~850 Hz 可以被理解；在讲话时，它会在110~300 Hz 之间变化。

高音确实被强度更强的低音所掩盖。镫骨音的复杂性增强了对人声的辨别能力，尤其是对辅音的感知能力，而辅音对于理解至关重要。在动物世界，低沉的声音与危险联系在一起，是捕食者和其他自然灾害的信号。我们继续把这种本能的记忆留在体内，而人类的声音通常被认为是令人安心的。因此，这种辨别是社会交往系统和新迷走神经功能的最佳活动的一个重要因素。

由于某种原因，有些人对低频声音（也可以通过骨传导到达内耳而不经过滤）变得敏感。这种过敏症可能是由听觉创伤、情感创伤或孩子在缺乏温柔和抚慰的家庭环境中成长引起的。

听觉过敏症（对噪声）伴有耳鸣。听不清或听不懂人的声音是一个重要的临床症状。它通常伴随面部表情缺乏（面无表情等）。对于这种情况，平衡 ANS 必须考虑面神经。这可以改善包括消化在内的各种症状，因为膈下器官对交感神经和原始迷走神经的控制将被解除。

Jean-Pierre Barral和Alain Croibier描述的面神经起源、耳内部分和耳后支的治疗是非常有效的，特别是神经功能障碍。我们也可以通过外耳道对面神经产生影响，我们稍后会看到。

本着与三叉神经分支使用的技术相同的精神，我们提出了一种双侧诱导平衡技术，用六根手指从后到前覆盖神经的三个关键区域（图 9.24）。

- 乳突前方的耳后神经（此时，该区域被耳郭覆盖）。
- 神经刚从茎乳孔出来就出现在前面的下颌支和耳后的乳突尖之间的空间。
- 颧支位于腮腺前方颧弓下缘下方。

六指颜面神经平衡技术包括在确定三个分支后同时和双边感应平衡（图 9.25）。

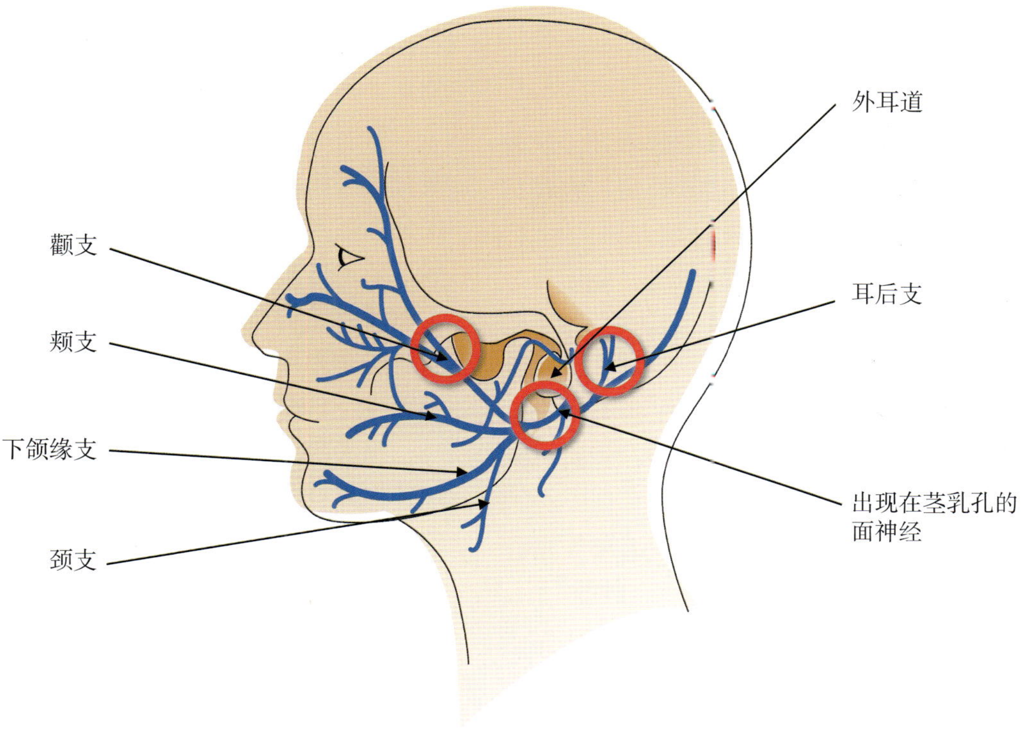

图 9.24　面神经的三个关键区域

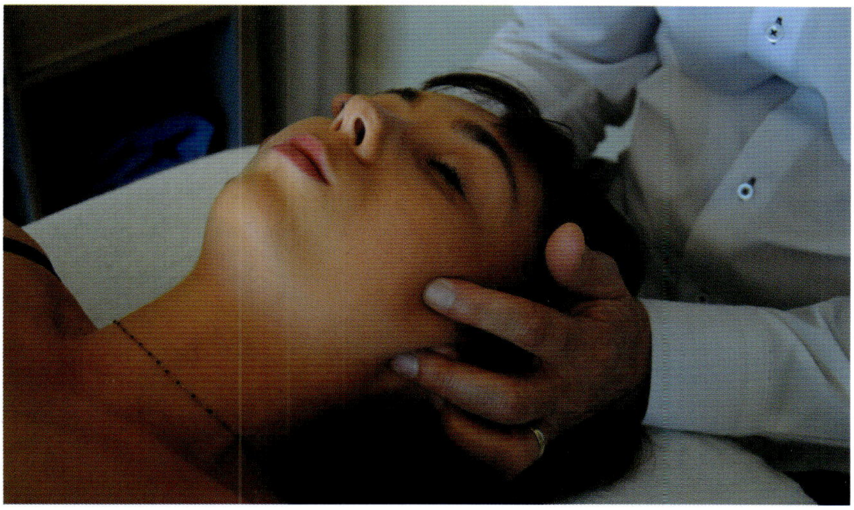

图 9.25　六指颜面神经平衡技术

9.3.4 迷走神经技术

除了迷走神经通路上的特殊接入点，在以下位置处理迷走神经是有用的。

- 离开颈静脉孔后，完全释放颅颈交界区是必要的，有时是足够的先决条件。
- 颈部血管鞘（颈动脉三角区）。
- 在喉上神经的甲状舌骨膜水平。

9.3.4.1 胸廓入口水平

右迷走神经位于头臂静脉后方（颈静脉和锁骨下静脉）、颈动脉外侧、胸膜顶和膈神经内侧、锁骨下动脉前方。

左迷走神经在头臂静脉后，胸膜顶、锁骨下动脉和膈神经内侧，颈动脉外侧（图9.26）。

锁骨松动技术（图9.27）涉及锁骨的内侧端，位于前面提到的结构。它可以间接作用于迷走神经和膈神经。

治疗师站在患者面前，患者坐在治疗床上。患者将双手放在治疗师的肩膀上，治疗师双手从患者的手臂下经过，用拇指接触锁骨内侧下缘。嘱患者自己向前移动，这样患者的锁骨便悬挂在治疗师的拇指上。拇指施加横向牵引力来减压胸锁关节。

该技术的目的是放松锁骨，使它们漂浮，对位于后方的血管神经元组织结构产生影响。一般来说，反应发生在迷走神经受到刺激处。

9.3.4.2 胃小弯及前表面水平

左侧迷走神经沿食管前表面下行至胃后，沿胃小弯走行，在其前表面产生大量分支（图9.28）。

根据Alain Croibier的说法，这是一个非常有趣的位置，可以对迷走神经的功能产生全面的影响。贲门括约肌的迷走神经刺激也是某些心律失常的原因。根据多层迷走神经理论的符号学，位于膈上和膈下过渡区的功能障碍，通常是由新迷走神经和交感神经之间的冲突所致。

患者坐位，治疗师站在患者身后。治疗师用其指尖接触迷走神经，或在胃小弯的水平，或在其中一个位于下方和左侧的斜侧支。

可以通过感觉到一条小的神经索来证实这一结构受限，这虽然困难，却是可能的。

治疗由一种轻微的拉伸诱导操作组成，

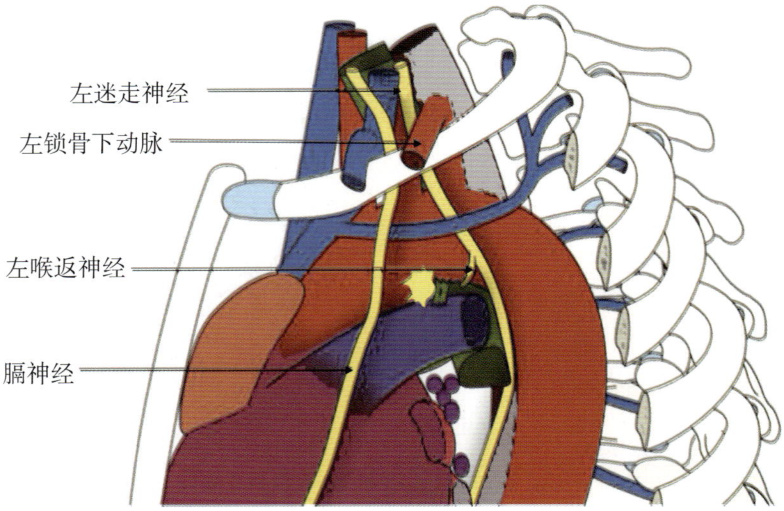

图 9.26 左侧迷走神经经胸廓入口的通路

直到感觉到神经刺激的释放（图 9.29）。

9.3.5　正中神经技术

如上所述，正中神经是含有最多交感神经纤维的神经。正中神经功能失调常见于长期处于压力和交感紧张状态的人。

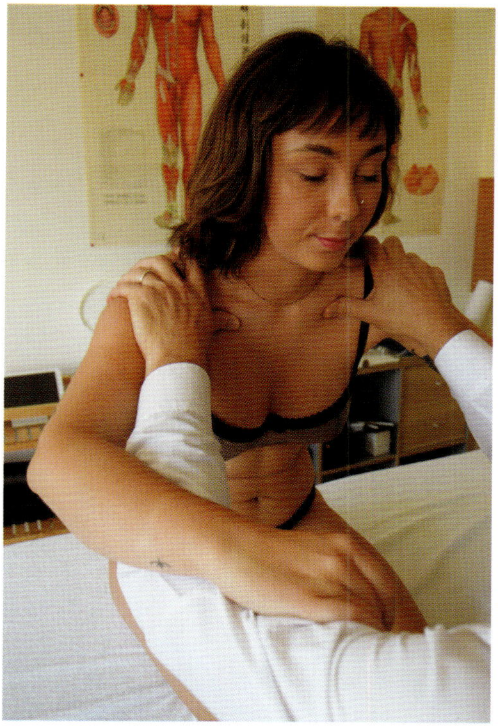

图 9.27　锁骨松动技术

治疗师会对这种上肢没有任何神经根或躯干症状的神经功能障碍的频率感到惊讶。这些功能障碍有时会导致单纯的颈部疼痛。对其进行激惹测试可能足以让人信服。在手腕和手部、肘部，甚至腋窝附近都会出现疼痛。有时它甚至可能在几个层次上表现出来。

这个测试称为 ULNT1（上肢神经测试 1），是通过以下方式完成的。

患者取仰卧位，头部与中轴线成一条直线，治疗师站在一侧进行检测。

治疗师进行以下操作（图 9.30）：

1. 把患者的肩膀压在桌子上。
2. 患者前臂内侧朝上，手腕伸展，肘部弯曲。
3. 治疗师向外旋转患者的肩膀。
4. 患者肘部处于伸展状态。
5. 治疗师将患者手臂从水平轴向肩部外展 110°。

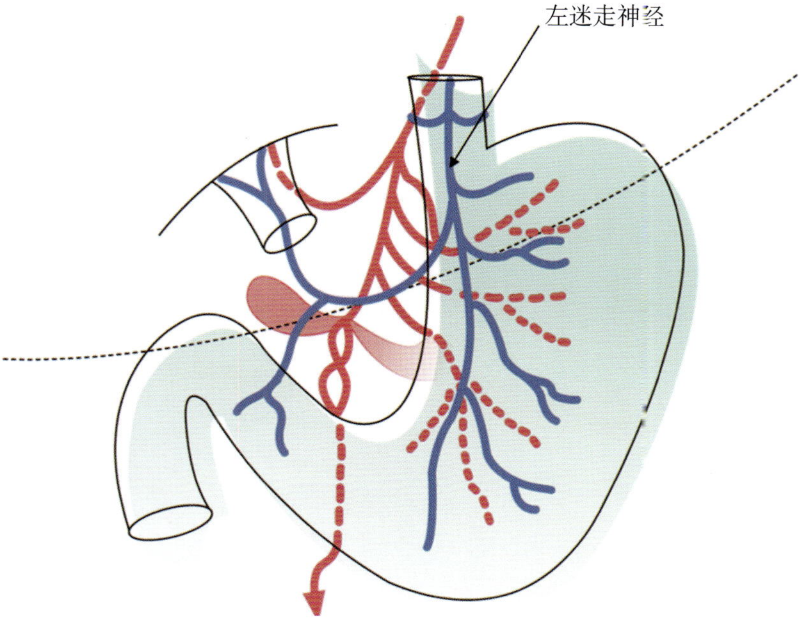

图 9.28　走行于胃前表面左迷走神经

6. 嘱患者向另一侧倾斜颈椎。

当然，这种检查在许多肱神经痛（有或没有椎间盘神经根压迫）病例中是阳性的，如腕管综合征、胸廓出口综合征、肩关节撞击综合征（肱骨头前）、喙突胸小肌综合征、旋前圆肌综合征，或非特异性手臂疼痛。

除了经典的放松正中神经的技术，特别是腕管、肘部和腋窝臂丛的前内侧和前外侧次级干，我们建议患者做温和、有规律的拉伸运动。特别推荐用于通常发生在双侧神经的慢性和复发性功能受限。拉伸将在第十一章（练习9，图11.9）中详细描述，其属于“神经瑜伽”。

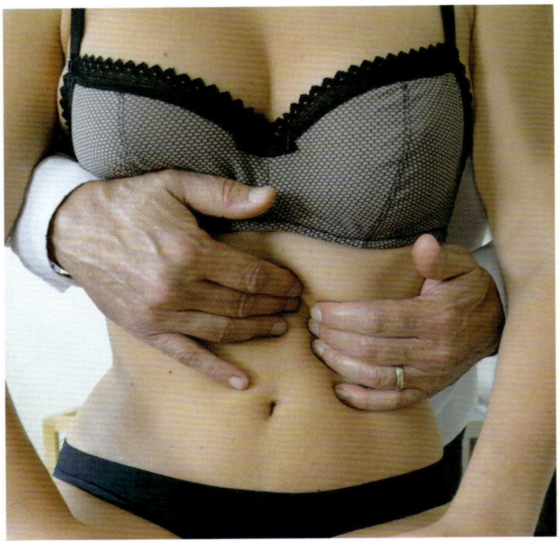

图 9.29 胃平面迷走神经诱导手法

9.3.6 内分泌腺技术

内分泌腺的整骨疗法通常采用不同的方法。

- 经典的内脏技术：在腺体本身，围绕腺体或与腺体相连的筋膜，以及与腺体有关的内脏。因此，对甲状腺实质的组织引导技术是非常有用的。
- 脑垂体和松果体的颅技术。
- 结合交感神经或副交感神经支配，或血管化。
- 松动技术（对肾上腺、性腺、胰腺、胸腺和甲状腺松动）。

在ANS的调节框架内，肾上腺、胸腺和甲状腺似乎比其他腺体更重要。

9.3.6.1 肾上腺

肾上腺对压力和攻击做出反应是必不可少的，并负责身体和精神的状态。

肾上腺皮质产生三种与能量产生有关的皮质类固醇激素（与碳水化合物、脂质和蛋白质代谢有关；与水矿物平衡有关；与血压有关；与循环血量有关）：

- 矿物皮质激素或矿物激素调节体内水和

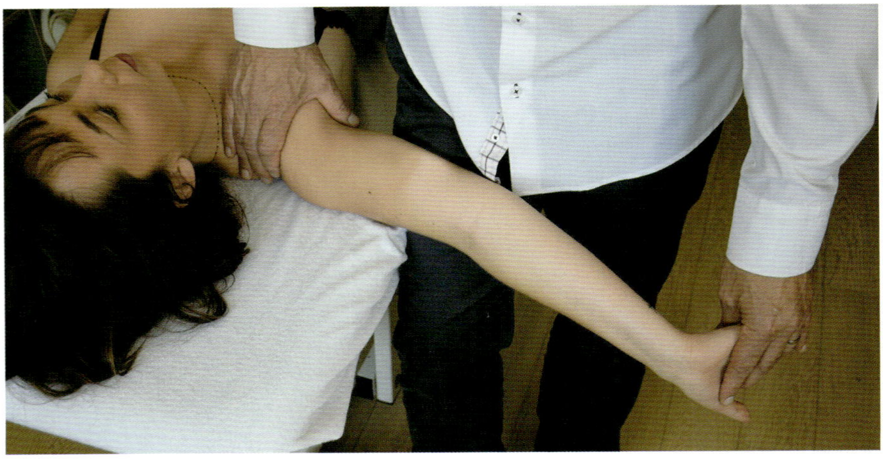

图 9.30 ULNT1 正中神经检查

矿物盐的平衡（醛固酮）。

- 糖皮质激素或代谢激素作用于碳水化合物和脂类的代谢（皮质醇）。
- 男性和女性性激素。在女性中，这些细胞产生的男性激素数量减少，而这些激素在建立某些第二性征中起作用。但是，我们不知道它们与卵巢来源的雄激素相比的相对重要性，以及它们的分泌调节是如何发生的。

肾上腺髓质产生肾上腺素和去甲肾上腺素（儿茶酚胺），通过增加呼吸和心脏节律使身体做好应对压力的准备。这个动作也与能量储备（碳水化合物和脂类）的调动有关。

从发育和功能的角度来看，肾上腺髓质类似交感神经节。

最重要的是，肾上腺髓质是由交感神经系统控制的，这要归功于内脏神经，某些神经在主动脉前淋巴结中充当中继的某些纤维。

肾上腺功能减退的症状

- 身体无法对反复的压力做出反应，很快就会精疲力竭。
- 缺乏皮质醇导致低血糖。
- 身心虚弱。
- 睡眠障碍（对健康有害）。
- 性欲下降。
- 轻度抑郁，对社会交往、项目缺乏热情或意志力。
- 有感染和反复感染的倾向。
- 脱水、舌干、尿频、疼痛、肌肉挛缩（醛固酮水平降低）。
- 肌肉无力、用力疲劳、早晨关节痛。
- 哮喘、过敏（以及食物敏感）。
- 直立性低血压（体液泄漏）、虚弱、头晕。
- 消化不良、对糖的渴望或对过敏性食物的渴望促进皮质醇的分泌。消化缓慢，但有腹泻。

肾上腺功能亢进的症状

- 过量的类固醇皮质激素导致高血糖（甚至糖尿病）、高血压、体重增加、眼睑水肿、脸颊红、酒渣鼻。
- 骨质疏松症，尤指脊柱。
- 过量的醛固酮导致水和钠潴留，导致抽筋和刺痛，并可能导致高血压。
- 过量的肾上腺素导致高血压和心动过速。
- 过多的雄激素导致脂肪重新分配到上半身（颈部）、多毛、痤疮。

肾上腺和 ANS 失衡

在交感神经系统衰弱而原始迷走神经占优势的情况下，肾上腺功能减退有时会和甲状腺功能减退同时出现。它也可能是最终阶段倦怠（职业倦怠阶段）的结果。在这种情况下，肾上腺耗尽，有时可能需要一年时间才能恢复。功能亢进可能与交感神经紧张症、慢性压力或早期倦怠有关。

肾上腺原动律技术（图 9.31）

肾上腺运动有双重胚胎学起源：

- 外周区（肾上腺皮质）起源于中胚层。
- 中央区（肾上腺髓质）起源于外胚层。

肾上腺皮质由中胚层间皮细胞发育而来，中胚层间皮细胞位于肠系膜根和未来性腺轮廓之间。它们增殖形成间皮细胞索，沉入邻近的间质。

肾上腺髓质由胚胎神经嵴的交感神经原细胞发育而来，位于第 9 或第 10 节，并向皮质轮廓侧移。

可感知的运动本质上就是这种横向位移。

在这项技术中，治疗师的手分别放在患者第 11 胸椎的两侧，肾上腺在第 11 和第 12 肋前突出。左肾上腺的位置略优于右

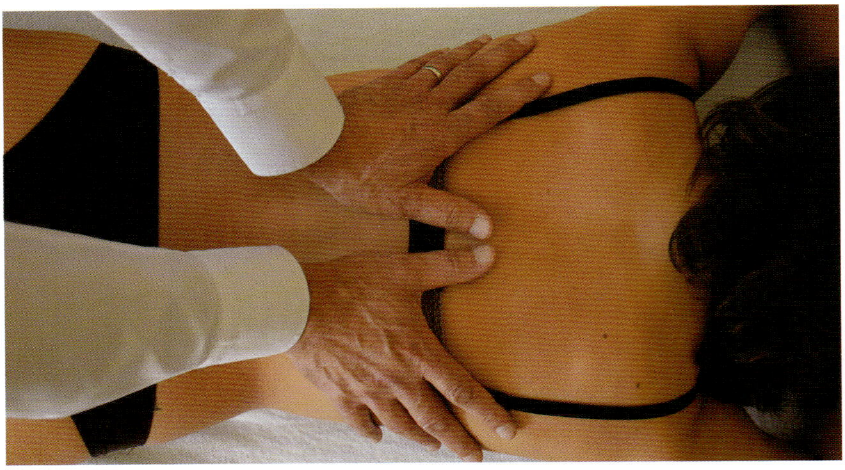

图 9.31　肾上腺原动律技术

肾上腺（图 9.32）。

9.3.6.2　甲状腺

甲状腺在机体的生长和代谢中起基础性作用。

甲状腺激素的生理作用主要有两种。

- 刺激中枢神经系统（在头部形成和其所有生长过程中起关键作用）、牙齿和骨骼的生长发育。
- 调节能量代谢。

过多的甲状腺素会导致氧气的消耗和热量的产生，因为它们增加蛋白质、糖和脂肪的分解代谢。它们还可以加速肠道对碳水化合物的吸收，调节细胞对葡萄糖的管理，以及糖酵解和糖的分解过程。

交感神经系统的刺激解释了心脏、肌肉和消化组织对这些激素的敏感性。

甲状腺素还具有以下作用

- 尿液的增加（肾小球过滤）。
- 对生殖系统发育和性腺分泌有影响。
- 对高级神经中枢的发育有影响。

甲状腺功能减退的体征

- 肺活量会减慢和减弱。这种现象在压力下会恶化，并表现为身体疲惫。运动、说话和心跳可能会减慢。

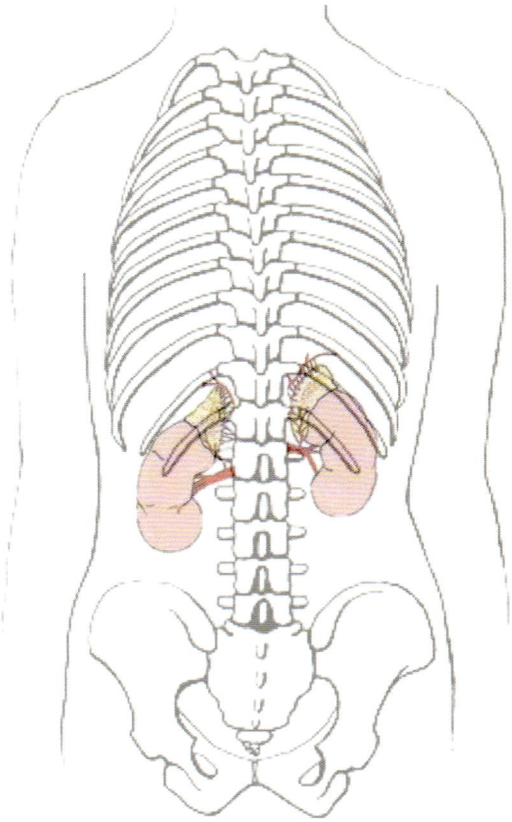

图 9.32　肾上腺背侧投影

- 感到寒冷，体温下降 0.5 ℃。
- 呼吸变慢，脉搏变弱。
- 脱发和指甲易碎。
- 干燥、凉爽的皮肤。

- 低沉沙哑的声音。
- 食欲、体重增加。
- 易怒、焦虑、抑郁（没有精力的感觉），以及混乱的想法。
- 疲劳持续一整天，白天有打瞌睡的倾向。
- 体力下降，使得任何体力活动都变得困难。
- 低血糖。
- 消化速度慢，即使吃得少也会饭后腹胀，便秘。
- 头痛，尤其是早晨，一天中逐渐消失。
- 卵巢功能失调：经前综合征、子宫肌瘤、子宫内膜异位症。
- 骨骼矿物质丢失。

甲状腺功能亢进的体征

- 怕热、出汗、手出汗。
- 极度口渴。
- 休息时脉搏加快、心悸、心动过速、呼吸急促。
- 频繁排便和腹泻。
- 紧张、易怒、多动（过度精神活动）。
- 突然的反应，有时是激烈的和爆炸性的。
- 体重增加困难（分解代谢增加），食欲增加。
- 失眠。
- 肌肉疼痛和疲劳。
- 月经过多。
- 眼球突出（眼球异常突出）。
- 性欲下降。

甲状腺和 ANS 失衡

甲状腺与交感系统密切相关。它延长并增强其影响。一个功能正常的甲状腺与ANS的三个分支的完美平衡是齐头并进的。

在交感神经紧张或交感神经溶解症的病例中，甲状腺的诱导和运动技术是非常有意义和有用的。

甲状腺原动律技术（图 9.33）

根据胚胎发育的内胚性其起源于肠咽组织的底部，然后甲状腺延伸到下面的中胚层，同时其两叶逐渐生长。因此，它的原动律将是下降运动和横向扩展。

为了评估和治疗该腺体在诱导中的原动律，治疗师应将指尖放在患者颈部前表面的每个叶上。

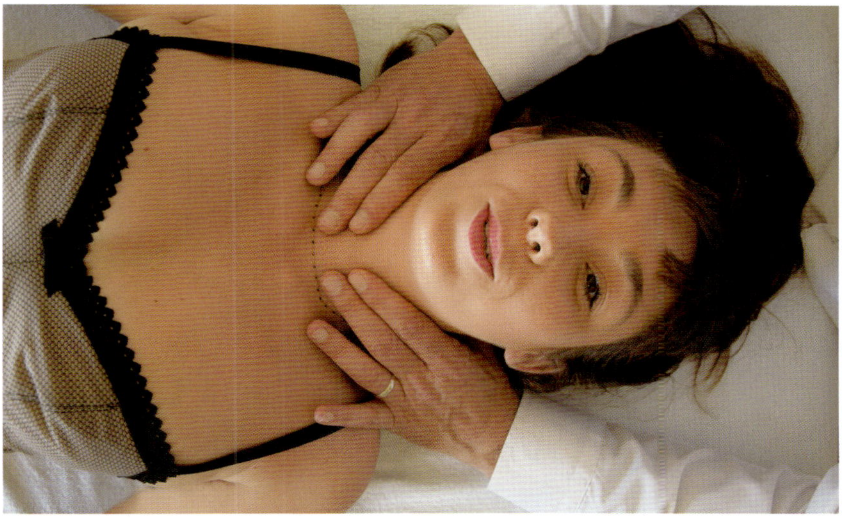

图 9.33 甲状腺原动律技术

9.3.6.3 胸腺

儿童的胸腺由两个大的腺叶组成，成年人的胸腺则由脂肪组织代替而体积减小。甲状腺的主要作用是产生一种功能性的T细胞受体。在T淋巴细胞的培养中它是必不可少的。

尽管胸腺的细胞数量显著退化（到40岁时不到初始细胞的2%），但它仍然保留了其功能完全被重新激活的潜力。因此，它保持一定水平的活性，甚至在特殊情况下可以完全重新活化（如艾滋病患者的特殊治疗和重症肌无力的病理性增生）[22]。

胸腺功能减退的体征

- 尽管该腺体并不是唯一参与病理过程的腺体，但胸腺功能减退会导致免疫力下降。免疫功能的下降通常发生在长期压力的疲惫阶段。面对急性压力的情况，胸腺往往会萎缩。它可以在24h内萎缩至其大小的一半。
- 容易感染传染性、病毒性、细菌性、真菌性疾病。
- 乏力征象、反复感染、恢复缓慢、慢性腹泻、念珠菌病、反复阴道感染。

胸腺功能亢进的体征

- 可影响关节、肾脏、心脏、血细胞或任何其他身体组织的自身免疫性疾病。
- 哮喘、荨麻疹、湿疹和过敏性鼻炎。
- 类风湿性关节炎、狼疮，可能还有糖尿病。

胸腺和抗ANS失衡

急性和慢性压力都会对胸腺功能产生负面影响。

在这一点上，为了更好地理解胸腺和ANS之间的关系，我们被迫放弃了学术科学的支持，学术科学还没有发现甚至还没有探索这个神秘腺体的其他功能。

我们为读者提供了一个理解和使用胸腺的假设：胸腺是内分泌腺，与心脏的能量和心理功能联系在一起。正如我们在之前描述的那样，其功能活动的发展、维持和胸腺失衡可能与这些心脏功能发展的变幻莫测有关。换句话说，这些可能与心脏的开放和最成熟的人类品质的进化有关。

这就是迷走神经的用武之地，新迷走神经，其全部功能可能取决于胸腺和心脏的这些影响。

除了有与胸腺功能障碍相关的临床症状的情况外，每当我们需要刺激新迷走神经时，都会使用一种技术来刺激胸腺的运动，即几乎总是针对ANS失衡和身心疾病。

第二种非典型适应证表现为两个大脑半球的功能不对称和胼胝体的功能阻塞。稍后我们将详细讨论这个问题，不过事先知道对胸腺进行治疗有助于平衡和处理这些特殊的问题，这是个好事。

胸腺原动律技术（9.34）

胸腺位于上纵隔。其下部与心包有关；其前表面与胸骨柄和胸骨体上部毗邻；其后表面与上腔静脉、头臂血管和主动脉弓有关（图9.35）。

根据Alain Auberville的说法[23]，胸腺的运动对应于胸腺的两个芽的出现，来自第三和第四咽囊，向尾部方向和中线方向出现。

在实践中，这种运动也可以被感知为一种开合运动(先开花后闭合的花)，与高-低运动相关联。

要知道在成年人中，胸腺只代表被脂肪组织包围的几个细胞，我们有理由怀疑这种原动律是否仍然存在或是否真的很明显。如果原动律确实是一种可以定量测量的物理运动，那么答案将是否定的。

原动律可以是场域或波前表现的假设。在这种情况下，对这种原动律的感知表明治疗师与其想要接触的结构的特定能量“调谐”。每个人都会有自己的看法！

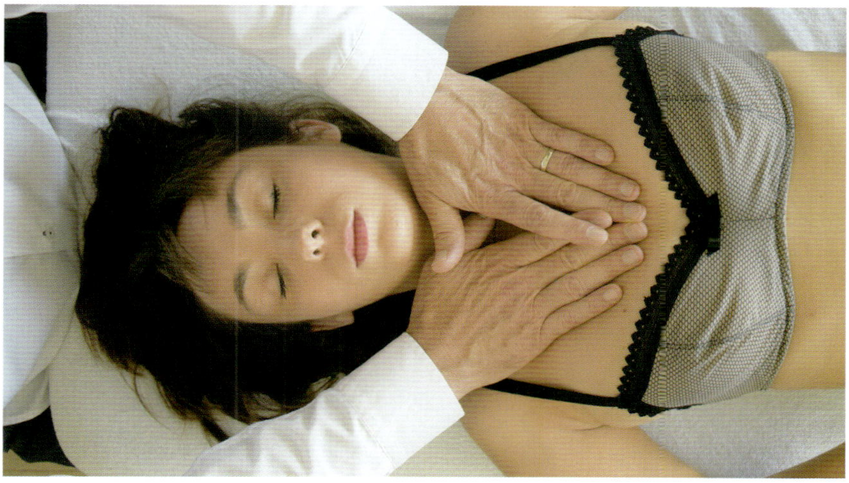

图 9.34 胸腺原动律技术

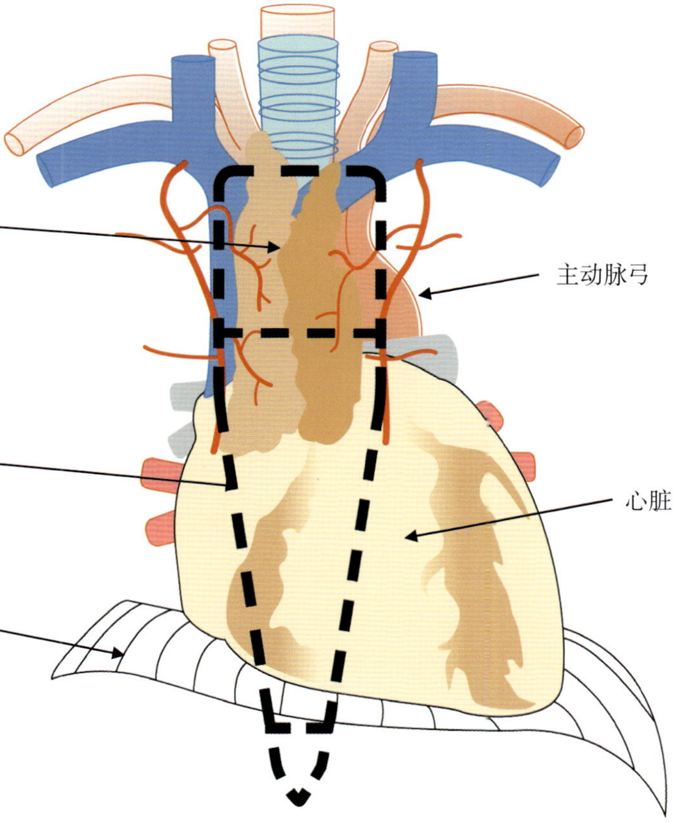

图 9.35 胸腺的前投影[24]

9.3.7 耳朵技术

耳朵是一个由多个不同神经支配的器官。耳穴疗法已成为包括医学界在内的公认学科，这并非没有原因。事实上，它是里昂的一位名叫 Raul Nogier 的医生于 1957 年发明的。他的儿子 Raphael Nogier 一直在培训和发展耳穴疗法[25]。

这种神经支配由下列神经确保（图 9.36）。

- 耳颞神经，V3 的一个分支。
- 耳大神经，属于颈浅神经丛，来自 C2 和 C3 的节段。
- 面神经和 Wrisberg 神经，与迷走神经（耳支）和舌咽神经的纤维有关。后者仅通过 Jacobson 鼓室神经支配听鼓膜区。

这些脑神经是社会参与系统的主要功能元素，因此，耳朵是一个选择区域。因为它对新迷走神经的功能具有极其强大的影响。当然，它也对许多其他问题产生影响，正如耳穴疗法的从业者所证明的那样。

Ramsay–Hunt 区尤其引起了我们的注意。它是由耳郭、外耳道壁和鼓膜组成的区域。它由第七对脑神经、Wrisberg 中间神经和第十对脑神经支配。

外耳道后壁由第七对脑神经和第十对脑神经支配（其中第七对脑神经支配上半部，第十对脑神经支配下半部），而前壁由 V3 神经支配。

基本上，外耳道内技术和外耳技术对 ANS 都具有强大的反射作用，对副交感神经平衡的影响更显著。

9.3.7.1 内耳道技术

这项技术是由 Jean–Pierre Barral 和 Alain Croibier 研发的[26]，它对迷走神经的作用非常有效；重要的是要非常精确和小心，以免损坏耳膜。它需要使用潮湿、温暖的棉签，来定位外耳道内看起来紧张或坚硬的各种疼痛区域。有时在迷走神经严重失衡的情况下，疼痛处于患者忍受的极限。对两侧进行测试和比较很有用，因为两侧对比，通常会发现固定在不同位置的区域。

根据我们的经验，在副交感神经明显功能障碍的病例中，左外耳道后壁是最痛苦的区域，表现为头晕、平衡问题和焦虑。

我们不描述这种技术，因为它不属于我们。我们使用这种技术的经验是，它能迅速产生效果。一旦确定了最固定和最痛苦的部位，就会引起一种从上到下的钟摆运动，但不会失去棉签的接触，也就是说不会在黏膜上滑动（图 9.37）。因此，它在一个弧形中启动了一个非常轻微的牵引力。在诱导这种运动几次之后，给人的印象似乎是黏膜自己在做钟摆运动，一个人满足于跟随它的运动。1~2 min 后，疼痛就会完全消失，偶尔会转移到对侧外耳道。实际上，治疗师必须与另一只耳朵的后壁保持接触，以便他和患者能够感知变化。那么，在另一侧使用同样的技术就可以了。通常，患者在治疗结束时不会感到任何疼痛，严重的病例可能需要第二次治疗来改善。

9.3.7.2 外耳技术

外耳在耳穴治疗中有一些非常重要的穴位，称为主穴。对 ANS 有影响的因素如下（图 9.38）。

- 零穴：位于软骨的凹陷处或小切口处，在螺旋根和上升支之间。它既是外耳的主穴，也是迷走神经主穴。
- 奇穴：位于螺旋根的末端，该点通过作用于促肾上腺皮质激素水平具有调节压力的作用。它对某些与慢性应激相关的

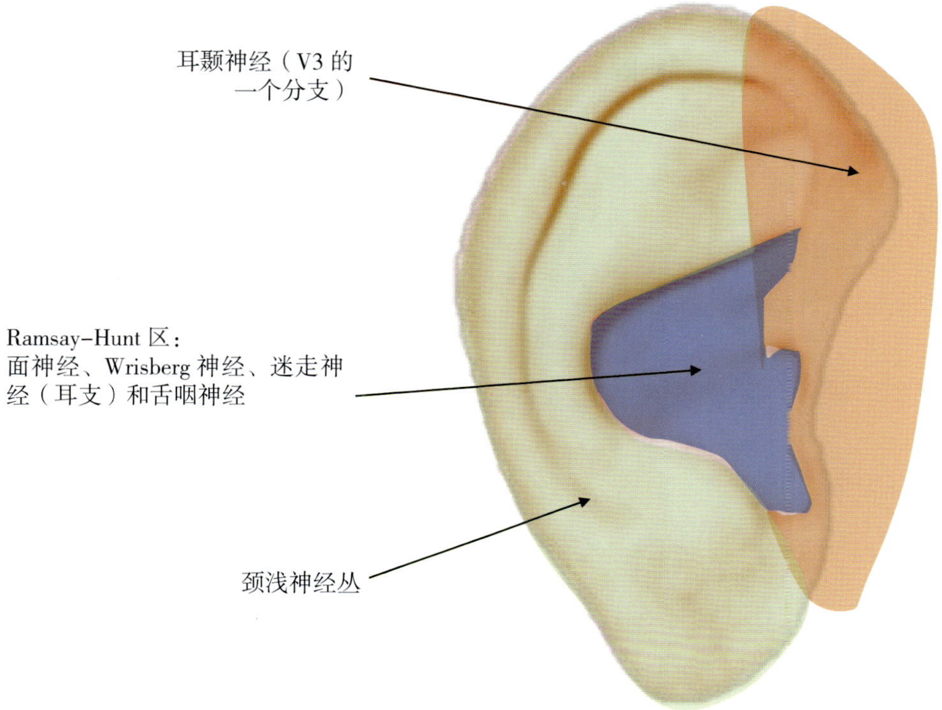

图 9.36　耳朵的内部活动区域

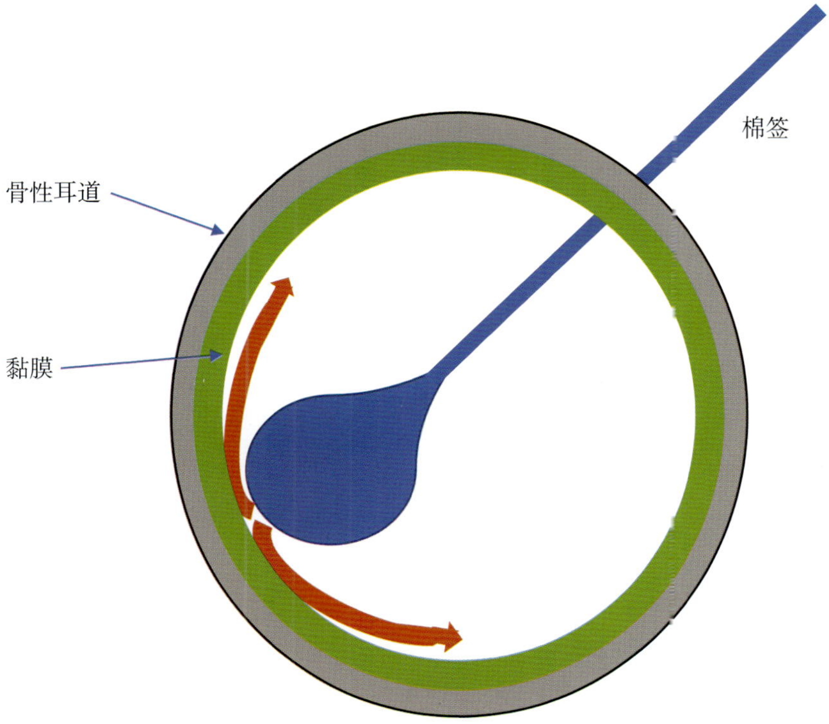

图 9.37　棉签在外耳道技术中的平衡作用

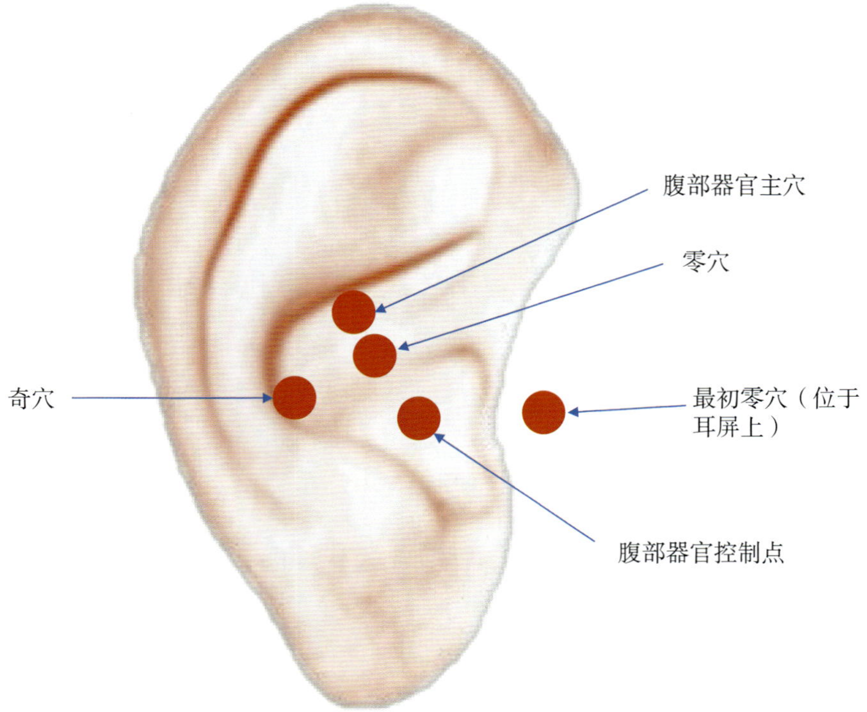

图 9.38　外耳的主穴

动脉高血压很有用。

- 腹部器官主穴：位于外耳的上 1/2；对腹腔器官有平衡作用。
- 腹部器官控制点：在外耳下 1/2 的中心。

发表在《法国复兴与复兴年鉴》[27]上的一项研究表明，经皮刺激外耳会产生副交感神经反应。这是通过心率的变化、使用 ANI 程序评估的 HRV，以及使用 NeuroLight 视频瞳孔计测量的瞳孔直径（PD）的变化来测量的。这项研究显示出与经皮刺激颈部迷走神经相媲美的效果。

因此，我们假设以精确的方式将引导技术应用于所引用的主穴之一也可能对迷走神经产生影响。

外耳主穴的检测和治疗

可以对这些外耳主穴进行整骨测试（图 9.39）。治疗师把手指尖置于穴位下方的体表上，并进行多向拉伸测试。该测

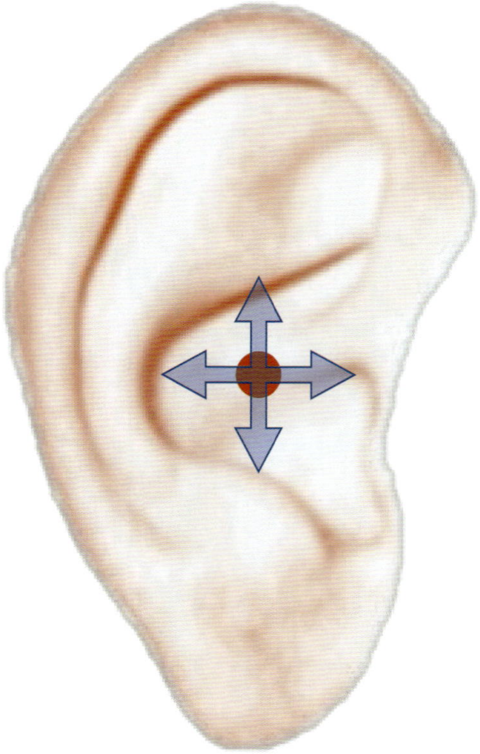
图 9.39　外耳的零穴测试

试是双侧同时进行的，系统地发现一个方向或另一个方向的流动性差异。一种常见的功能障碍是右耳零穴，伴有向下和向后张力。

通过改变和永久解除有关外耳的皮肤和纤维软骨限制，我们可以诱导 ANS 的长期调节。

最常使用的释放方式是直接张力诱导释放，也可以进行间接矫正（图 9.40）。

如前所述，有必要在释放第一个穴位后再次检查对侧耳朵的穴位。

奇穴的另一种技术

用拇指和示指抓住这个点，拇指刚好放在耳甲与其侧表面的交界处，而示指在耳甲后方，与拇指成一条直线，刚好在耳与头部相接的区域。

这项技术包括施加向外牵引，就好像要把耳的这一部分从非常靠近它的连接处取下，并在奇穴上施予一个诱导压力，然后在最大限制方向上进行感应牵引（图 9.41）。

9.3.7.3　耳屏技术

耳屏是耳穴疗法的另一个重要部分。传统上，它是胼胝体和大脑半球间连合的代表所在处，但这个想法已经被该学科的主要参与者抛弃了大约 10 年。今天，它被认为是整个外耳的一种合体，有主要的抗

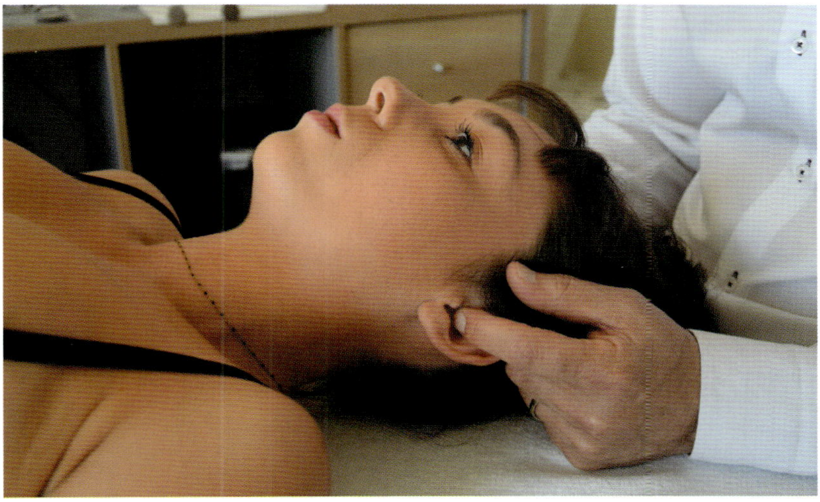

图 9.40　零穴技术

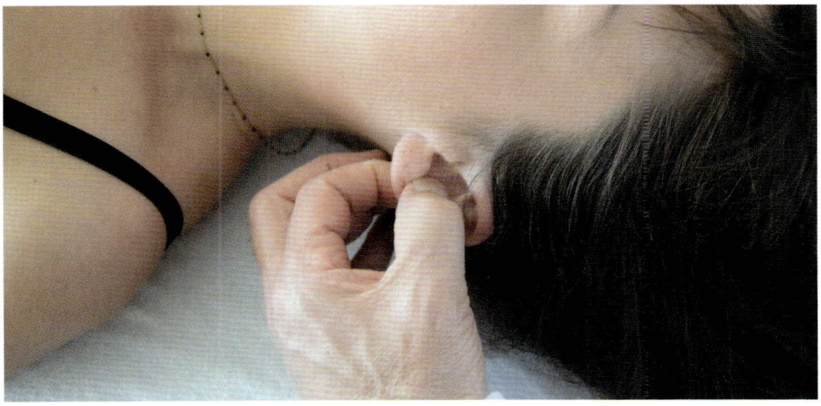

图 9.41　奇穴的定点技术

压效果。它包括位于耳屏间切迹的最初零穴（图 9.38）。这是 ANS 失衡管理的另一个重要问题。

在神经学层面，我们注意到耳颞神经的通路，它是 V3 的一个分支。因此，它也是一个有趣的领域，对这条神经产生影响，并可帮助解决颞下颌关节的问题。我们还必须记住三叉神经在 ANS 的三个分支功能交叉口的特殊位置。

技术操作步骤

治疗师用拇指和示指抓住耳屏，尽可能靠近鼓膜的前缘，而不触及鼓室骨。通过评估零穴的张力和耳屏的延展性来进行比对测试，方法是将耳屏向外和向前拉（图 9.42）。

治疗包括加压 – 诱导零穴与牵拉 – 诱导耳屏，也有可能通过诱导耳颞神经来起作用，它可以通过感知颞浅动脉的搏动来定位耳颞神经。神经通常就在动脉的前面。

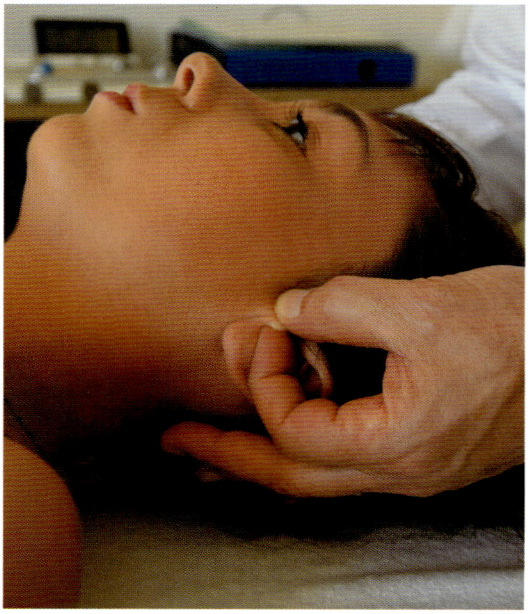

图 9.42　耳屏技术

9.3.8　神经丛

9.3.8.1　初步考虑事项

神经丛是人类自主和身心平衡的重要中枢。

就我们的研究对象而言，腹腔神经丛和心丛（cardiac plexus）受到的影响尤其大。

回顾我们对发展的讨论，发展是人类遇到的大多数困难的根源，这些困难导致身体和心理上的病态，现代人的主要挑战之一是意识的转移。这是从一种状态到另一种状态的通道，是一个漫长且艰难的转变。

为了图表化和总结这种情况，可能会显得有点拟人化，我们可以看到以下情况：

- 最初的状态是一个完全以自我为中心的人，他只关心满足自己（和他的近亲）的需求，并尽可能多地享受生活，防范可能阻碍他幸福的事情。与此同时，他受到所有个人和集体的限制，这些限制狡猾地改变了他的自由和个人思想。而暴力情绪主导着大部分行动和思想。因此，他的行为和思想是不明确的、没有创造力的，并且杂乱无章地充满了许多先入为主的想法和信仰。他相信自己是自己生活的主宰，而面对的大多数事情都让他痛苦不已。
- 最终状态不存在！它将限制进化的过程并限制他成为全能。但是，对于我们主题的目的，我们可以描述一个中间状态，一个阶段。这在人类中对应于一种包容性意识，这种意识能够将世界和他人的需求添加到个人责任感中。因此，假设他们的存在，无论多么变幻莫测，作为一个演员而不是一个受害者；并在一定程度上将自己从家庭、民族及种族偏见和制约中解放出来。他们在一定程度上学会了控制自己的情绪，并学会了如何提炼和利用这些情绪。因此，他们能够更加清晰地思考问题，从而变得更有创造力。总之，是开放的态度和建设性的社会参与。

在这两种状态之间，所有的程度都是可能的，所有的困难都会出现。换句话说，它是能量和意识的焦点从腹腔神经丛转移到心丛。

腹腔神经丛是情绪的落脚点。当情绪剧烈波动时，当一种永久紧张的状态占据主导地位时，交感神经就会过度激活，从而导致许多神经和身体紊乱。在这种情况下，新迷走神经无法部署其所有活动。身体和大脑的损耗和衰老异常得太快、太严重。

人类显然已经开始将操作从腹腔神经丛转移到心丛，这种紧张状态开始影响心脏中心，交感神经和新迷走神经之间会有冲突和协调不良的功能。身体症状既会影响膈下器官（胃、肝、十二指肠、胰腺），也会影响胸腔器官。许多心脏疾病起源于膈下器官。

然而，活化和转移到心脏伴随着新迷走神经活动的发展，并建立了新的身心平衡。正如我们刚才所说，这并不能使人远离一切祸害，但情况将会有所不同。除了少数人，大部分人还没有达到可以享受完美健康的地步。

9.3.8.2　神经丛技术

在实际层面上，使用传统的内脏技术可能会很有用：

- 对于腹腔神经丛，在附近的膈下器官（特别是小网膜和相关动脉）上操作。
- 对于心丛，使用前面提到的血管技术，以及心包和胸腺的治疗技术。

还有一些技术会对神经丛本身产生影响。就像 Alain Auberville 描述的那样，这是一种原动律的工作。它的解释指的是远远超出解剖结构的简单原动律的概念，因为它唤起了与来自印度传统的脉轮系统的明确对应关系。

就我们而言，在不反驳这种相关性的情况下，我们使用了一种稍微不同的方法，这种方法更符合我们对这些著名能量中心的了解。

神经丛的原动律被认为是一个既可以顺时针也可以逆时针旋转的旋涡。我们知道中心可以是发射性的，也可以是接受性的。可以肯定的是，它也分布在它控制的邻近器官中。这种分布在生理上通过动脉循环和神经冲动表现出来，这些神经丛总是位于血管轴周围。

我们可以感知到这种螺旋运动是否具有质量、流动性和生命力，就好像由波浪或起伏的前缘推动的。我们能够感觉到原动律或流动是否受阻，还能够感觉到充实（拥堵或流动）或空虚（缺乏活力）。然后，我们直接（特别是在真空的情况下）或间接（在拥塞的情况下）使用感应校正技术。

因此，治疗师的左手朝向患者胸前或腹前的神经丛，右手在患者背部相对的位置（图 9.43，图 9.44）。

在平衡了腹腔神经丛和心丛后，根据症状和所表现的内脏功能障碍，对位于腹部下方的神经丛进行治疗可能是有用的，器官的原动律作用会被诱导。腹部下方的神经丛有肠系膜上丛、肠系膜下丛和腹下丛（细分为上腹下丛和下腹下丛）。

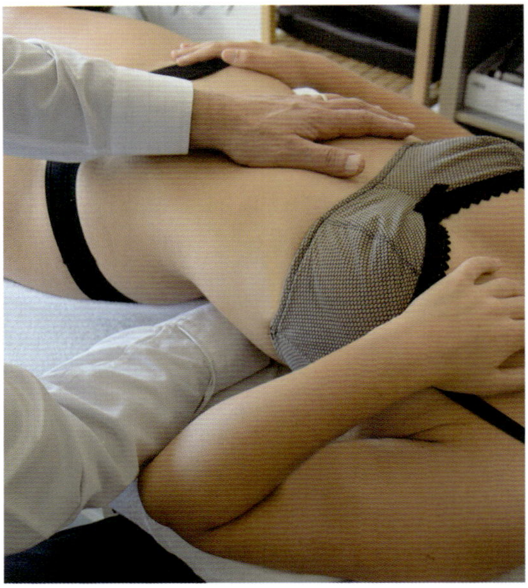

图 9.43　腹腔神经丛技术

9.3.9　大脑半球

我们对 ANS 和身心障碍感兴趣，至少有两个主要原因：前额叶的问题，以及半球间的不对称和交换问题。

9.3.9.1　前额叶

前额叶皮质的作用之一是控制储存在杏仁核（边缘系统）层面的情绪记忆。

大多数情绪 - 身体表现（脸红、出汗、心动过速、恶心、腹泻和小便需求）是由下丘脑控制的。它是所有自主生命的虚拟大脑，是身体所有无意识信息的警惕守护者，是将情感表现转化为生物、生理、神经和免疫反应的传感器。

这使得下丘脑成为前额叶的控制和全身 ANS 反应之间的中继站。腹腔神经丛活动的调节也取决于这种前额叶的控制。Antonio Damasio [28] 已经证明，情感体验对于推理和适当的行为（由大脑的前额区域控制）是必不可少的。积极的（快乐）或消极的（不愉快）情感体验会被记住，从而赋予我们经验价值。这是一个学习的过程，它制约和渲染了我们的心理表征和判断，因此也影响了我们自动或深思熟虑的行为。

这个过程可以是建设性的和进化的，但它也可能是不恰当的、不可抑制的反应（如恐惧症）[29] 来源，特别是当杏仁核受到影响时（储存与恐惧和创伤条件有关的记忆）。

因此，情绪反应有一个调节轴，开始于前额叶皮质，通过下丘脑，然后通过各种神经丛，最后到达器官。后者是情绪身体反应的表现，也是身心失代偿的表现。

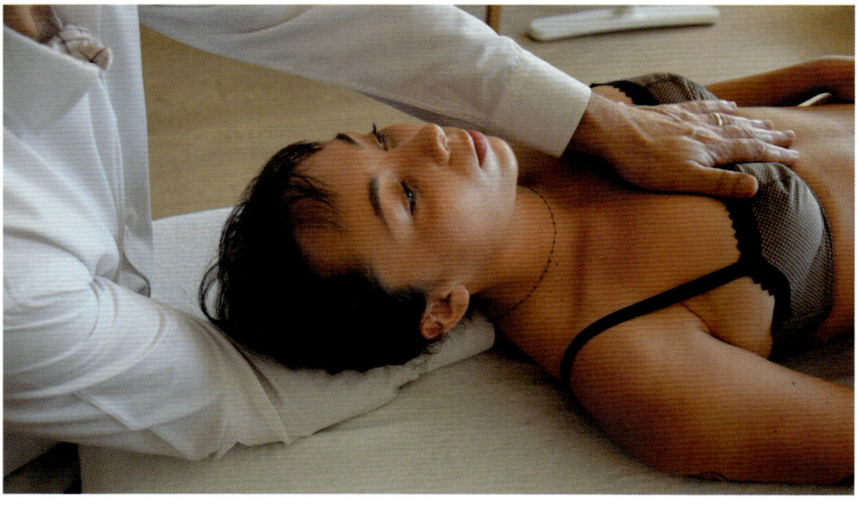

图 9.44　心丛技术

神经内脏整合模型详细地描述了这些过程[29]。该模型表明，如 HRV 所示的心脏迷走神经张力，可能暗示着参与情绪－认知相互作用的神经元网络功能上的完整。

HRV 与情绪刺激的上行和下行认知过程有关。休息状态下高心率变异性与情绪刺激的下行和上行认知调节有关，这些情绪刺激更具适应性和功能性，这可能有助于对情绪的有效调节。相反，休息状态时低心率变异性与对情绪刺激过度警惕和不适应的认知反应有关，这可能会阻碍情绪的调节。

大脑皮质下存在一些前额叶抑制回路，它们在自我调节功能中起至关重要的作用。正常情况下，前额叶皮质识别环境中的安全信号，并对皮质下边缘回路，特别是杏仁核的中央核和交感中枢实施抑制控制（图 9.45）。这种前额叶调节使生物体能够为不同的情境需求提供最佳的反应。在不明确的情况下，前额叶抑制调节减弱，兴奋性皮质下回路提供默认反应。前额叶调节减少可能导致皮质下活动过度活跃，促进防御行为机制的长时间激活，如高度警惕、持之以恒的认知、慢性焦虑或持续不断的思考。

9.3.9.2　大脑两半球间交换

1836 年，Marc Dax 发现了左脑语言区域的特异性。Pierre Paul Broca（1824—1880）继续开展这项工作，他注意到，非右撇子患者在右脑受伤后可能会发展为失语症。随之而来的是大量的研究，其中以 Hénri Hecaen[30] 在 20 世纪的研究为主，

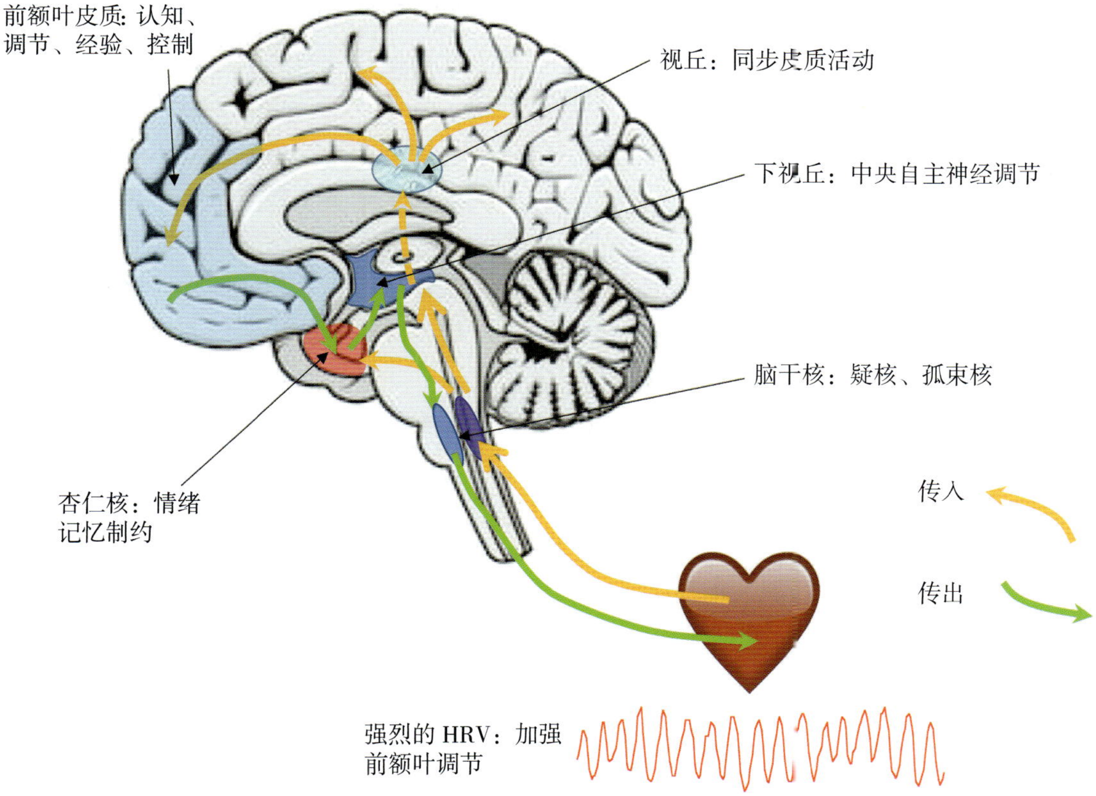

图 9.45　情绪和生理调节轴

这些研究通过研究与偏侧性有关的差异，丰富了我们的理解。

正是由于1981年诺贝尔奖获得者Roger W. Sperry的努力，每个半球的专业化得到更准确的定义。1953年，Sperry和他的团队证明，切断再连接两个半球（胼胝体）的主纤维束后，受试者（猫和猴子）的反应就像他们有两个大脑一样。他们称这种干预为“分裂的大脑”。

后来，一组神经外科医生在患有严重癫痫的人类受试者身上进行了这一手术，Sperry的发现使他们确信，这不会影响更高的心理功能。Sperry和Gazzaniga对这些受试者进行的心理测试表明，总体心理状态几乎没有改变，但某些精神活动发生了改变，特别是在认知、练习和语言相关的活动领域。

当今研究具有尖端技术的优势，包括解剖和功能脑成像，这使得大量以前观察到的事实得到验证，另一些事实得到纠正，并使新的事实被发现成为可能。然而，这远远没有揭示大脑解剖功能不对称的功能和后果的全部秘密。这似乎是真的，“半球特异性的建立是大脑组织和功能的基础要素”[31]。

大脑半球特异性，也称为大脑半球优势或功能偏侧化，是指大脑半球的病变和随后的特定认知功能缺陷之间存在相关性，没有引起同等障碍的对侧大脑半球病变。

在95%~99%的右撇子和60%~70%的左撇子中，语言区域称为“语言的工具性区域”，左半球占主导地位[32]。这一区域涉及面很广，可划分为几个功能单元，解释了语言的多元性和失语症的多元性。这包括了主要的视觉和听觉区域，以及特定和非特定关联区域。

特定的关联区域有：

- 布罗卡区：参与口语和书面语的表示模式的运动控制。
- 韦尼克区：在解码具有语言价值的听觉信息方面起决定性作用。

由于耳朵主要与对侧半球相连，听觉偏侧化通常反映了处理语音的半球特化（应该注意的是，听觉偏侧化也更多地倾向于左耳而不是右耳，这预示着，只有在这一精确的功能上，左侧听觉区域才占主导地位。右侧听觉区域更具体地用于声音的空间定位）。

半球的特异性可能并不是完全一致的。例如，语言产出和理解的特化程度可能存在差异。与其考虑半球的特异性，不如考虑局部和区域的特殊化，这更好地反映了临床观察到的许多个体差异。

右半球优势涉及视觉空间技能，涵盖了外部世界和身体在空间中的主要认知和表征邻域。Antonio Damasio特别强调了最后一个方面，他将其扩展为：右半球的支配地位“涉及来自身体的感觉信息的感知——一方面表示内脏的功能状态，另一方面是四肢、躯干和面部骨骼肌的功能状态，组合成一个协调的动态地图。在这种情况下，与身体左右两侧相关的信息在右半球找到了最大的汇聚点”[33]。

涉及的区域是右侧颞－顶－枕交界处的身体感觉区域和所有关联区域。Damasio还将次级情绪过程（主要涉及边缘系统的初级情绪）的表征功能分配给这些相同的区域。

半球特异性的另一个领域是认知模式。虽然这个模型不再被科学界一致接受，但我们认为，如果为了实现最佳功能，两个半球必须能够以灵活和适应的方式同时或相继干预，这一模型仍然有效。这取决于个人在与世界的经验和与他人互动中强加给他的适应需要。

该理论由 Palo Alto 研究所的研究人员 Paul Watzlawick 提出，它涉及大脑两半球的暂时功能对抗的可能性。

理想情况下，两个半球在信息处理方面进行合作，并“幸亏有不同的特异性而非各自为政，实现最大程度的整合和互补。而且，更棒的是，占主导地位的半球，每次都因其特异性，使其最适合用来解决特定的问题”[34]。

Galin 和 Gazzaniga[35] 同时强调了具有相当冲突或干扰性质的其他类型的半球相互作用。

一种模式是“按速度解决问题”：“解决问题的大脑半球优先获得作用于神经网络的控制权，并决定反应行为”[36]。

另一种模式是“通过动机来解决”：Gazzaniga 在猴子身上的实验表明，人们可以诱导出最容易获得奖励的大脑半球的优势。这种类型的方向可能是由父母诱导的。例如，根据他们的有意识或无意识的动机影响其后代的“知识分子”或“艺术家”的发展。

总而言之，最有可能或最有动机来解决问题或得到特定的结果的那个半球，接管并决定随后的行为。

随之而来的风险是与半球之间的冲突相关的功能分离。大脑半球内的联系（皮质－皮质纤维）的数量超过了半球间联系，其将优先于后者。

一些科学家已认真思考功能性联合切断术或大脑半球间移植失败的假设。

Michel Jouvet[37] 提出了功能性联合切断术的可能性，即在梦境状态下，由于胼胝体的抑制，两个半球之间暂时缺乏联系。

对真正进行了联合切断术的患者所做的研究已经证明，胼胝体完整无损的患者的述情障碍可能取决于大脑半球间转移的抑制和（或）右半球的功能减退。述情障碍是一种表达感情的困难，甚至是意识到和识别情感的困难。在生活中这类患者通常想象力受限，很少有白日梦。他们倾向于用行动来避免或解决冲突。述情障碍的程度与引发身心疾病的能力相关。

Paul Watzlawick 也讨论了胼胝体的阻断，他认为这是大脑两半球暂时功能对抗的一部分。他还认为，这样的障碍是有利于心理－躯体状态的因素。

作为整骨学的应用，数据表明有以下可能性。

- 大脑半球间的不平衡具有一种固定的优势，即失去互补性并在两个半球之间容易进行功能性流动。我们在这里谈论的不是与偏向性相关的自然优势，而是与遇到情况的反应相关的功能优势。
- 胼胝体的功能性阻滞与先前的问题有关。

9.3.9.3　固定优势半球的重要性和临床表现

功能磁共振成像（functional magnetic resonance imaging，fMRI）收集的最新数据使人们有可能确定两个半球之间的显著差异。

- 左前额叶皮质与正性情绪有关：乐观、开朗和自信，并产生趋向行为；这些特征在那些左额叶活动更明显的人中会出现。
- 右前额叶皮质与更多的负性情绪有关：不信任、悲观和抑郁倾向，并产生回避行为。

如果右脑的活动活跃，如在左脑损伤

或单纯的功能性左额叶功能减退的情况下[38]，我们会观察到沮丧、抑郁和其他悲伤情绪[39]。相反，当右脑发生改变并失去功能时，受试者对道德性质的痛苦便丧失了敏感性。

右脑对他人的情绪变化也很敏感，因此是移情功能的重要中枢。它似乎是新迷走神经社会功能的监督者。但是，过多的同理心会导致受虐行为。左脑的平衡活动对于协调我们对情绪的反应形式是必要的。

因此，当新迷走神经无法在最佳条件下发育时，如在不安全的环境中，右脑很可能被抑制，这可能与压力激素的活化和交感神经系统的过度活跃有关。

严重的情感隔离最终会抑制两个前额叶，此时，新迷走神经和交感神经不再能够发挥它们的作用。

关于抑郁症和右脑的相对功能亢进，我们知道抑郁症患者患慢性背痛或胃痛的可能性是普通人群的 4 倍，75% 的抑郁症患者患有身体疼痛[40]。尝试调节半球间平衡是治疗症状和改善交感 - 迷走神经平衡的一个不错的途径。对于抑郁症患者，在其表达躯体症状时要考虑到其精神痛苦，因为精神痛苦刺激的大脑区域（前扣带回）与身体疼痛时激活的区域相同，这会显著降低内啡肽的分泌。

右脑在情绪调节中发挥着更重要的作用，可通过有髓鞘的迷走神经对心脏调节有更大的影响。因此，它有副交感神经的类似作用。

左侧大脑半球有交感神经的类似作用。

Jean-Pierre Barral 表明，左额叶与社会、职业和家庭关系有关；而右额叶则与深层次的自我有关，即真正的我们，这与我们所展示的形象不同。此理念与我们刚刚讲述的并不矛盾。

他还描述了右额顶区是记录我们所有旧创伤的地方；所有这些都对我们产生了重大影响。

在耳科医学课程中，我们学习了重建大脑半球的平衡（称为“偏侧阻断”）和功能性阻断胼胝体活动的技术，我们试图用整骨的方法获得同样的结果。已证明，大脑的原动律技术是最佳选择。

我们认为有两种主要的功能障碍。

- 固定的左半球优势（即受试者难以动用右半球完成所需的任务）。
- 固定的右半球优势（即受试者难以动用左半球完成所需的任务）。

在耳科医学中，这些功能障碍分别称为左侧偏侧阻断或右侧偏侧阻断。

从原理上讲，右侧偏侧阻断可能导致以下症状。

- 轻微阻断：
  - 专注力问题。
  - 记忆力问题。
  - 睡眠不稳定。
  - 疲劳。
- 中度阻断：
  - 易怒。
  - 轻度的神经性抑郁症。
  - 月经问题。
  - 功能性不孕症。
  - 勃起问题。
  - 功能性神经疾病，如湿疹、哮喘。
- 深度阻断：
  - 严重的神经性抑郁症。
  - 严重的睡眠障碍。
  - 失忆。
  - 感觉好像脑袋空空的。
  - 缺乏对知识的渴望。

– 功能性神经 / 转换障碍。

- 一切都是副交感神经亢进的一部分。

左侧偏侧阻断表现如下。

- 典型的精神紧张患者的临床表现，具有交感神经紧张的所有常见症状。
- 在心理层面上，性格表现为冲动、易怒、过度活跃、过度理性、躁狂和痴迷。

9.3.9.4 偏侧性问题

我们必须问问自己，我们刚才所说的一切在左利手个体中是否都颠倒了。这个问题看起来要复杂得多。

在全球范围内，左利手个体的语言双重偏侧性更强，这意味着语言中心更多地分布在他们的两个半球。在“家族”左利手个体（至少有一位近亲是左利手）中尤其如此，而“非家族”左利手个体和右利手个体差异不大。请记住，95%~99% 的右利手个体和 60%~70% 的左利手个体，语言区域在左半球占主导地位。

其他关于左利手个体的研究表明，其中 15% 有语言的左侧偏侧性，15% 有右侧偏侧性，70% 有双重偏侧性。

请注意，左利手 / 右利手不是以手部偏好划分的，它指的是纯粹连续使用右手或左手的人群。

根据一些研究[41]，脚部偏好比手部偏好更能预测语言的偏侧性。

因此，在 10% 的左利手人群中，其中最多只有 30% 的左利手（占该人群的 3%）的语言区仅存在于右半球。在实践中，根据我们进行的一项研究[42]，我们发现具有以下一些特征的左利手个体的大脑更有可能被划为右利手。

- 受试者用右手做特定的手势。
- 惯用右脚。
- 右眼是主视眼。
- 家族中没有其他左利手个体。
- 头骨形状明显属于右侧斜头型，或与左侧相比，右侧颞骨处于外旋位置。
- 右肩低于左肩。

值得一提的是，纠正左利手的情况现在越来越少了。在旧时代成为左侧偏侧阻断对象的人，随着时间逐渐演变成具有右利手的右侧偏侧阻断固有的症状。

9.3.9.5 大脑半球的运动

在发育过程中，端脑产生两个侧面的小泡，即未来的大脑半球。在冠状面上，大脑皮质在端脑小泡的顶端发育，呈侧向和向下扩张的移动（图 9.46）。

在矢状面上，端脑小泡首先向上延伸，然后向后、向下延伸，最后向前延伸。因此，端脑呈现为前内凹陷的曲线，其内部是一个发育较慢的区域，即岛叶，其被埋在深处。总体而言，大脑半球是一个羊角形式的弯曲运动，首先向后移动，然后向前移动，然后侧向移动形成分叶（图 9.47）。

大脑半球的这种弯曲运动与侧向扩张有关。

9.3.9.6 针对大脑半球和胼胝体的技术

根据我们的经验，并通过将我们的感知与心理和认知问卷相关联，针对右侧偏侧阻断的患者，我们的看法如下。

- 左半球运动测试中有空虚感，存在运动，但强度较弱。
- 右半球运动测试中会有充盈感，拥堵，很少或没有运动。当有运动时，可以感到是突然且不规则的运动。

当然，左侧偏侧阻断的情况正好相反。

测试必须同时在两个半球上进行，治疗师的手指在患者颅骨两侧矢状展开（图 9.48）。

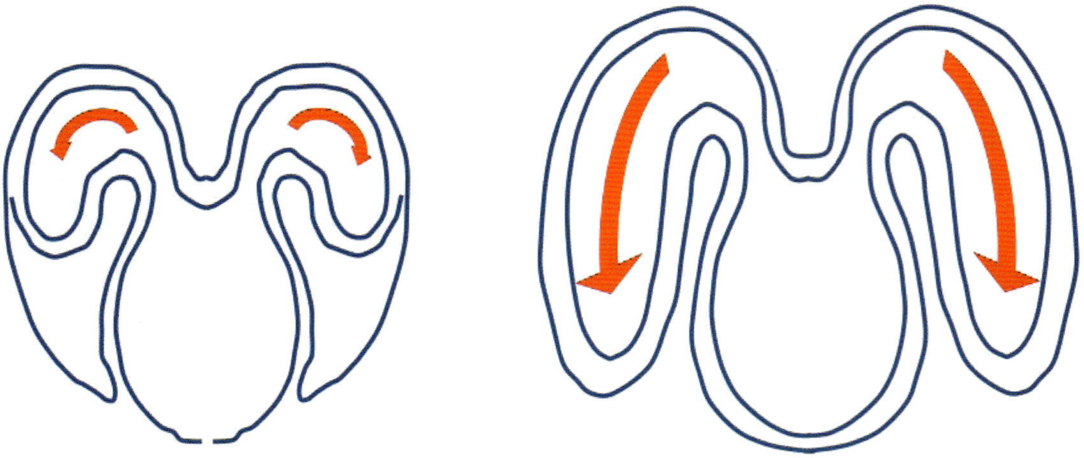

图 9.46　冠状面大脑半球的扩张

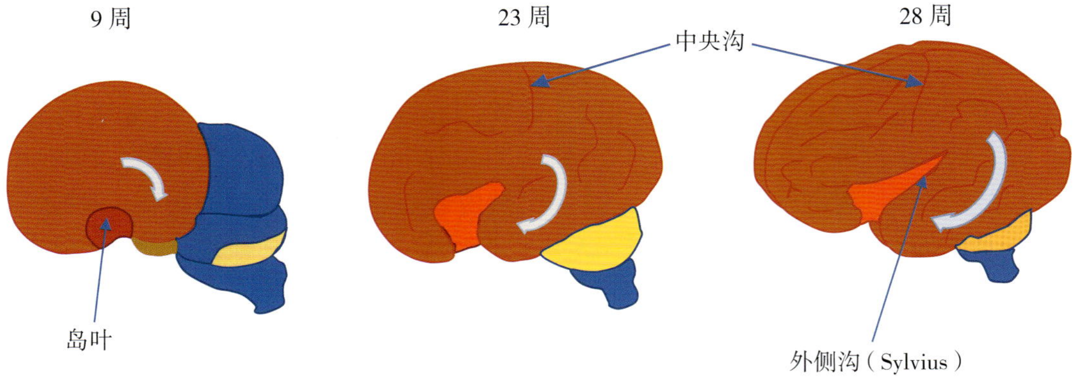

图 9.47　矢状面大脑半球的扩张

这种治疗与任何运动技术一样，都是在诱导状态下进行的。根据反馈直接或间接进行矫正。某些功能障碍，如患者的反应状态，必须适应所选方案。规则是永远不要与结构或能量斗争。正如 Jean-Pierre Barral 所说，“唤醒一些东西”就足够了。一般来说，疗效反应缓慢是由于技术选择不当造成的；我们必须在其他地方应用另一种技术。如前所述，如有必要，记得检查并刺激胸腺的运动。虽然无法充分解释，但这种运动的缺乏是造成这些阻断的关键。

通常，我们将大脑半球阻断与对胼胝体的关注相结合。

手掌中心与胼胝体中心的投影相对，

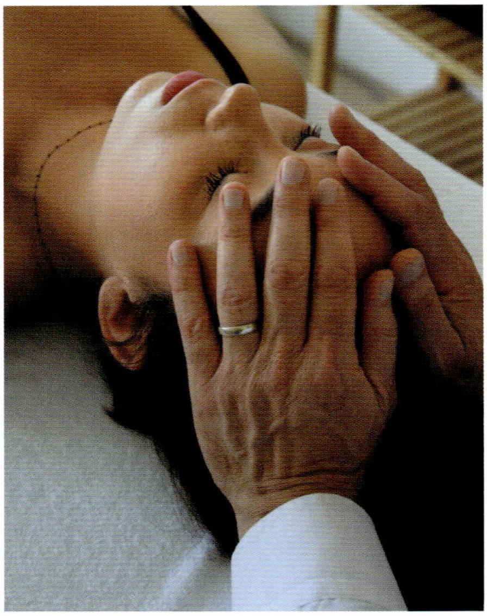

图 9.48　偏侧阻断的测试和校正

即位于两侧鳞顶缝的中间（图 9.49）。手和拇指的其余部分倾听大脑半球的声音。其原理是试图感知一个能量活动，就像两个半球之间的来回运动。这有点像通过中心连接的两个气球之间的流体交换（图 9.50）。

然后，我们可以通过诱导来帮助神经流动，使其沿着冻结在主导地位的半球流向活动不足的半球，同时继续重新平衡两侧半球的运动。

9.3.10　基于 ANS 临床图谱的技术适应证

显然，并没有一成不变的方案。针对每位患者进行全面和个体化治疗的整骨学理念依然存在。

在治疗期间或作为长期随访的一部分，通过两种方式指导治疗的选择和技术的优先顺序，每个治疗师都需要根据自己的经验和所建立的整骨疗法的方式进行结合。

- 通过组织倾听，寻找主要的功能障碍（我们避免使用原发性功能障碍这个术语，这术语对于我们来说似乎过于意识固化了）。
- 通过理解 ANS 和患者的身心功能失衡的精细症状学，了解需要研究哪些关键区域，以及需要减缓和（或）刺激、恢复哪些功能。

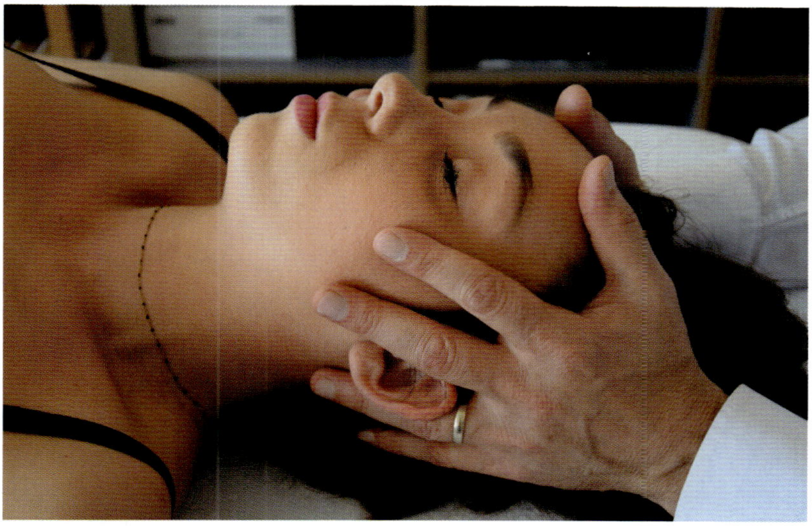

图 9.49　胼胝体阻断的校正

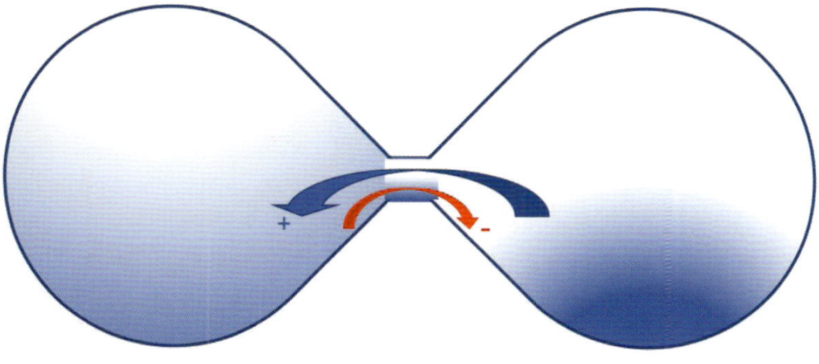

图 9.50　胼胝体的测试

• 通过内心的倾听，感受患者的整体，倾听我们的直觉。这是治疗师的同理心和行为准则所允许的。

我们的确打破了许多整骨治疗师包括最有经验的治疗师使用的整骨法则，我们完全基于对组织的倾听。在我们看来，这种倾听有效地引导我们了解生物力学和组织功能障碍。我们对功能障碍的理解主要来自生理学知识：功能和功能障碍。当调控或失调普遍存在时，如在 ANS 分支控制的不同区域，开始受到情绪问题或慢性压力影响时，会导致组织功能障碍。

当患者的长期结果和目前的问题是一个重要的肝功能障碍时，为什么我们可以让组织倾听来指示左额叶区域、下丘脑或腹腔神经丛？力学的吸引力或倾听总是比其他更微妙的信号更大。如果我们在更广泛的意义上使用"组织"这个术语，并将以太纬度（etheric weft）也视为一种组织，自然会得到答案。

参考文献

[1] Budgell B, Hirano F. "Innocuous Mechanical Stimulation of the Neck and Alterations in Heart Rate Variability in Healthy Young Adults." *Autonomic Neuroscience Journal* 2001; 91(1–2): 96–99.

[2] Henderson AT, Fisher JF, Blair J, Shea C, Li TS, Bridges KG. "Effects of Rib Raising on the Autonomic Nervous System: A Pilot Study Using Noninvasive Biomarkers." *The Journal of the American Osteopathic Association* June 2010; 110(6): 324–330.

[3] Buchmueller F. *The Effects of Thoracic High Velocity Low Amplitude Thrust Techniques on Heart Rate Variability: A Randomized Blind Crossover Trial.* Auckland, New Zealand: Unitec; 2007.

[4] Bonjean J, Desreumaux J, Dougnac J, Sechi M. "Influence de techniques liquidiennes craniennes sur le ANS par l'étude du rythme cardiaque." *Mémoire de Fin d'études en Ostéopathie* 2017; IFO-GA.

[5] Verdel M, Szablewski B, Vanbeselaere F, Dejonckheere J, Flocteil M. "Influence de la compression du 4e ventricule sur le système nerveux autonome, quantifiée par l'Analgesia Nociception Index (A.N.I.)?." *Apostill* 2017; 26/27: 29–46.

[6] Cordonnier C. "Monitorage cardiovagal dans le champ cranien." Mémoire en vue de l'obtention du titre d'ostéopathe, *Conservatoire Supérieur Ostéopathique Françis.* Toulouse; 2011.

[7] See on this subject Professor Trouilloud's presentation to the Congrès de medicine ostéopathique de Dijon, "La dure-mère ne peut pas propager au sacrum les mouvements appliqués sur le crane, et réciproquement." *FEMMO;* 2010.

[8] Mercadal AR. "La force de traction médullaire." *Apostill Le journal de l'Académie d'Ostéopathie de France* Autumn 2002; no. 11/12: 7–14.
Royo-Salvador MB. "Nuevo tratamiento quirúrgico para la siringomielia, la escoliosis, Arnold-Chiari, el Kinking del tronco cerebral, el retroceso odontoideo, la impresión basilary platibasia idiopáticas." *Rev Neuro*l 1997; 25: 523–530.

[9] For further explanation, see Barral J-P, Croibier A. *Trauma An Osteopathic Approach.* Seattle: Eastland Press; 1999.

[10] See Barral J-P, Croibier A. *Trauma an Osteopathic Approach.* Seattle: Eastland Press; 1999.
Butler DS. *Mobilization of the Nervous System.* London: Churchill Livingstone; 1991.

[11] Barral J-P, Croibier A. *Manual Therapy for the Cranial Nerves.* Churchill Livingstone; 2009.
Barral J-P, Croibier A. *Manual Therapy of the Peripheral Nerves.* Palm Beach Gardens: Barral Productions; 2012.

[12] Barral J-P, Croibier A. *Visceral Vascular Manipulations.* Palm Beach Gardens: Barral Productions; 2014.

[13] Kuchera M, Kuchera W. *Osteopathic Considerations in Systemic Dysfunction.* 2nd ed. Greyden Press; 1994.

[14] Henderson AT, Fisher JF, Blair J, Shea C, Li TS, Bridges KG. "Effects of Rib Raising on the Autonomic Nervous System: A Pilot Study Using Noninvasive Biomarkers." *The Journal of the American Osteopathic Association* June 2010; 110(6): 324–30.

[15] Greenman PE. *Principles of Manual Medicine.* 3rd ed. Lippincott Williams & Wilkins; 2003.
Nelson KE, Glonek T. "Somatic Dysfunction." *Osteopathic Family Medicine.* 1st ed. Lippincott Williams & Wilkins; 2007.
Ward R. *Foundations of Osteopathic Medicine.* 2nd ed. Philadelphia: Lippincott Williams & Wilkins; 2003.

[16] Kuchera M, Kuchera W. *Osteopathic Considerations in Systemic Dysfunction.* 2nd ed. Greyden Press; 1994.

[17] Bolton P, Budgell B, Kimpton A. "Influence of Innocuous Cervical Vertebral Movement on the Efferent Innervation of the Adrenal Gland in the Rat." *Auton Nerosci* 2006; 124(1–2): 103–111.
Kang YM, Kenney MJ, Spratt KF, Pickar JG. "Somatosympathetic Reflexes from the Low Back in the Anesthesized Cat." *J Neurophysiol* 2003; (90): 4.

[18] Kinzler DW. *Inhibitory Rib-Raising and Microneurographic Measurement of Sympathetic Nervous System Activity.* University of North Texas Health Science Center, Fort Worth, Texas; 2007.

[19] Barral J-P, Croibier A. *Manual Therapy for the Cranial Nerves.* Palm Beach Gardens, Florida: Barral Productions. 2013. p. 213

[20] Auberville A, Aubin A. *La motilité en ostéopathie.* Elsevier Masson; 2015. p. 1.

[21] Butler DS. *The Sensitive Nervous System.* Adelaide, Australia: Noigroup Publications; 2000. p. 307–308.

[22] Berrih-Aknin S, Eymard B. "Thymus et pathologies." *Médicine thérapeutique* Aug/Sept 1999; 5(7): 579–586.

[23] Auberville A, Aubin *A. La motilité en ostéopathie.* Elsevier Masson; 2015. p. 1.

[24] Budgell B, Polus B. "The Effects of Thoracic Manipulation on Heart Rate Variability: A Controlled Crossover Trial." *Journal of Manipulative and Physiological Therapeutics* 2006; 29(8): 603–610.

[25] GLEM (Groupement Lyonnais d'études Médicales) is the official body for teaching auriculotherapy.

[26] McGuiness J, Vicenzino B, Wright A. "Influence of a Cervical Mobilization Technique on Respiratory and Cardiovascular Function." *Manual Therapy Journal* 1994; 2(4): 216–220, 49.

[27] Largeron AM, Charier D, Manet R, Vassal F, Pichot V, Barthelemy JC, Molliex S. "Stimulation nerveuse transcutanée du parasympathique au niveau de l'oreille." *Annales Françises d'Anesthésie et de Réanimation* September 2014; 33(suppl. 2): A163–A164.

[28] Damasio A. *L'erreur de Descartes.* Paris: Odile Jacob; 1995.
Damasio A. *Le Sentiment même de soi: corps, émotions, conscience.* Paris: Odile Jacob; 1999.

[29] Thayer JF, Lane R, "A Model of Neurovisceral Integration in Emotion Regulation and Dysregulation." *Journal of Affective Disorders Dec.* 2000; 61(3): 201-216. https://doi.org/10.1016/SO165-0327(00)00338–4
Thayer JF, Lane R. "Claude Bernard and the Heart-Brain Connection: Further Elaboration of a Model of Neurovisceral Integration." *Neuroscience & Biobehavioral Reviews* Feb. 2009; 33(2): 81–88. https://doi.org/10.1016/j.neubiorev.2008.08.004

[30] Hécaen H. *Les gauchers, étude neuropsychologique.* Paris: PUF. nouvelle édition; 1984.

[31] Houdé O, Mazoyer B, Tzourio-Mazoyer N. *Cerveau et psychologie.* Paris: PUF. Collection premier cycle; 2002. p. 495.

[32] Values according to Changeux J-P. *L'homme neuronal.* Paris: Fayard, coll. Pluriel; 1983. p. 288.
Ollat H. *La pathologie des confins neuropsychiatriques.* Collection Scientifique Survector, ARTEM; 1989. p. 16.

[33] Damasio A. *L'erreur de Descartes.* Paris: Odile Jacob; 1995. p. 96.

[34] Watzlawick P. *Le langage du changement.* Paris: Seuil coll. Points; 1980. p. 41.

[35] Henley CE, Ivins D, Mills M, Wen FK, Benjamin BA. "Osteopathic Manipulative Treatment and Its Relationship to Autonomic Nervous System Activity as Demonstrated by Heart Rate Variability: A Repeated Measures Study." *Osteopath Med Prim Care* 2008; 2:7.

[36] Roth M. "Idiopathic Scoliosis from the Point of View of the Neuroradiologist." *Neuroradiology* 1981; 21(3): 133–138.

[37] Jouvet M. *Le sommeil et le rêve.* Paris: Odile Jacob Collection Opus; 1992 et nouvelle édition 1998.

[38] Thanks to fMRI technology, we can visualize

the degree of energy consumption of each part of the brain. See Martinot JL. "Apport de l'imagerie cérébrale dans la plasticité liée à la dépression: à propos de deux exemples." *Culture Psy-Neurosciences* 2005; no. 1.

[39] Panksepp J. *Affective Neuroscience, The Foundations of Human and Animal Emotions.* New York: Oxford University Press; 1988.

[40] Evrard N. "Enquête: 75% des déprimés souffrent de symptôes physiques." *Abstract Psychiatrie* October 2005; no. 10.

[41] Springer SP, Deutsch G. *Left Brain, Right Brain.* 5th ed. W.H. Freeman and Company; 2001.

[42] Marlien é. "Asymétrie cranienne et latéralité." *Apostill* 2005; no. 16.

第十章 患者的自我管理

> "君子求诸己，小人求诸人。"
>
> ——孔子

很明显，大多数ANS慢性失衡与患者从小发育形成的身心结构有关。它们也与冲突和情感冲击有关，这些冲突和情感冲击有时会显露基本结构、由此产生的障碍，以及反复出现的情绪混乱或持续的压力。这里也存在外源性的因素，但比较少见。

如果患者情况没有变化，任何治疗干预都将保持姑息性质，不会考虑在任何情况下患者自身的情况，没有更大的手法操作空间，也不会进步。换句话说，患者必须找到或重新发现一个自由和内部独立的空间。

在这里，我们将提供一些指示和建议，所提出的方法对于实现上述目标非常重要。

10.1 人类环境

作为人类，我们的身体和神经系统期望我们拥有良好的人际关系，这些关系对发挥新迷走神经的功能（即家庭、友谊和社交生活）至关重要。有些人发现自己处于孤立状态，即使有伴侣或在家庭中也感到孤独。这种状态可能由他们所处的环境所致，但往往也由或多或少无意识的信念、禁锢、排斥、行为和选择导致。难道不能意识到潜在动机并做出一些改变吗？

10.2 内部发育的阻碍

我们请读者参阅第六章的6.5，这部分内容专门探讨内部对立的力量。花时间仔细认真思考这些理念，对我们是如何产生内部敌人并成为其受害者会有更深入的理解。

以压力较大而逐渐进入职业倦怠的个体为例，其通常主诉反复出现胃痛、背痛和睡眠障碍。

患者通常抱怨的是过度劳累、环境困难或出现重要问题。需要注意的是，无论患者是一位普通员工，还是老板，讲述的内容都可能是大同小异的。

这些患者的共同点是，他们感到自己是这种情况的受害者，承受着各种外部的要求。这并不明智，也不自由，因为他们承受着自己最初的选择所带来的重压。

在这种背景下，根本原因很可能是根深蒂固的恐惧，这种恐惧不断促使患者赚钱并建立一个安全的物质环境。也可能是出于一种强大的自卑感，这是一种特殊形式的骄傲，不断激励患者比其他人更好，去竞争，从而导致工作中过度努力。甚至是两者的混合。

因此，与其谈论情感冲突或其他生物

学的问题，或者宣称胃是这样或那样的，不如通过微妙、博爱和共情的触摸来帮助患者，让他从了解自己的情绪开始，这对患者来说不是更有益吗？他需要多长时间接纳自己的行程并实现自由，这有什么关系？他内心的节奏和时机不属于我们。毕竟，我们自己没有任何内在的敌人吗？

10.3 掌控时间的流逝

反复出现压力和持久的情绪激动的原因之一是我们现代生活中每个人都被疯狂的节奏所吸引：工作、孩子、休闲、购物和媒体。我们总是在做一些事情。因此，我们总是身处于自我之外。

为了让我们的内在成长和人类优越品质的发展得以显现，进化需要让生活涌入休息和停顿。当情绪和思维的尘埃沉淀下来时便有机会接近自我中心，这些时刻是必要的。

许多人需要付出巨大的努力才能摆脱长久的活动状态，抽出时间关注自我而非不断地忙碌。

同样，根据每个人的兴趣爱好，其实有很多选择。包括听音乐时不做任何其他的事情、思考艺术作品或在大自然中漫步。

尤其建议那些由原始迷走神经主导支配而交感神经支配较弱的人进行运动。在大自然中散步对压力大、忙碌的人来说是一件很好的事情（交感神经支配）。事实上，肢体系统发育的现象与交感神经的出现，以及觅食、自卫的活动功能不谋而合。

唱歌和演奏管乐器对刺激新迷走神经非常有用。它们迫使你慢慢呼气，并刺激参与社交功能的脑神经的所有敏感的神经末梢。因此，在车里或淋浴时唱歌是非常有治疗效果的。

当新迷走神经和交感神经正常工作时，我们就有精力工作、娱乐、参与社交和创造性的活动。有些人，尤其是那些退休的人，如果他们把一些时间和精力投入对他人或社会有用的活动中，会过得更好。例如，那些每天需要照顾孙子孙女的人很少有时间关注自己的健康，他们的健康状况反而更好。忙碌的工作与生活后，退休的空虚感会让他们将生活中所有的注意力和精力都集中在衰老的身体上，然后对身体过度投入。就好像在人群中，我们试图倾听所有的对话，而不是专注于其中一个对话者。我们不再过滤身体的信息，每一条信息都会成为忧虑的来源。为了解决我们的健康问题，我们下意识地寻求越来越多的治疗和（或）医疗解决方案，这最终可能会导致健康状况恶化。

另一种有用的放松方式是在进行日常活动之前花时间做一些规律的运动。运动中的自律和自我照护让人们更自由。尤其是早上运动。事实上，许多人准时起床是为了按时进行他们的工作。然后开始与时间角逐，缺乏玩耍和自由，感到压力和约束。自我约束以减少外部约束；这就是一个悖论。如果你在早晨放慢节奏，即使只花 20 min，不仅照顾自己（如洗漱、早餐等）和完成其他必须做的事情，还能留出时间给自我和对自己来说很重要的事情，那么许多事情就会开始改变。

这可以采取体育锻炼的形式，如我们下面即将讨论的“神经瑜伽”、放松训练、心脏连贯性训练或冥想。

我们在《如何战胜压力流行病》[1]一书中介绍了许多技术，为患者提供了有用的指导。当然，还有许多其他有用的技术。

在这里，我们除了介绍心脏连贯性训练的基本方法，还将介绍一种新的训练方法。

10.4　心脏相关技术

选择舒适的坐姿，脊柱挺直，闭上眼睛，检查身体是否放松。

开始用鼻子均匀地呼吸。吸气时，试着让腹部轻轻膨起，然后让胸部抬高，但不要过度。顺序反过来，让空气被动地通过鼻子毫不费力地从肺部流出，就像一个放气的风箱：首先是胸部，然后是腹部。

必须找到最适合自己的呼吸节奏，这取决于许多因素，如年龄、性别、体重、参与的体育运动和病史。无论如何，必须逐渐放慢目前的节奏，但不要过度强迫自己。指引练习的应该是轻松愉快的感觉。随着时间的推移，练习者的节奏会变得更慢、更有规律、更饱满。静息节律是平均每分钟 15 个呼吸周期。把握好时间，不要试图放慢速度。目标是将其减少约 2/3 周期，达到每分钟 5~6 个周期，如果这对你来说很容易的话，甚至可以缩短到更少。

将注意力和意识集中在胸部中心、心脏周围，而不是集中在器官本身。

在吸气过程中，将呼吸的空气想象成聚集在心脏的白色或金色的光能。呼气时，想象这种能量在全身扩散。先练习 5 min，然后逐渐增加到 10 min。如果练习者是新手，并且想真正提高 HRV，也就是新迷走神经的强度，可以每天做 3 次这个运动，持续 2~3 周。如果患有需要平衡 ANS 的症状或功能障碍，也可以这样做。之后可以将这种练习减少到每周 3 次。

这个练习的一种变体是，在呼气时，通过将空气想象成烟雾或灰色的尘埃从鼻子中排出来，释放所有的紧张情绪、所有寄生的想法及所有困扰自己的烦恼。在吸气过程中，会不断地积累更多的光，取代在练习过程中消散的一切灰暗。请注意，如果患有痉挛性疾病或抽搐，在问题解决之前请勿进行呼吸锻炼，否则可能会受到伤害。

10.5　心灵特有放松技术

这项练习对那些精神过度劳累或过度思考的人非常有用。当这种情况发生在夜间并导致失眠时，做这个练习比沉浸于思考更有益。理想情况，最好在晚上睡觉前坐着练习。通过练习，可以快速达到放松状态，并明确大脑中阻塞、“结晶”和超负荷的区域。

闭上眼睛，开始将颅骨想象成大致圆形的穹顶，但前后径比横径更宽，高度为 2~2.5 米，并延伸到地面，可被视为水平的地板。地板在中央稍微下沉一点，形成一个排水沟。在这个拱顶的内表面有一层 40~50 厘米厚的覆盖物。把大脑想象成泡沫或海绵状的物质，颜色很浅。

想象看到自己站在圆顶的中央，手里拿着一根从地板上伸出来的花园水管。

通过慢慢旋转自己，想象泡沫的状态——它的整个圆周，每个部分（一个接一个）。

你会注意到，有些部位是健康的，泡沫半透明、细腻，摸起来有弹性（想象轻轻按压它，可以评估它的黏稠度）；而有些部位是脏的、灰色或棕色的，显示泡沫（肺泡）中有沉积物和杂质或黏性液体，结晶和（或）增生。在这些地方，泡沫状物质已经失去了所有的弹性。

现在的工作是想象一个接一个地清理

所有这些损坏的零件。清洁完这部分，再净化或清洁新的区域。

清洁可以从大脑的前部开始，然后清洁大脑的中部，最后清洁大脑的后部。

在清洁时，想象将水管指向相关部分；从软管中喷出清澈、滋养和干净的水，压力刚好足以清除所有杂质，这些杂质会流到地板上，然后通过位于中心的排水管排出。花点时间让大脑恢复其清晰度和弹性，然后可以想象再次对其进行按压检查。这种压力可以帮助排出最后的杂质。

有些区域可能无法彻底清洗。在这种情况下，转到下一个区域，因为有些部位已经脏了很长时间，可能需要清洗几次才能恢复健康。在接下来的几天和几周内，回到这些区域。也许下一次，你会再次发现不干净的地方，尽管之前已经把它们清理干净了。但每一次，它们都会比之前变得更容易清洁。

在练习结束时，想象端详整个大脑表面，它应该比练习前明亮、清晰。

参考文献

［1］Marlien é. *How to Beat the Stress Epidemic*. Palm Beach Gardens: Barral Productions; 2017.

第十一章　治疗师的自律

> “想要改变世界必须先改变自己。”
>
> ——苏格拉底

通过基础学习，我们获得文凭；通过继续教育，我们逐步丰富了知识，提高了治疗能力。但是，这是否可以让我们成为我们渴望成为的治疗师呢？

在词源学上，therapist（治疗师）一词来源于“therapeutês”，意为“侍奉上帝的人”。在古代，最早被这样命名的是在教会工作、反思生活和苦修的犹太苦行僧，他们是修道院生活的典范。

我们可以从那个时代保留什么来适应现在的时代并且不涉及任何宗教内涵？我们可以用某种能够支持我们工作的自律来取代冥想式生活和殉道，不是为上帝服务，而是为每个人服务、为超个人的自我服务、为寻求维护其存在的具体化的灵魂碎片服务。

毋庸置疑，成为一名优秀的技术人员和优秀的专业人员已经说明了很多问题。在此背景下，还必须存在其他能力：同理心，以及培养健康和诚实的治疗关系。还必须考虑从业者的能量场的质量，它们将支持并为治疗性触摸提供附加值。

治疗师与患者之间的互动及其对治疗成功的重要性是一个众所周知的和被广泛研究的因素，尤其是在心理学领域。

如果这是一个重要的决定性因素，那么对一些人来说移情或反移情，或者对另一些人来说安慰剂效应，是唯一涉及的方面吗？

11.1　治疗关系

为了建立一种清晰而诚实的治疗关系，有必要培养一种对所有来到我们这里的患者的感激之情。每个人都是一个接收和重新分配能量的单元。这种能量的一部分是以开放的心态来给予和提供的。这是充分表露每个人最好的一面的必要条件。如果这种能量没有被释放出来，它最终会神秘地发展成一种有毒的充血性效应，并导致能量平衡恶化，进而导致身体平衡被破坏。对于从事健康服务工作的人来说，这个过程更加明显。因此，要让我们的能量循环起来，我们的患者也是我们的治疗师，意识到这一点就不会把自己放在比他们高的位置，否则，就会总是缺乏谦逊。一个高超的态度必须严格地保持在专业诊断、干预和建议的框架内，而不是两个人在其他环境中互动时所隐含的关系意义上。

11.2　能量场或辐射场

大量的书中肯定了从生物体发出的能量场的存在。据作者介绍，每项描述或研究都呈现了这个领域的不同方面。之前引用的 James L. Oschman[1] 的书中描述了大量这样的情况。我们刚揭开能量体面纱的一角，它似乎是由几个不同频率的能量级别或场的总和组成。

能量场的一方面是由大脑和整个神经系统发出的。神经周围组织（胶质细胞、施万细胞、神经外膜、神经束膜和神经内膜）似乎比神经元本身更多地参与能量场的产生。

能量场的特性之一，特别是受我们脑电波和心脏产生的心电波所影响的方面，有让我们所有的细胞作为一个整体共振的能力，并能将这种效应扩展到周围所有的生物体。

据 Oschman 所言，“大脑的场，就像心脏的场一样，并不局限于产生它的器官。我们提到脑电波时，好像它局限于大脑中，但事实并非如此。所有器官的场都会遍布全身及其周围的空间。电波在全身流动的主要通道之一是循环系统。因此，我们可以假设‘手法治疗’的操作也会影响治疗师的手指和手的生物磁性发射。换句话说，所有形式的治疗性接触都不仅仅是按压皮肤”[2]。

脑电波（特别是在 α 波范围内），可以通过 ELF 电磁波沿神经系统传输到身体的所有远端，甚至传输到邻近的生物体（重点增加）[3]。这些频率可以被密切相关的舒曼共振波或通过身体生理途径（与免疫和神经内分泌流相关）的典型反馈机制放大。反之，这些主要频率可以重新激活被阻断的愈合过程，促进生长，加速免疫反应，并且这通常是身体组织中固有的“启动”功能。这是通过“重新平衡能量”（根据东方医学）或通过重新配置细胞膜组成部分的液晶的方向，从而触发特定的细胞内反应而产生的[4]。

除了技术，治疗师显然对确保其自身能量场的质量和活力有很大的兴趣，因为大部分治疗效果都是通过能量场的特性和力量来调节的。

Sidorov 说：“10 年来，Robert Beck 研究了来自各种文化和宗教背景的治疗师的脑电波活动。不管他们的信仰是什么，每个人在‘治疗’时期都表现出‘几乎相同的脑电图特征’：7.8~8 Hz 的脑电波活动，持续时间从 1 s 到几秒，与地球电微脉冲在相位和频率上同步，即舒曼共振。”[5]

因此，治疗结合精准的干预，是基于可靠和有依据的诊断和一套应用得当的技术，以及来自治疗师能量场的辐射活动。

能量场的质量与许多因素有关。有些与先天的和内在的品质有关，有些则源于个人的意识、生活方式，以及对生活的关注。

我们在治疗患者的神经系统时，这些能量的相互作用可能会更强。在解决患者最敏感的部分时，我们用无线波来接收这些能量信号。

根据我们的经验，在处理 ANS 时，微妙的相互作用似乎更加明显和重要。

使用 Physioner® 系统，我们可以看到以某种方式影响 ANS 的功能是多么困难。它的复杂性和精细性使我们无法以我们认为合适的方式操纵它。ANS 没有按照我们的意愿进行加速或减速的按钮或控制杆。

此外，在我们看来，治疗师的 ANS 功能对患者有影响。治疗师的 ANS 可能起到振动器的作用，能够通过能量场之间的相互作用与患者的 ANS 产生共鸣。

从这个角度来看，如果治疗师由于反

复的压力状态或长期的情绪紊乱引起了交感神经系统不平衡，新迷走神经不够强大，这种情况下我们如何才能使患者过度活跃的交感神经系统平静呢？

在我们之前，其他手法治疗师已经认识到治疗师状态的重要性[6]。

- Collard[7]提到，颅骶骨整骨治疗的有效性更多的是基于治疗师理解和感知ANS活动变化的能力，而不是基于其对主要呼吸机制的生物力学理解。
- McFarlane等[8]的研究表明，患者对颅骶骨技术疗效的感知取决于治疗师的治疗意图。
- 根据McPartland和Mein[9]的说法，治疗师的自主神经平衡能够产生一种振荡，促使患者的自主神经活动以相似的频率发挥作用。
- 最后，每个人都赞同治疗师交感神经平衡的最佳状态取决于他能够做到的中心技巧（centering technique）。

但是，这种中心和平衡不能通过在患者治疗前几分钟进行锻炼来获得。这些都是在持续的实践中获得和完善的。正如居斯塔夫·福楼拜[10]所说："这恰好是忍耐的力量和长期的能量带来的好处。"

治疗师能量场的质量是他自身的责任。开放的心灵（见第四章）是基本要素，治疗师的情感和心理领域，以及其他领域的平衡也是如此。

为了改善我们的能量场属性，关于患者自律的意见和建议首先（而且必须）也适用于我们自己，否则，我们会被质疑。

在本章，我们讲述了一系列称为"神经瑜伽"的练习，这些练习可以添加到每个治疗师日常的锻炼中。还有其他技术支持强化治疗师的能量场，但是，我们认为这些不能也不应该通过书本来学习获得。

此外，我们不会详细讨论冥想。虽然我们已经在本章提到过冥想在我们看来是非常重要且正在迅速发展的运动，但冥想这个主题过于宽泛，只能从理论的角度来探讨。如今，冥想已经成为一个包括医学和科学学科在内的多学科广泛讨论和研究的主题。它对大脑和ANS的巨大影响已经开始被发现。

11.3 神经瑜伽

练习Fulford医生推荐给整骨医生的七种练习，可以帮助治疗师开发能量潜能。我们逐步优化了这些练习，有些保持原样，另一些则进行了修改。我们的主要目标是直接对神经组织和间接对ANS产生最大的影响。事实上，柔和拉伸中枢和外周神经系统结构对ANS具有有利的影响。

注意事项：

- 避免引起疼痛的运动。在达到疼痛阈值之前，保持练习姿势，不要勉强。多花时间去练习、去进步，直到可以很舒服地完成这项运动。
- 从练习姿势缓慢返回，不要用力，以避免任何关节损伤的风险。
- 每次运动都伴随着呼吸，但呼吸不应该太深。最重要的是，放慢呼气速度并延长呼气时间。
- 每次练习的重复次数取决于个人以前训练的时间和希望（或可以）投入的时间。因此，总时间可以达到10~30 min，定期完成10 min比每15天完成30 min更好。最理想的是每天练习，但每周两次也是有效的。

11.3.1 练习 1

坐位，背部挺直，用鼻子深呼吸。呼吸方式为腹部和胸部参与的腹式呼吸。单靠腹式呼吸就会充分刺激腹腔神经丛，同时调动胸部的众多关节（图 11.1）。

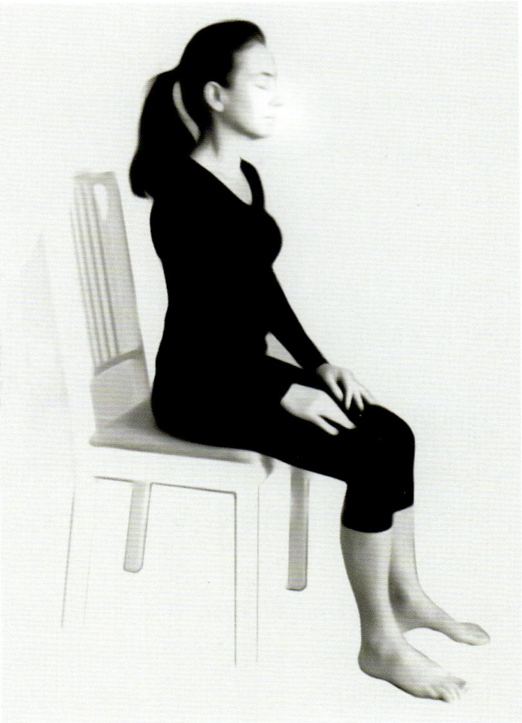

图 11.1 练习 1

11.3.2 练习 2

站立，双脚分开比臀稍宽，膝关节屈曲 30°~45°。双臂在身体两侧水平伸展，放松肩膀。右手掌心朝向地板，左手掌心朝向天花板。在保持这个姿势的同时吸气和呼气几次。随着训练的进行，逐渐增加持续的时间。Fulford 医生建议每次最多练习 10 min，但能坚持 2 min 就已经足够了（图 11.2）。

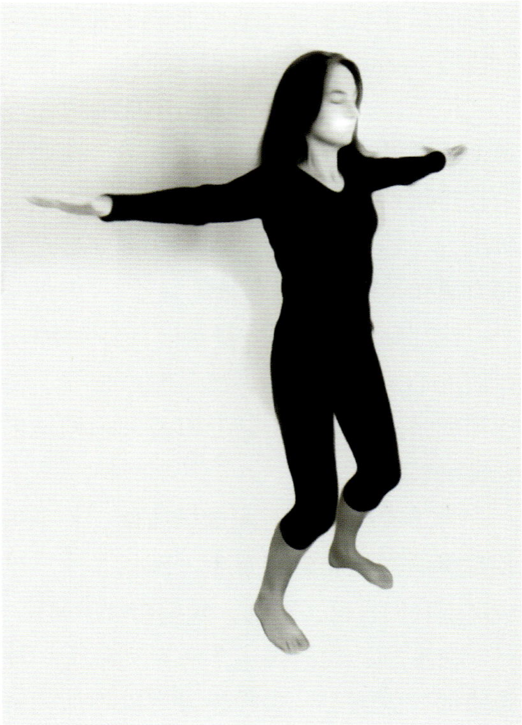

图 11.2 练习 2

11.3.3　练习 3

仰卧，双臂向两侧伸展，双手平放在地板上。

首先将左腿交叉在右腿上，将骨盆和下背部向右转，同时将头转向左侧。保持这个姿势维持几个呼吸循环，在呼气过程中尽量放松。

然后换另一个方向做同样的练习（图 11.3）。

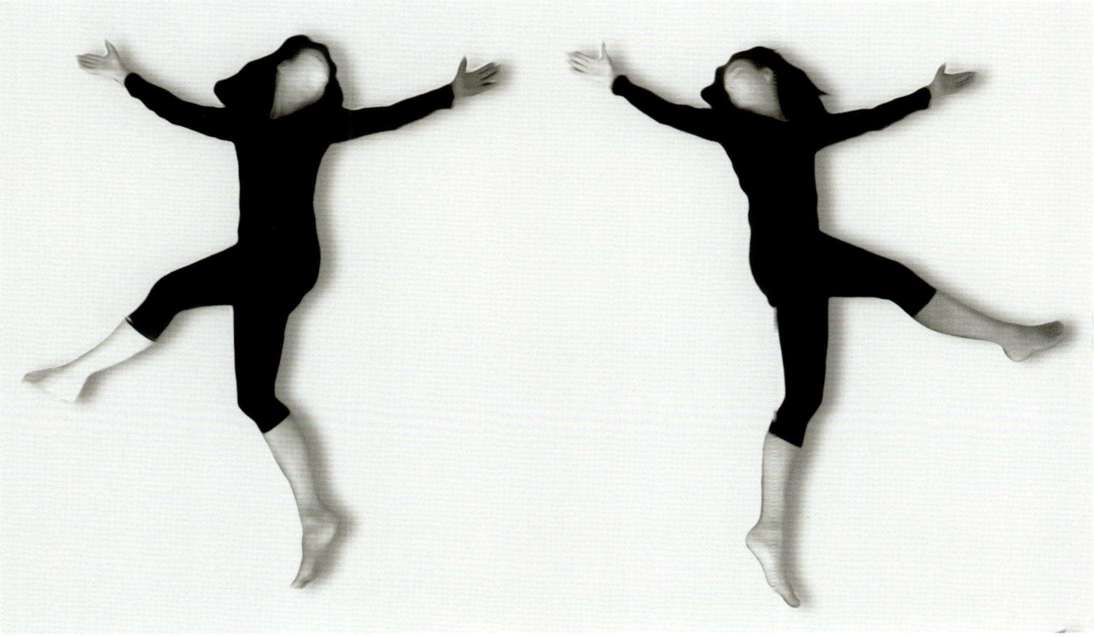

图 11.3　练习 3

11.3.4　练习 4

坐位，双腿屈曲，双膝分开，脚底相互接触。双手握住双脚。抬头，面朝天花板。上颈椎和胸椎伸展，腰椎自然弯曲。这种姿势可拉伸椎旁神经节交感神经链[11]，并对其具有平衡作用。

这种姿势的另一个优点是可以拉伸咽－椎前链。

在这个姿势下进行几个呼吸循环（图 11.4）。

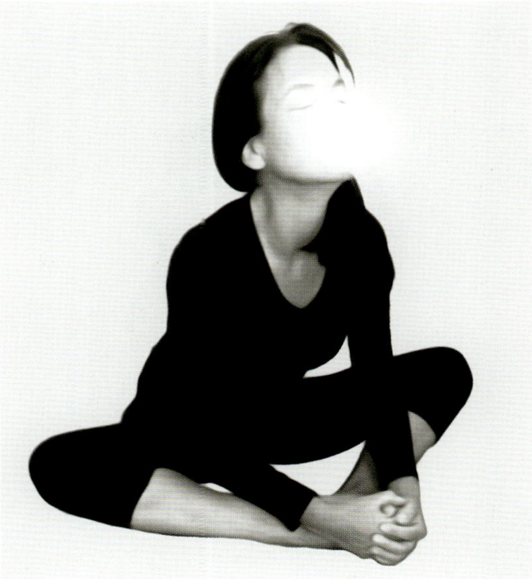

图 11.4　练习 4

11.3.5 练习 5

坐位，姿势与练习 4 相同，但颈椎保持在屈曲状态。其目的是进行全身神经脑脊膜的拉伸（图 11.5）。

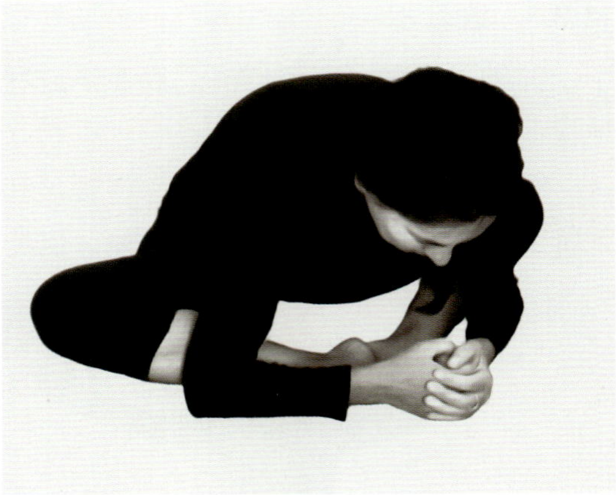

图 11.5 练习 5

11.3.6 练习 6

坐位，姿势与前一个动作相同，但一条腿伸展，脚适度背屈，另一条腿保持屈曲 – 外旋。保持这个姿势，然后换另一条腿做同样的练习（图 11.6）。

这里更重要的是对神经脑脊膜的拉伸，因为它包括伸展腿的坐骨神经的拉伸。

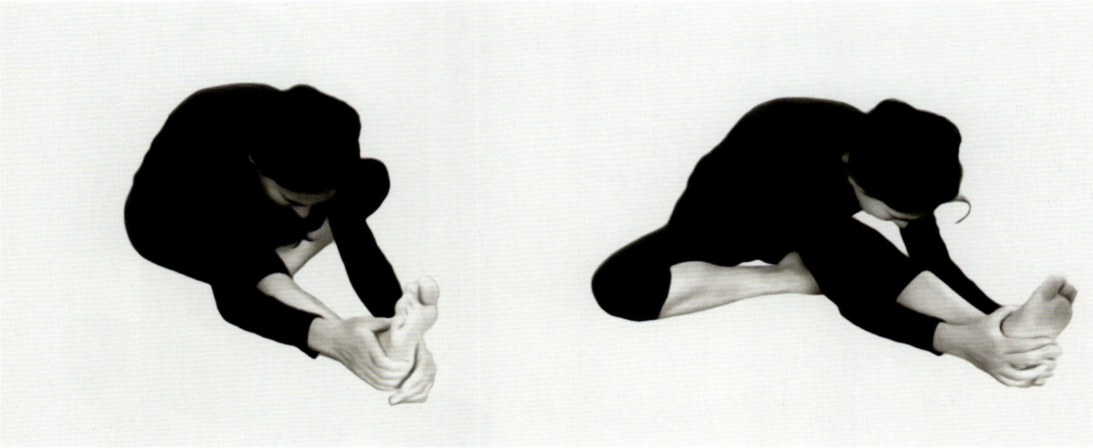

图 11.6 练习 6

11.3.7 练习 7

在相同的坐姿下，伸展双腿。这将进一步增加神经脑脊膜拉伸的程度（图 11.7）。

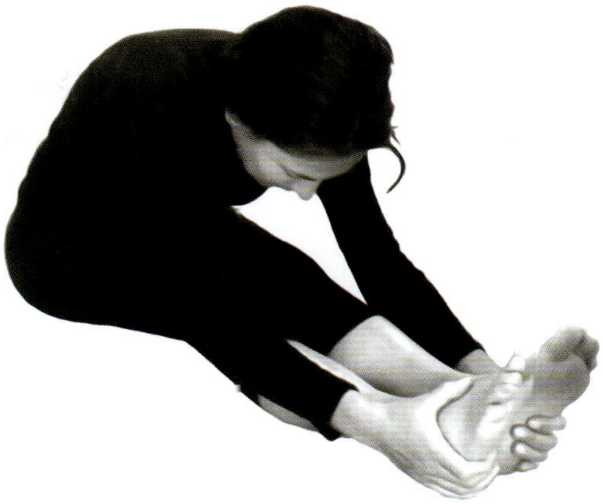

图 11.7　练习 7

11.3.8 练习 8

俯卧，双肘屈曲，双前臂支撑地面；或者伸展双肘，双手支撑地面，这个姿势可能会更舒服（图 11.8）。

这个练习可以拉伸股神经，也能减少椎间盘突出的倾向。虽然麦肯基（McKenzie）方法[12]建议采用这种体位，但如果确诊为椎间盘突出，则应避免进行这种练习。针对这个练习，建议由受过培训的人员在旁进行监督。为了表明这一点，如果适应证允许做这个动作，这个位置必须把任何可能的症状推向中心（“近端化”），任何使症状推向外周（“远端化”）的姿势都会使所涉及的病理生理机制恶化。

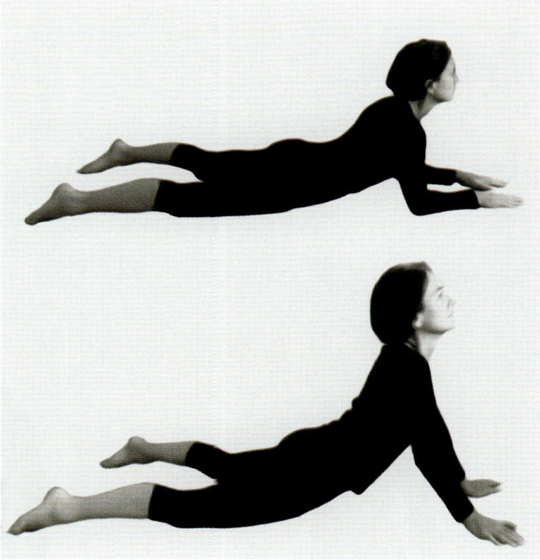

图 11.8　练习 8

11.3.9 练习 9

站立，肩膀放松，双臂外展大于 90°，外旋；肘部伸展，前臂旋后，手腕和手指伸展，面部朝前。

在呼吸的同时保持这个姿势不超过 30 s。同样，不要超过任何可能出现在神经通路的一个或多个点的疼痛阈值，重复 2~3 次（图 11.9）。

该位置对应我们已经描述的正中神经 ULNT1 测试，它能有效地拉伸该神经。

动作改变：将头向一侧倾斜，然后再向另一侧倾斜，头随着呼吸周期改变方向。这种倾斜不仅会拉伸同侧的正中神经，还会拉伸其在对侧臂丛神经中的纤维。

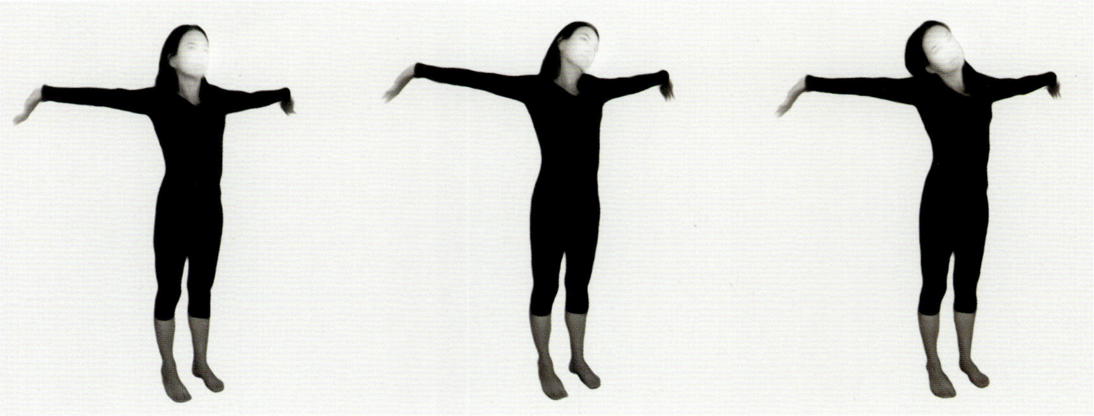

图 11.9 练习 9

11.3.10 练习 10

站立。肩膀下沉放松，双臂向后伸展，内旋、外展 10°~20°。肘部伸展，前臂旋前，手腕和双手向后弯曲，双拳紧握。

保持这个姿势不超过 30 s，同时呼吸，重复 2~3 次（图 11.10）。

该位置对应桡神经的张力测试，因此可提高桡神经的弹性。

可以像上一个动作一样倾斜头部，把神经拉伸得更多。

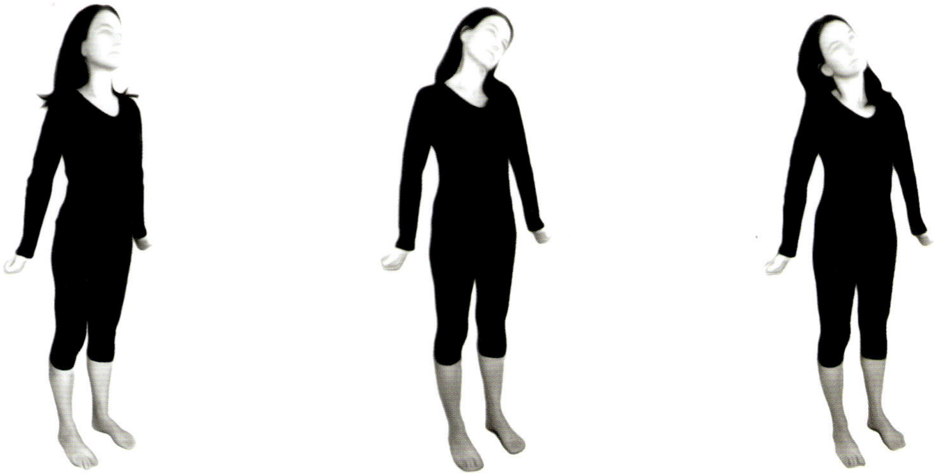

图 11.10 练习 10

11.3.11 练习 11

站立，肩膀放松下沉，双手手掌放在同侧耳朵上，手指向下。双肘屈曲，前臂旋前，手腕伸展并向桡侧倾斜，手指伸展。颈椎屈曲，以更好地拉伸颈神经根（图 11.11）。

这个手臂位置对应尺神经的张力测试。

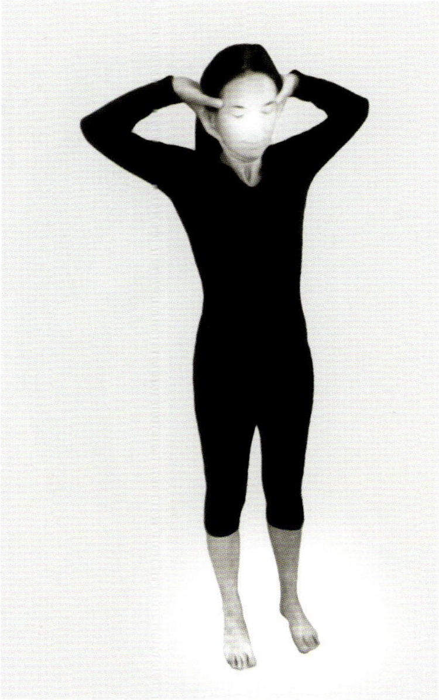

图 11.11 练习 11

11.3.12 练习 12

第一步：站立，躯干向右倾斜，左臂举过头顶。深吸气，直到感到右胸部紧张；然后呼气，左胸部做同样的动作。想重复多少次就重复多少次。这个体位在吸气时拉伸肺外侧胸膜，打开肋膈窦（图 11.12）。

第二步：做同样的练习，但要伸展躯干，使效果集中在胸膜前部和胸膜窦上（图 11.13）。

第三步：做同样的练习，但要屈曲躯干，拉伸后胸膜（图 11.14）。

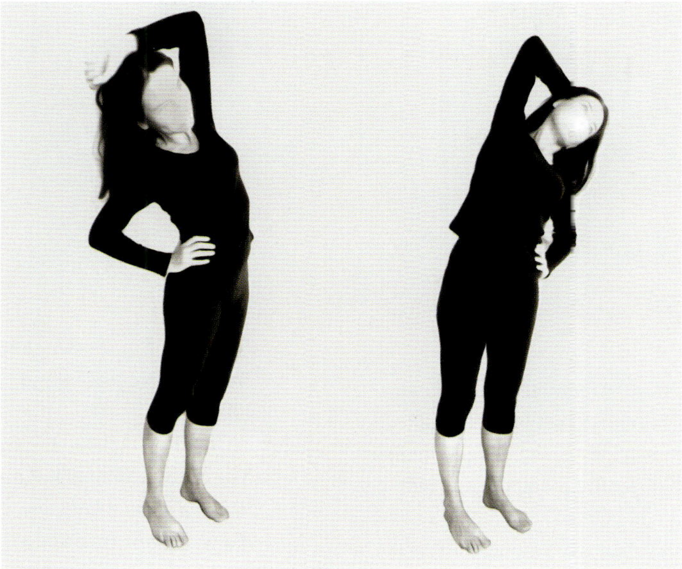

图 11.12 练习 12（第一步）

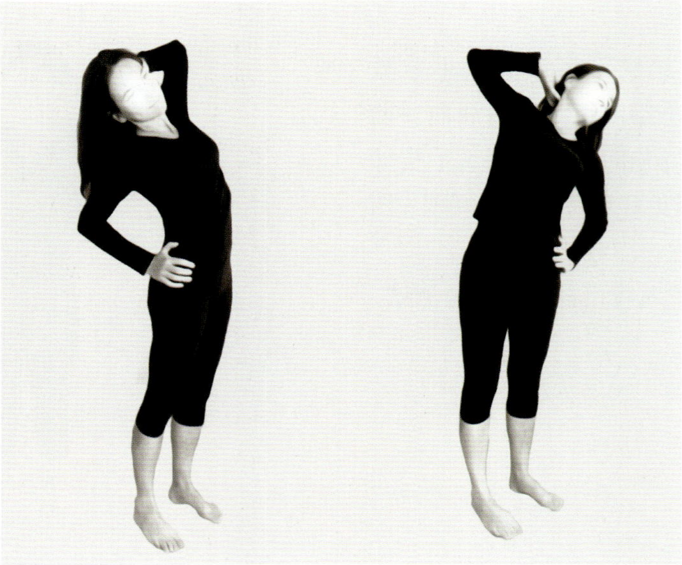

图 11.13 练习 12（第二步）

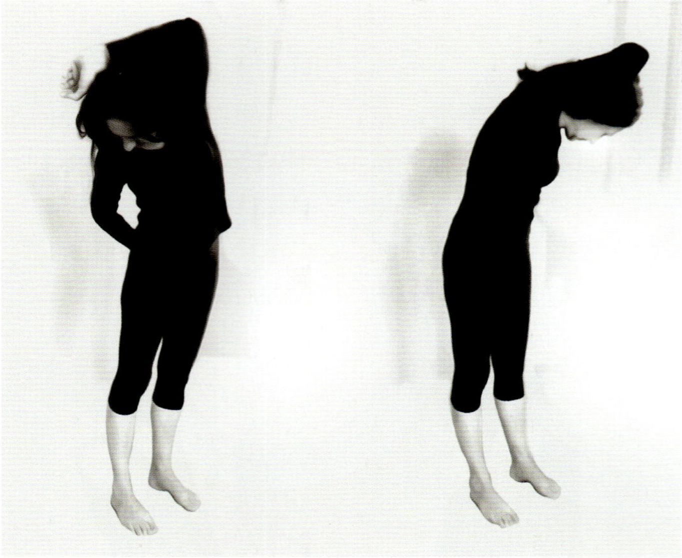

图 11.14 练习 12（第三步）

参考文献

[1] Oschman JL. *Energy Medicine, The Scientific Basis.* Oxford: Churchill Livingstone; 2000.

[2] Oschman JL. *Energy Medicine, The Scientific Basis.* Oxford: Churchill Livingstone; 2000. p. 36–37.

[3] ELF EM is Extremely Low Frequency Electromagnetic radiation.

[4] McKenzie RA, May S. *The Cervical and Thoracic Spine: Mechanical Diagnosis and Therapy.* New Zealand: Spinal Publications; 2006.

[5] Miller RA, Miller I. "Our Climate: Dead or Alive? Schumann's Resonances and Vision 2020." *Nexus Magazine.* Mar-Apr 2003. http://www.nwbotanicals.org/oak/newphysics/schuclimate.htm.

[6] Cordonnier C. "Monitorage cardiovagal dans le

champ cranien." *Mémoire en vue de l'obtention du titre d'ostéopathe.* Conservatoire Supérieur Ostéopathique Françis: Toulouse; 2011.
[7] Collard K. "Preliminary Prediction Models for ANS Response to a Cranial Osteopathic Technique." Osteopathy Unitec clinic, New Zealand, 2009.
[8] McFarlane S, Standen C, Roy D, McPartland JM. "Patient Perception of Practitioner Intention in Osteopathy in the Cranial Field—A Preliminary Investigation." *International Journal of Osteopathic Medicine* 2006; 9(1): 46.
[9] McPartland JM, Mein EA. "Entrainment and the Cranial Rhythmic Impulse." *Alternative Therapies in Health and Medicine* 1997; 3(1): 40–45.
[10] Flaubert G. Letter to Louise Colet, Dec. 1846.
[11] Butler DS. *The Sensitive Nervous System.* Adelaide, Australia: Noigroup Publications; 2000, p. 307–8.
[12] McKenzie RA, May S. *The Lumbar Spine: Mechanical Diagnosis and Therapy.* New Zealand: Spiral Publications; 2003.

第十二章　其他治疗方法

12.1　概述

只有新迷走神经的全面活动才能确保特定个体的最佳稳态。这意味着要考虑遗传因素（除了某些遗传病，这些因素不会起很大的作用）、创伤事件，以及个人的手术和医疗干预史。我们现在知道，为了使新迷走神经发挥最佳功能，一个人必须感到自己处于安全的环境中。

我们每个人都可以接触到多个通信方法，随着信息传递速度的加快，这产生了一种放大效应。这导致了一种集体幻觉，让有些人相信我们生活在一个不安全的世界中，甚至有人认为这个世界从来没有像现在这样危险。

由于战争或暴力事件导致的死亡率在历史上从未如此之低，自 20 世纪 50 年代[1]以来我们可以清楚地观察到这一点。相比之下，交通事故导致的死亡率为 2.1%，肥胖和过度摄入糖分超过 10%，冠心病为 12.8%，癌症为 13%，传染病为 29.7%。

不管人们怎么想，直到 18 世纪末，人们的预期寿命才超过 30 岁。

但是，我们的潜意识并不理性，对于许多人来说，身处险境的感觉潜伏在意识的阴影中，不可避免地决定了非理性的反应。

我们的现代社会是多么奇怪，悲观的人怀念幻想中的过去，对明天充满恐惧，却与那些完全无忧无虑、口头禅是“生活是美好的，我们尽可能享受它”的人并肩作战。

有些人活在过去，他们对自己的生活持悲观态度，在没有意识到这一点的情况下，他们害怕改变、转变和放手，害怕这些过程会意味着什么。他们是所有身心疾病的主要候选者。无论是个人还是集体提供的答案，都涉及催眠等精神治疗，但我们也必须提供教育和对理性因素的考虑，以削弱他们根深蒂固的观念。

对于“无忧”者，没有怨言和要求，也没有什么可说可做的。我们只能等到生命打破了他们的黄金泡沫墙，这样进化过程才能重新开始。

但也有一些人遭受了重大创伤，如性侵、暴力或灾难。这里，理性根本没有立足之地，即使是真正安全的条件也无法触及它。扎根在大脑中的创伤记忆会助长一种长久的不安全感，而新迷走神经仍然强烈而长久地受到抑制。在这种情况下，催眠、眼动脱敏和再加工（eye movement desensitization and reprocessing，EMDR）[2]等方法的使用可能被证明是缓解创伤体验不可或缺的。当人遭受创伤时，这种体验会非常强烈地调动原始迷走神经，从而建立生物体的所有抑制机制。此外，这种纯粹的生理抑制后来被受害者体验为懦弱，强烈的羞耻感会进一步加剧后遗症。

职业生涯引导我们研究 EMDR 和催眠，我们对此稍做讨论。在对患者的整体护理中，整骨治疗师最好与催眠治疗师培养积极的合作关系。结合这两种方法确实可以增强每种方法的疗效，并为患者提供更好的机会让他们的生活回归正常并改善其慢性症状。

12.2　治疗性催眠

催眠仍然带有神话色彩，有时看起来很神奇。它传达了许多幻想，大多来自电影（如《奇幻森林》中 Kaa 说："要有信心！"），它展示了催眠师用催眠的方法让我们违背意愿去做事情的形象。

但是，催眠是一种每个人在日常生活中都知道的自然状态，既简单又时而复杂，无须训练就能掌握。这些自然状态是一个人被某事物所吸引的时刻，如电影、风景或人，这也是人通过做白日梦来逃离乏味和重复的日常生活的时刻，在这种情况下这个人似乎"在月球上"或者在精神上缺席。例如，当我们与家人或朋友之间充实地生活的时刻，仿佛时间似乎停滞了（仅谈论愉快的时刻）。所有这些时刻都是我们集中精力在一个点上，以至于其他事情都会逐渐消失的时候。

催眠也类似散步，如自动的步伐和呼吸有助于打开内部空间，激发想象力、意识和感觉，让我们感觉更有活力。

12.2.1　工作原理

产生催眠状态就是创造一种习惯性意识的改变或转化状态。这是一种奇特的状态，它远离了日常事务，打开了充满潜力和资源的内心空间。

在这样做的过程中，注意力和内心聚焦通过感觉情绪、图像、身体感觉及所有存在的事物，包括积极和消极的方面，为理解我们自己的功能打开了新的大门。这些是内部信息的载体，这些信息一直存在，但通常不会被察觉或感知，除非是间接的。

12.2.2　催眠分阶

首先是引导，通过集中注意力和专注内心，进入一种修饰过的意识状态。通过更多地关注内在存在，即通过情感、感觉、形象等身体反应来远离当前或习惯性的关注点和思维流。找到或重新找回这种状态并不总是容易的，需要一些放松和学习；因此，催眠治疗师起着中介作用，至少在最初阶段是如此。

这是让自己的另一部分——潜意识（unconsious）觉醒的机会。但管理着我们的生物自主神经功能不仅是自主的潜意识，还有在童年时期就建立起来并不断滋养着我们的学习、信仰、条件反射和情绪。

这也涉及更高级的潜意识，它是我们超个人自我的所在，深层身份的核心，我们最美丽的人类品质的中心吸引者（attractor）和建设者，这些都有待被展现出来。

进入改良的意识状态或催眠状态就是唤醒我们日常生活中陪伴着我们的另一部分，但它是按照其他形式运作的，与正常的意识不同。正常的意识是分析和反思的，但始终在其信念的有限范围内。潜意识不使用相同的时间和空间框架（它没有时间或空间上的限制，也不区分过去、现在和未来；它学习得非常快，并将所有学习保存在其"硬盘"中）。它的语言是符号语言（如梦中的图像、记忆或与我们交谈的物体）、情绪语言（悲伤、喜悦、愤怒。为什么同样的情况会让我感到愤怒，而我的邻居却无动于衷？这说明了我的什么？）和感觉（热、肚子或肩膀上的重量或身体上的疼痛等）。

12.2.3 为什么要催眠？

有一种潜意识在限制着我们，把我们困在条件、记忆和信仰的网中，那里储存着恐惧、怀疑、骄傲及其化身的黑暗力量和反动的潜意识，它们是进化和变化的敌人（已在第六章中讨论）。

还有另一种潜意识，一些人称之为超意识（supraconscious），它表明一种可以达到或让它出现的状态，是我们深层自我的所在地，真正人类身份的所在地，是我们存在的核心。

我们的人格和意识在这两者之间挣扎和斗争，这是一个很好的迹象。那些没有任何内在斗争中心的人通常属于原始人类，完全满足于自己的本能和欲望。

通常，在意识中有一股可感知到的逆流，被体验为内部冲突或道德上的痛苦，或神经质的症状。

这是两种不同的状态，涉及内在力量的两个方面：一个是来自下层无意识的向下拉力（即退化），另一个则是来自上层无意识的向上吸引力（即进化整合中心）。

例如，基本的潜意识更倾向于引起恐惧——一种对某种东西的痛苦，以保护我们免受充满恐惧但与现在完全陌生的潜意识伤害，实际上我们需要克服它才能进步。

催眠诱导，通过创造一种修改过的意识状态，提供了一个机会——一个开放的去中心的机会，让人们接近本质、走向核心的机会。从这个中心出发，一个人可以开始工作、运动和彻底的改变——改变对过去、现在或未来的看法，改进或修改某些曾经有用但现在不再需要的学习模式。通过回顾情感、图像、记忆和构成个体独特性的所有东西，深入症状的核心去理解想要被听到的信息。这是为了找到进化和改变所需的指示，以更好地适应世界、环境和周围的人。

催眠使我们能够学会讨论、管理、改善和修改自我的所有组成部分，使每个部分相互沟通和协调成为可能。这包括愿望和权利，以及内在和外在的所有状态。

在催眠中，这种和解是通过身体实现的，身体是内在和外在、自我和世界之间的自然界面。这也是为什么它在治疗身心障碍方面占有一席之地。

参考文献

[1] https://ourworldindata.org/war-and-peace. World Health Organization; 2012.

[2] Discovered in the late 1980s in the US by Francine Shapiro, EMDR has become one mode of psychotherapeutic treatment for PTSD (Post-Traumatic Stress Disorder) and has been the subject of a large number of clinical studies.

结论

> “知识是唯一在你分享的时候会增长的东西。”
>
> ——苏格拉底

当写下这本书的最后几个字时，它已经过时了，过时了！把知识和理解写在纸上，就是冻结了我们的知识。我们最好远离我们的理解，向前看，寻找我们意识的灯塔，照亮一些尚未看到的新方面。

因此，这本书是一张在特定时间和地点拍摄的简单照片（当前知识的主体和作者有限的大脑），只是想作为一个简单的里程碑，帮助读者质疑自己对人类如何运作的理解。意识，无论是个人的还是集体的，都是不断进化的。而我们也希望，今天所写的东西，明天能得到修正、丰富和超越。

通过阅读这几页，读者会明白，对我们来说，转化、进化和治愈在某种程度上是同义词。

许多患有慢性病或复发性健康问题的人，如患有严重进行性疾病的人，最终被困在一个发展危机中，或者他们无法经历的进化阶段。

在放射性领域，半衰期，即放射性周期，表示放射性同位素的一半原子核自然衰变所需的时间。这种衰变会产生新的原子。用这个特性打个比方，我们可以说，人类应该努力变得尽可能具有放射性，同时也缩短自己的半衰期。也就是说，应该以成为一个开放的存在为目标，在人类共同体中交流和辐射自己的某些东西。

帮助邻居，从自己做起，继续或恢复进化运动，走向更多的生命、更多的意识、更多的内心自由，这并不容易。这可能是人类存在中最宝贵的方面，被视为比进化的简单结果更好的东西，进化的简单结果只是避免痛苦和在短期内尽可能多地体验快乐。

如果整骨疗法能帮助患者多获得一点灵魂呢？